Éditrice : Élizabeth Paré
Design graphique : Christine Hébert
Infographie : Johanne Lemay, Chantal Landry
Traitement des images : Johanne Lemay
Révision : Lucie Desaulniers
Correction : Caroline Hugny et Sylvie Massariol
Photographe : Michel Paquet
Stylisme culinaire : Éric Régimbald
Maquilleuse et coiffeuse : Sylvie Charland

Merci aux fournisseurs suivants pour
leur généreuse contribution:
Lolë : vêtements d'Isabelle et de Josée
Bovet : vêtements de Guy

Merci également à :
Salon de quilles Volta, Boucherville
Marché de l'Île Loblaws, Montréal (Île-des-Sœurs)
Les Enfants Terribles Brasserie, Montréal (Île-des-Sœurs)
Le Marché Atwater, Montréal
Énergie Cardio Boucherville/Longueuil

Catalogage avant publication de Bibliothèque et Archives nationales du
Québec et Bibliothèque et Archives Canada

Huot, Isabelle

    Kilo cardio
    Édition originale du volume 1 en 2008 et du volume 2 en 2010.

    ISBN 978-2-7619-4188-4 (vol. 1)
    ISBN 978-2-7619-4189-1 (vol. 2)
    ISBN 978-2-7619-4117-4 (vol. 3)

    1. Perte de poids. 2. Régimes amaigrissants. 3. Exercices amaigrissants.
I. Lavigueur, Josée. II. Bourgeois, Guy. III. Titre.

RM222.2.H86 2014   613.7'12   C2014-941756-X

Suivez-nous sur le Web

Consultez nos sites Internet et inscrivez-vous à l'infolettre pour rester
informé en tout temps de nos publications et de nos concours en ligne.
Et croisez aussi vos auteurs préférés et notre équipe sur nos blogues !

EDITIONS-HOMME.COM
EDITIONS-JOUR.COM
EDITIONS-PETITHOMME.COM
EDITIONS-LAGRIFFE.COM

Achevé d'imprimé au Canada
par Imprimerie Interglobe.

11-14

© 2014, Les Éditions de l'Homme,
division du Groupe Sogides inc.,
filiale de Québecor Média inc.
(Montréal, Québec)

Dépôt légal : 2014
Bibliothèque et Archives nationales du Québec

ISBN 978-2-7619-4117-4

DISTRIBUTEURS EXCLUSIFS :

Pour le Canada et les États-Unis :
MESSAGERIES ADP inc.*
2315, rue de la Province
Longueuil, Québec J4G 1G4
Téléphone : 450-640-1237
Télécopieur : 450-674-6237
Internet : www.messageries-adp.com
* filiale du Groupe Sogides inc.,
    filiale de Québecor Média inc.

Pour la France et les autres pays :
INTERFORUM editis
Immeuble Paryseine, 3, allée de la Seine
94854 Ivry CEDEX
Téléphone : 33 (0) 1 49 59 11 56/91
Télécopieur : 33 (0) 1 49 59 11 33
Service commandes France Métropolitaine
Téléphone : 33 (0) 2 38 32 71 00
Télécopieur : 33 (0) 2 38 32 71 28
Internet : www.interforum.fr
Service commandes Export – DOM-TOM
Télécopieur : 33 (0) 2 38 32 78 86
Internet : www.interforum.fr
Courriel : cdes-export@interforum.fr

Pour la Suisse :
INTERFORUM editis SUISSE
Route André Piller 33A, 1762 Givisiez – Suisse
Téléphone : 41 (0) 26 460 80 60
Télécopieur : 41 (0) 26 460 80 68
Internet : www.interforumsuisse.ch
Courriel : office@interforumsuisse.ch
Distributeur : OLF S.A.
ZI. 3, Corminbœuf
Route André Piller 33A, 1762 Givisiez – Suisse
Commandes :
Téléphone : 41 (0) 26 467 53 33
Télécopieur : 41 (0) 26 467 54 66
Internet : www.olf.ch
Courriel : information@olf.ch

Pour la Belgique et le Luxembourg :
INTERFORUM BENELUX S.A.
Fond Jean-Pâques, 6
B-1348 Louvain-La-Neuve
Téléphone : 32 (0) 10 42 03 20
Télécopieur : 32 (0) 10 41 20 24
Internet : www.interforum.be
Courriel : info@interforum.be

Gouvernement du Québec – Programme de crédit
d'impôt pour l'édition de livres – Gestion SODEC –
www.sodec.gouv.qc.ca

L'Éditeur bénéficie du soutien de la Société de déve-
loppement des entreprises culturelles du Québec

Conseil des Arts   Canada Council
du Canada   for the Arts

Nous remercions le Conseil des Arts du Canada de
l'aide accordée à notre programme de publication.

Nous reconnaissons l'aide financière du gouvernement du Canada par l'entremise du Fonds du livre
du Canada pour nos activités d'édition.

Isabelle Huot
Josée Lavigueur
Guy Bourgeois

Kilo Cardio 3

PLUS DE 100 NOUVELLES RECETTES SIGNÉES **KILO SOLUTION**

8 semaines de menus minceur
Programme de mise en forme inédit
Coaching de motivation pas à pas

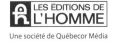

LES ÉDITIONS DE
L'HOMME
Une société de Québecor Média

Énergie
Cardio

CHANGER POUR UNE VIE MEILLEURE !

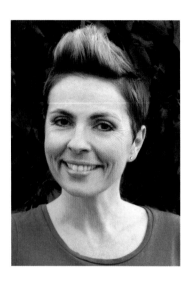

Quelques semaines avant la publication du troisième tome de *Kilo Cardio*, lors d'un congrès d'Énergie Cardio, l'un de nos entraîneurs a livré le magnifique témoignage d'une cliente dont la vie avait changé du tout au tout après qu'elle eut perdu plus de 45 kg (100 lb). Ce qui m'a le plus touchée, c'est l'émotion qui s'est emparée de l'entraîneur, un grand gaillard tout en muscles qui connaissait le chemin parcouru par sa cliente. L'atteinte d'un tel objectif ne se fait pas sans efforts ni appui, mais, dans tous les cas, elle apporte des changements extrêmement positifs dans la vie de la personne concernée ainsi que dans celle de tout son entourage.

Grâce à *Kilo Cardio* et à l'entraînement, des vies changées, nous en avons vu des milliers et des milliers chez Énergie Cardio ! Perdre vos kilos en trop et avoir une condition physique qui vous permet enfin de jouir pleinement de tous les plaisirs de la vie, c'est ce qui vous attend si vous entreprenez, vous aussi, ce virage santé qui inclut une saine alimentation et de l'activité physique.

Avec ce troisième tome du livre *Kilo Cardio*, en plus de succulentes recettes et de précieux conseils, vous profitez d'un autre allié : le DVD de Josée Lavigueur avec lequel vous découvrirez, je l'espère, le plaisir et les bénéfices de bouger le plus souvent possible.

JUDITH FLEURANT, kinésiologue
Vice-présidente Énergie Cardio

UN PLAISIR RENOUVELÉ !

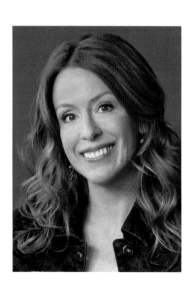

Au cours des dernières années, vous avez été nombreux à demander un troisième tome du livre à succès *Kilo Cardio*. Longtemps mijoté, ce dernier-né de la série est inspiré de vos abondants témoignages. Les recettes sont simples comme vous les aimez, et les menus, faciles à suivre comme vous me l'avez demandé. Encore plus pratique, le volet recettes a été conçu pour vous faire gagner du temps et réduire votre facture d'épicerie.

Comme pour les éditions précédentes, suivre le menu amène inévitablement une perte de poids saine qui n'entrave pas votre niveau d'énergie. Nombreuses sont les personnes qui ont utilisé la méthode Kilo Cardio pour atteindre leur poids santé. Et, contrairement à plusieurs autres méthodes d'amaigrissement, Kilo Cardio entraîne une modification des habitudes de vie, ce qui constitue un gage de maintien du poids à long terme.

Mon plus grand bonheur est de constater à quel point la méthode Kilo Cardio permet aux gens de découvrir de nouveaux aliments, d'apprendre à cuisiner autrement et, surtout, de trouver du plaisir à manger sainement.

Je suis comblée de retrouver mes collègues Josée et Guy pour cette belle aventure. Je vous souhaite autant de plaisir à cuisiner, à manger et à bouger !

Bonne santé !

ISABELLE HUOT
Docteure en nutrition

BOUGEZ VERS UNE MEILLEURE SANTÉ !

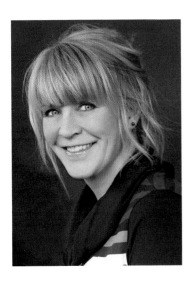

Une fois de plus, vous vous tournez vers nous pour améliorer votre santé. Je vous remercie de votre précieuse confiance et de votre merveilleux soutien.

Avec *Kilo Cardio 3*, on se dirige ailleurs : je vous fais découvrir les multiples possibilités qui s'offrent à vous en matière d'entraînement.

La musculation est désormais en tête de liste lorsqu'on cherche des moyens pour perdre du poids et activer son métabolisme de base. Oui au cardio... et *double oui* à la musculation !

Pour assurer votre succès, rien de mieux que de faire des exercices de musculation dans le contexte de votre quotidien. Je ne vous dirai jamais qu'il est aussi efficace de s'entraîner dans le confort de son foyer, mais j'affirme cependant qu'il est tout à fait possible de vous prendre en main et de maintenir votre niveau de condition physique en appliquant certains principes de base, chez vous. Avec cette méthode, compléter tous ses entraînements et avoir des semaines productives comportant de grandes dépenses énergétiques sont des actions à la portée de tous !

De plus, le DVD que je vous présente avec l'équipe d'Énergie Cardio vous fera découvrir le plaisir des cours en groupe et leur grande variété.

Je sais bien qu'il faut du courage et de la détermination... Je sais aussi que vous les possédez et que vous êtes bien décidé. Alors, ne perdez plus une minute et bougez vers une meilleure santé !

JOSÉE LAVIGUEUR

JE VOUS LE PROMETS !

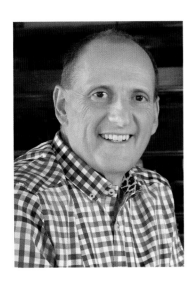

Si vous avez acheté *Kilo Cardio 3*, c'est probablement que vous éprouvez un grand désir de perdre du poids. Il se peut aussi que vous soyez rempli de doutes parce que ce n'est pas la première fois que vous entreprenez une telle démarche et que vos tentatives précédentes se sont soldées par des déceptions. Je vous fais donc une promesse. Une promesse formelle que, si vous suivez tous les conseils contenus dans ce livre, il vous arrivera ceci :

- ▶ vous perdrez du poids sans jamais le reprendre ;
- ▶ vous réaliserez que c'est beaucoup plus facile que vous ne le croyiez ;
- ▶ votre estime de soi sera décuplée ;
- ▶ votre bilan de santé s'améliorera ;
- ▶ vous recevrez des compliments à la tonne ;
- ▶ vous vous trouverez plus beau (belle) ;
- ▶ vous pourrez porter des vêtements plus jolis, colorés et à la mode ;
- ▶ vous ne regretterez jamais les efforts que vous fournirez pour y arriver ;
- ▶ vous n'aurez jamais envie de revenir en arrière ;
- ▶ vous reprendrez plaisir à pratiquer des activités physiques et des sports ;
- ▶ votre regard scintillera comme jamais et vous sourirez davantage ;
- ▶ votre charisme s'accroîtra ;
- ▶ vous serez mieux perçu par les gens que vous rencontrerez ;
- ▶ vous deviendrez une source d'inspiration pour votre entourage.

Je pourrais poursuivre sur des pages et des pages !

Suivez-moi dans *Kilo Cardio 3*, je vous expliquerai comment débuter en force et maintenir votre motivation pour toujours. Promis !

GUY BOURGEOIS
Ancien obèse

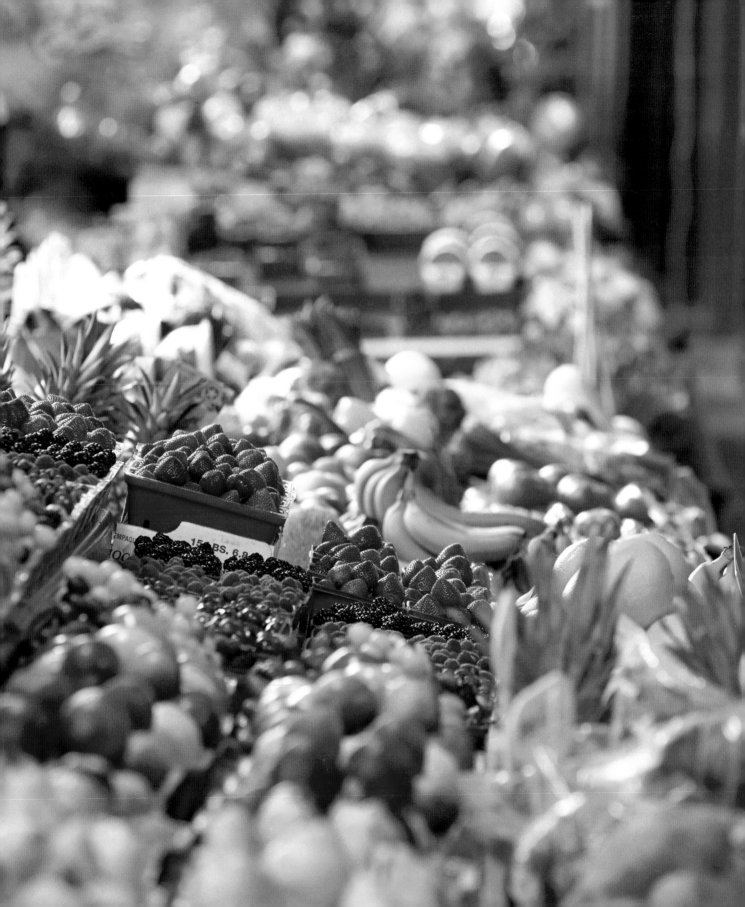

TABLE DES MATIÈRES

INTRODUCTION GÉNÉRALE
AU PROGRAMME

LA MÉTHODE KILO CARDIO

Les deux premiers tomes de *Kilo Cardio* ont connu un tel succès que nous vous en proposons un troisième, basé sur la même recette gagnante. Les témoignages reçus sont nombreux ; les personnes qui ont suivi la méthode ont non seulement perdu beaucoup de poids, mais elles l'ont fait avec plaisir. Cuisiner des repas santé, découvrir de nouveaux aliments, faire de l'activité physique dans un environnement agréable font de cette approche une méthode fort appréciée ! Ce tome 3 n'est pas différent des précédents en ce qu'il reprend les trois thèmes de la nutrition, de l'activité physique et de la motivation, qui sont gages de succès à long terme. La méthode Kilo Cardio est basée sur l'équilibre énergétique, c'est-à-dire que la perte de poids est induite par un bilan énergétique négatif : en ingérant moins de calories qu'on en dépense, on perd forcément du poids.

Comment utiliser le programme ?

La première étape consiste à calculer ses besoins énergétiques quotidiens (voir la formule en page 9) et à soustraire le nombre de calories souhaité (de 500 à 1000 Calories.), selon la perte de poids désirée.

Les besoins énergétiques sont dictés notamment par le métabolisme de base. Celui-ci correspond à la quantité d'énergie (calories) utilisée pour les besoins vitaux, soit la respiration, la circulation sanguine, les battements cardiaques, le fonctionnement des organes et le maintien de la température corporelle. Le métabolisme de base est responsable de 60 à 75 % de la dépense énergétique quotidienne. Parmi les facteurs qui l'influencent, on compte la composition corporelle (masse grasse et masse maigre), le sexe, l'âge et l'hérédité.

Au métabolisme de base s'ajoutent les calories utilisées pour digérer les aliments que l'on consomme (thermogenèse) et celles reliées à l'activité physique. L'activité physique est responsable de 15 à 30 % de la dépense énergétique quotidienne. Cette dépense calorique est induite par toutes les actions accomplies au cours de la journée : marcher, faire du ménage, aller à vélo, etc.

Dans ce livre, vous trouverez, pour chaque jour, trois menus hypocaloriques : à 1300, à 1500 et à 1800 Calories. Il est important de choisir un menu qui correspond à vos besoins, question d'avoir assez d'énergie pour vaquer à vos occupations quotidiennes tout en fournissant à votre organisme les nutriments dont il a besoin. Si vous choisissez un menu trop faible en calories, vous vous retrouverez rapidement fatigué et démotivé. En sélectionnant le menu adapté à vos besoins, vous vous donnerez toutes les chances d'atteindre votre objectif et d'optimiser votre santé.

▶ Un code de couleur vous permet de repérer rapidement les différents menus. Les aliments qui composent le menu à **1300 Calories apparaissent en noir** ; à ceux-là s'ajoutent les aliments du menu à 1500 Calories, en bleu, et, enfin, ceux du menu à 1800 Calories, en rouge.

Des collations à 100, à 150 et à 200 Calories sont proposées (voir en page 177) afin de donner plus de flexibilité au programme. Par exemple, vous pourriez suivre un programme à 1500 Calories et ajouter chaque jour une collation à 100 Calories pour obtenir un plan alimentaire à 1600 Calories. Les journées d'activité physique plus intense, vous pourriez aussi choisir de hausser votre apport énergétique après l'entraînement afin de favoriser la récupération.

Comment estimer vos besoins énergétiques quotidiens ?

La formule présentée ci-dessous permet de calculer votre besoin approximatif en énergie. Les variations du poids corporel (gain, maintien ou perte de poids) demeurent les meilleurs indicateurs d'équilibre ou de déséquilibre énergétique. À noter que le coefficient et la formule utilisés diffèrent selon que vous êtes une femme ou un homme.

Estimation des besoins énergétiques quotidiens

En premier lieu, il est important de connaître la dépense énergétique qui provient de votre niveau d'activité physique (NAP). Voici comment identifier votre coefficient d'activité (CA) :

Niveau d'activité physique (NAP)*	Coefficient d'activité (CA) pour les femmes	Coefficient d'activité (CA) pour les hommes
Sédentaire	1,00	1,00
Faiblement actif	1,14	1,12
Actif	1,27	1,27
Très actif	1,45	1,54

*Pour identifier votre niveau d'activité physique (NAP) quotidien :
Sédentaire = activités de la vie quotidienne, incluant jusqu'à 30 minutes de marche lente (5 km/h), par exemple promener le chien ou marcher jusqu'à l'auto ou jusqu'à l'arrêt d'autobus.
Faiblement actif = de 30 à 60 minutes d'activités d'intensité modérée, comme la marche rapide (5 à 7 km/h) ; ou plus de 60 minutes d'activités d'intensité légère.
Actif = environ 60 minutes d'activités d'intensité modérée, comme la marche rapide (5 à 7 km/h) ; ou plus de 30 à 60 minutes d'activités d'intensité vigoureuse.
Très actif = environ 60 minutes d'activités d'intensité modérée, avec en plus 60 minutes d'activités d'intensité vigoureuse ; ou au moins 180 minutes d'activités d'intensité modérée.

Calcul pour les femmes

Dépense énergétique quotidienne totale =
387 - (7,31 x âge [années]) + CA x [(10,9 x poids [kg]) + (660,7 x taille [m])]
ou
387 - (7,31 x âge [années]) + CA x [(4,95 x poids [lb]) + (16,78 x taille [po*])]

*1 pi = 12 po ; par exemple, 5 pi 2 po = 62 po

Exemple de calcul

Si nous faisons le calcul pour une femme sédentaire (CA = 1,00) de 52 ans qui mesure 1,57 m (5 pi 2 po) et qui pèse 75 kg (165 livres), voici le résultat :

a = 7,31 x âge (en années)	7,31	x	52 ans	= **380,1**
b = 10,9 x poids (en kg)	10,9	x	75 kg	= **817,5**
c = 660,7 x taille (en m)	660,7	x	1,57 m	= **1037,3**
d = b + c	817,5	+	1037,3	= **1854,8**
e = CA x d	1,00	x	1854,8	= **1854,8**

f = 387 - **a** + **e**
387 - 380,1 + 1854,8 = **1861,7 Calories/jour**
pour le maintien du poids

g = **f** - 500 Calories
1861,7 - 500 = **1362 Calories/jour**
pour une perte de poids

▶ Cette femme optera pour le menu à **1300 Calories**.

Votre calcul

a = 7,31 x âge _____ ans = _____
b = 10,9 x poids _____ kg = _____
c = 660,7 x taille _____ m = _____
d = b + c = _____
e = votre catégorie d'activité (CA) _____ x d = _____
f = 387 - a + e = _____
g = f - 500 Calories = _____ Calories/jour pour assurer une perte de poids

Optez pour le menu s'approchant le plus du résultat en **g** et ajoutez des collations au besoin.

Calcul pour les hommes

Dépense énergétique quotidienne totale =
864 – (9,72 x âge [années]) + CA x [(14,2 x poids [kg]) + (503 x taille [m])]
ou
864 – (9,72 x âge [années]) + CA x [(6,45 x poids [lb]) + (12,78 x taille [po*])]

*1 pi = 12 po ; par exemple, 5 pi 10 po = 70 po

Exemple de calcul

Si nous faisons le calcul pour un homme sédentaire (CA = 1,00) de 48 ans qui mesure 1,78 m (5 pi 10 po) et pèse 95,5 kg (210 lb), voici le résultat :

a = 9,72 x âge (en années)	9,72	x	48 ans	= **466,6**
b = 14,2 x poids (en kg)	14,2	x	95,5 kg	= **1356,1**
c = 503 x taille (en m)	503	x	1,78 m	= **895,3**
d = b + c	1356,1	+	895,34	= **2251,4**
e = CA x d	1,00	x	2251,44	= **2251,4**

f = 864 - **a** + **e**
864 - 466,56 + 2251,44 = **2648,9 Calories/jour**
pour le maintien du poids

g = **f** - 500 Calories
2648,9 - 500 = **2149 Calories/jour**
pour une perte de poids

▶ Cet homme optera pour le menu à **1800 Calories** et ajoutera deux collations à 150 Calories.

Votre calcul

a = 9,72 x âge _____ ans = _____
b = 14,2 x poids _____ kg = _____
c = 503 x taille _____ m = _____
d = b + c = _____
e = votre catégorie d'activité (CA) _____ x d = _____
f = 864 - a + e = _____
g = f - 500 Calories = _____ Calories/jour pour assurer une perte de poids

Optez pour le menu s'approchant le plus du résultat en **g** et ajoutez des collations au besoin.

L'indice de masse corporelle (IMC) : un outil complémentaire

Avant d'entreprendre un programme de perte de poids, il est essentiel de déterminer son indice de masse corporelle (IMC). Avec le résultat obtenu, on peut alors se fixer des objectifs réalistes.

L'indice de masse corporelle est une norme internationale qui a été adoptée afin de classifier le poids corporel et d'estimer les différents degrés d'obésité. La mesure de l'IMC permet donc de juger si le poids d'une personne peut comporter des risques pour sa santé. Cet outil est quelque peu incomplet, car il ne tient pas compte de la masse musculaire, de l'ossature ni de la répartition des graisses. Toutefois, pour la grande majorité des gens, il s'avère un repère fort utile.

La calculatrice de l'IMC utilise la formule suivante qui met en relation deux variables très simples à mesurer : le poids et la taille. En voici la formule :

IMC : poids (kg)/taille (m^2)

Classification	Indice de masse corporelle (kg/m^2)	Risque de maladies
Maigreur extrême	Moins de 16	Élevé
Maigreur	Moins de 18,5	Accru
Poids normal	18,5 à 24,9	Faible
Embonpoint	25,0 à 29,9	Accru
Obésité, classe 1	30,0 à 34,9	Élevé
Obésité, classe 2	35,0 à 39,9	Très élevé
Obésité, classe 3 (obésité morbide)	40 ou plus	Extrêmement élevé

Le tour de taille

La répartition des graisses influence considérablement le risque de maladies. Outre le poids, la circonférence de la taille est une mesure importante. En effet, le gras abdominal est un facteur de risque de **maladies cardiovasculaires, de diabète et d'hypertension.**

Classification du risque de maladies cardiovasculaires, de diabète et d'hypertension	Hommes		Femmes	
	cm	po	cm	po
Faible	< 94	< 37	< 80	< 31,5
Accru	94 à 102	37 à 40	80 à 88	31,5 à 35
Considérablement accru	> 102	> 40	> 88	>35

Quelque chose à boire avec ça ?

On conseille de boire 1 ml d'eau par calorie consommée. Ainsi, si vous optez pour le menu à 1500 Calories, vous devriez boire 1,5 litre (6 tasses) d'eau ou de liquides (autres que le café, le thé et l'alcool) par jour. La prise d'eau devra être augmentée en fonction des périodes d'activité physique ainsi que de la chaleur et de l'humidité ambiantes, par exemple pendant une canicule.

Les signaux de la soif ressemblant à ceux de la faim, il devient facile de les confondre. Boire un verre d'eau avant chaque repas aidera à vous remplir l'estomac et à faciliter la réduction des portions. Une tisane en soirée peut aussi permettre de couper les fringales.

Le café (en respectant les limites de caféine permises par Santé Canada) et le thé – sans sucre – peuvent être consommés librement. Rappelons que le thé possède davantage de vertus et qu'il pourrait même contribuer à la perte de poids. Des études préliminaires ont démontré que la théine, conjointement avec les catéchines, pourrait stimuler le métabolisme de base et ainsi aider à la perte de poids. Pour un effet significatif, les quantités à prendre sont toutefois élevées.

Toutes les autres boissons contribuent à l'apport énergétique et peuvent freiner la perte de poids. Consultez la page 181 pour connaître l'apport calorique de différentes boissons populaires. Vous pouvez ajouter une consommation alcoolisée deux soirs par semaine, surtout si c'est une journée où vous avez effectué un entraînement.

LA MARCHE À SUIVRE

Nous vous proposons huit semaines de menus, accompagnés de leur liste d'épicerie respective. Les recettes proposées sont conçues pour être réalisées en moins de 30 minutes. Le week-end, il faut consacrer plus de temps à la préparation : c'est le moment où l'on cuisine, pour les jours à venir, soupes, muffins et recettes un peu plus longues. Profitez du samedi ou du dimanche pour faire votre épicerie hebdomadaire et jeter un coup d'œil aux recettes, question d'alléger votre semaine.

Vous retrouverez les listes d'épicerie à deux endroits : avant les recettes de chaque semaine et à la toute fin du livre, sous forme de pratiques fiches détachables. Les listes ont été élaborées en fonction des formats que l'on trouve dans le commerce. Le respect des portions indiquées étant un gage primordial de succès, une balance numérique vous aidera à rester précis dans le suivi de votre plan alimentaire.

Selon vos besoins énergétiques (que vous aurez calculés en utilisant la méthode décrite à la page 9), vous opterez pour le menu de 1300, de 1500 ou de 1800 Calories. Si, après quelques semaines de ce régime, votre poids est stable pendant au moins deux semaines consécutives, vous pourrez opter pour un menu moins calorique. Les personnes qui utilisent déjà le menu le plus faible en calories ne pourront pas diminuer davantage leur apport en calories ; donc, pour que la perte de poids reprenne, elles devront augmenter l'intensité, la durée ou la fréquence de leur entraînement.

Les recettes proposées sont présentées pour une et deux personnes. Si vous désirez suivre le programme en famille, il suffit de multiplier les ingrédients selon le nombre de personnes pour avoir un compte plus ou moins exact. Les menus calculés et les portions suggérées n'ont pas été élaborés pour convenir à des enfants ou à des adolescents, mais ces derniers bénéficieront autant que vous des saines recettes proposées.

Chaque menu respecte les recommandations de Santé Canada et fournit les nutriments nécessaires. Après six semaines de menus, vous avez le choix de reprendre les semaines que vous avez préférées, ou encore de poursuivre pendant deux autres semaines avec des menus originaux, conçus à partir des recettes que vous avez déjà réalisées au cours des six semaines précédentes.

Conseils pratiques

▶ Les achats en vrac dans une fromagerie ou une boucherie permettent de vous procurer les portions exactes à utiliser durant la semaine.

▶ Nous avons fait des efforts pour maximiser l'emploi des aliments achetés, mais il est possible qu'il y ait parfois des restes. Les autres membres de la famille pourront alors en profiter. Pensez aussi à congeler les surplus.

▶ Conservez le pain tranché, les muffins anglais et les bagels au congélateur et dégelez uniquement la quantité nécessaire chaque jour.

▶ Les légumes et les fruits surgelés permettent également d'utiliser les bonnes quantités, sans perte.

▶ Avant de faire l'épicerie, vérifiez ce que vous avez dans votre garde-manger et votre réfrigérateur (riz, pâtes, pain, beurre ou huiles, aromates et autres) afin d'éviter d'acheter en double.

▶ Assurez-vous d'avoir dans votre garde-manger et votre réfrigérateur les aliments que vous devrez utiliser plusieurs fois dans les menus. On les trouve dans la liste en page 12.

▶ Prenez soin de lire les recettes à l'avance afin de prévoir la période de décongélation, le temps requis pour chaque préparation et, le cas échéant, le temps de macération.

▶ Chaque recette affiche sa valeur nutritive ainsi que ses équivalents en termes de groupes alimentaires*. Peu importe le régime que vous suivrez par la suite, il devient facile de continuer à cuisiner avec les recettes Kilo Cardio.

▶ En annexe (p. 180), vous trouverez les recettes classées en fonction de leur apport énergétique. Ainsi, toutes les recettes peuvent être remplacées par une autre équivalente en termes d'apport calorique.

▶ La liste Équivalences des légumes et des fruits (p. 181), qui contient le nombre de calories de plusieurs fruits et légumes, permet aussi de faire des changements aux menus en fonction de vos préférences.

▶ Les recettes peuvent être aromatisées en fonction de vos goûts (ail, gingembre, fines herbes, épices et autres) sans ajout de calories.

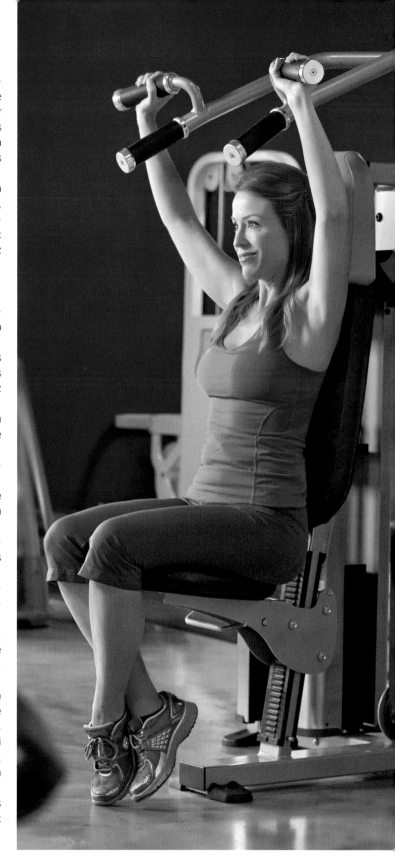

*Kcal : kilocalories = Calories • Lip. : lipides • Prot. : protéines • Gluc. : glucides • Fibr. : fibres
Catégories d'aliments selon *Le Guide alimentaire canadien* : LF : Légumes et fruits • PC : Produits céréaliers • LS : Lait et substituts • VS : Viandes et substituts

- Les desserts prévus peuvent être mangés en collation si vous êtes rassasié après le plat principal. Le lait peut être bu ou ajouté aux céréales, au gruau, dans le café, etc. Le lait est permis dans le café, mais pas le sucre ni la crème.
- Le lait peut être remplacé par une boisson de soya nature, pourvu qu'elle soit enrichie en calcium et en vitamine D (idéalement, elle apportera moins de 110 Calories par portion de 250 ml [1 tasse]).
- Le beurre et la margarine peuvent être substitués l'un à l'autre, à votre goût. Si l'on opte pour la margarine, il faut prendre soin de choisir une margarine non hydrogénée. Dans le cas de recettes où aucun gras n'est indiqué, utilisez de préférence des enduits en vaporisateur afin d'éviter d'ajouter des calories supplémentaires.

À conserver au réfrigérateur ou au garde-manger

Voici une liste d'aliments que vous utiliserez au cours des prochaines semaines :

- Ail, frais
- Beurre d'arachide
- Beurre ou margarine non hydrogénée
- Bicarbonate de soude
- Bouillon de bœuf réduit en sodium
- Bouillon de légumes réduit en sodium
- Bouillon de poulet réduit en sodium
- Canneberges séchées
- Cannelle
- Câpres
- Cari en poudre
- Cassonade
- Céréales de son type Bran Flakes
- Chapelure
- Clou de girofle
- Couscous de blé entier

- Curcuma
- Estragon séché
- Farine de blé entier
- Farine tout usage
- Fécule de maïs
- Graines de cumin
- Graines de sésame
- Herbes de Provence
- Huile de noix
- Huile d'olive
- Huile en aérosol
- Ketchup
- Lasagne (pâtes)
- Laurier, feuilles
- Mayonnaise légère
- Miel
- Moutarde
- Moutarde de Dijon
- Muscade en poudre
- Nouilles de riz
- Orge perlé
- Origan séché

- Orzo
- Paprika
- Pesto au basilic
- Piment de Cayenne
- Poudre à pâte (levure chimique)
- Quinoa
- Riz basmati
- Riz brun
- Sauce soya réduite en sodium
- Sauce tabasco
- Sirop d'érable
- Sucre
- Thé, café
- Thym séché
- Vanille, essence naturelle
- Vinaigre balsamique
- Vinaigre de cidre
- Vinaigre de riz
- Vinaigrette légère (25-30 Calories pour 15 ml)

10 QUESTIONS FRÉQUENTES

1. J'ai des problèmes de cholestérol (ou de diabète ou d'hypertension) ; puis-je suivre le programme ? Absolument ! Ce programme est tout indiqué pour l'ensemble de ces conditions et pour toute personne soucieuse d'améliorer sa santé. Les menus sont contrôlés en calories, en gras et en sucre. De plus, comme vous cuisinez à la maison, votre apport en sodium est également contrôlé. En suivant ce programme, vous perdrez du poids et votre profil métabolique s'améliorera considérablement. De quoi réjouir votre médecin !

2. J'ai très faim en me couchant le soir ; dois-je modifier mon menu ? Je vous conseille effectivement de hausser votre apport énergétique, car, en souffrant de la faim, vous risquez d'abandonner votre régime. Mieux vaut manger davantage (1800 Calories au lieu de 1500, par exemple), même si cela implique que vous perdrez du poids un peu moins vite. À long terme, la perte sera plus significative, car vous garderez le cap plus longtemps. Vous pouvez aussi prendre en soirée les collations prévues dans le courant de la journée.

3. Puis-je aller au restaurant ou manger chez des amis ? Oui, bien sûr, on ne vous demande pas de vous isoler pendant six à huit semaines ! Les activités sociales sont importantes pour la qualité de vie globale, mais elles ne devraient pas pour autant être des occasions de déroger à vos bonnes habitudes. Si vous recevez à la maison, je vous invite à continuer le programme – les recettes du week-end sont festives et propices aux repas entre amis. Aucun invité ne remarquera qu'il consomme un menu diététique...

Si vous allez manger chez des amis ou au restaurant, prenez soin de ne pas manger au-delà de votre appétit et optez pour des mets sains. Demandez une grosse portion de légumes, cherchez à diminuer les féculents et évitez la corbeille de pain. Au resto, évitez le dessert ; chez des amis, dites que votre appétit est comblé, mais que vous prendrez une toute petite part afin de partager cette douceur tous ensemble. Même en incluant quelques sorties, vous perdrez du poids au cours des huit semaines.

4. Puis-je sucrer mon café avec un succédané ? Les succédanés de sucre (aspartame, sucralose, stevia) entretiennent le goût du sucre. Certaines données semblent même indiquer qu'ils pourraient stimuler notre appétit. Je propose davantage une désensibilisation au sucre : en sucrant de moins en moins votre café et votre thé, vous vous habituerez peu à peu au goût de la boisson nature. Allez, faites une douce transition vers la version sans sucre !

5. Dois-je prendre un supplément de vitamines ? Les menus sont conçus pour respecter les recommandations du *Guide alimentaire canadien*. Ils comblent donc vos besoins en vitamines et en minéraux. Certaines personnes ont cependant des besoins particuliers (les femmes souffrant de carences en fer, les personnes de plus de 50 ans, les grands sportifs, par exemple). Consultez un nutritionniste pour évaluer si un supplément alimentaire peut être bénéfique pour vous.

6. Il n'y a pas de mal à prendre un verre de vin chaque jour, n'est-ce pas ? Si le verre de vin rouge quotidien va de pair avec un cœur en santé, son contenu en calories peut toutefois entraver la perte de poids. Je conseille de prendre du vin uniquement le week-end, à raison d'un verre de vin par jour. Encore mieux si les journées de week-end sont des journées d'activité physique !

7. Mes enfants peuvent-ils suivre le programme avec moi ? Oui, ils peuvent manger la même chose que vous pour faciliter le suivi du programme. Ainsi, vous n'aurez pas besoin de cuisiner deux repas différents. Les enfants étant en croissance, ils ne devront pas surveiller leur apport calorique. Selon leur âge, les portions pourront varier. Les déjeuners, les collations et les desserts peuvent être pris selon leurs habitudes. Suivre un programme santé constitue une excellente façon d'inculquer aux enfants de bonnes habitudes alimentaires.

8. Puis-je remplacer le poisson par du poulet ? À moins de souffrir d'allergies alimentaires, je vous conseille de conserver le poisson au menu. Le poisson est une source de protéines intéressante et il fournit de précieux oméga-3. Il est excellent pour la santé et plusieurs m'ont avoué avoir commencé à l'apprécier après avoir découvert les recettes de *Kilo Cardio*. Donnez-lui donc une deuxième chance !

9. Je suis un régime sans gluten ; ce programme est-il adapté ? Ce régime n'est pas conçu pour les personnes souffrant de maladie cœliaque ou encore d'hypersensibilité au gluten. Par contre, un grand nombre de recettes peuvent être adaptées : on remplace alors les aliments problématiques (blé, seigle, orge, avoine) par d'autres qui ne contiennent pas de gluten (quinoa, riz, sarrasin, etc.).

10. Je souffre de fringales de sucre importantes. Comment les contrôler ? Les rages de sucre sont fréquentes, surtout chez les femmes. On peut les minimiser en répartissant bien l'apport calorique au cours de la journée et en prenant au moins deux collations par jour. Plusieurs mangent aussi sans faim réelle, par habitude ou pour calmer une émotion. Si les rages ou les compulsions sont fréquentes, il est pertinent de consulter un psychologue spécialisé en troubles alimentaires. On peut perdre du poids facilement, mais la seule façon de maintenir ensuite son poids est de régler tout trouble alimentaire.

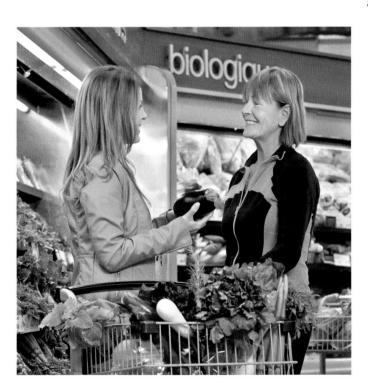

KILO SOLUTION : UNE RESSOURCE POUR ATTEINDRE VOTRE OBJECTIF

Durant votre démarche santé, n'hésitez pas à faire appel à nos services pour vous aider à atteindre votre objectif. Les cinq cliniques de nutrition Isabelle Huot (Montréal, Laval, Île-des-Sœurs, Saint-Jean-sur-Richelieu et Québec) vous offrent des services de nutritionnistes, de kinésiologues et de psychologues spécialisés. Des rendez-vous sont offerts en personne, au téléphone ou par Skype, et ce, partout dans la province.

Kilo Solution offre également une gamme de prêt-à-manger minceur. Plus de 40 repas différents peuvent être livrés à domicile, peu importe votre lieu de résidence. Ces repas surgelés de 350 Calories ou moins peuvent se substituer aux recettes de ce livre lorsque vous manquez de temps pour cuisiner. Depuis peu, la gamme Kilo Solution est également offerte en épicerie : lunchs express, repas prêts à manger frais, collations minceur (barres tendres, mélange de noix et de graines).

Pour toute information sur les produits et services Kilo Solution : 1 877 761 KILO (5456) ou kilosolution.com

INTRODUCTION AU PROGRAMME D'ENTRAÎNEMENT

LE PROGRAMME DE REMISE EN FORME EN 8 SEMAINES

Vous voici au tout début de votre nouvelle démarche. Que vous décidiez de faire des ajustements à votre mode de vie pour perdre du poids ou tout simplement pour améliorer votre santé, j'aimerais vous aider d'abord à comprendre tous les éléments qui sont en jeu.

La réalité, au fond, c'est que le concept de bonne forme physique est bien plus qu'un nombre sur le pèse-personne ou que votre pourcentage de graisse.

La bonne forme physique et ses déterminants

Qu'est-ce que c'est, « la forme » ? Et, encore plus, la bonne forme ? Est-ce qu'on est en forme si on est mince ? Se poser la question, c'est y répondre : en cas d'hésitation, la réponse est NON ! Est-ce qu'on est en forme parce qu'on est costaud ? Non plus ! Alors, au fond, comment définir une bonne condition physique ?

Les experts en santé et en activité physique de partout s'entendent sur la définition suivante de BONNE CONDITION PHYSIQUE : *être capable d'accomplir sa besogne quotidienne avec entrain et enthousiasme, tout en conservant suffisamment d'énergie pour profiter activement de ses temps de loisirs et pouvoir à l'occasion faire face à des tâches imprévues.*

On sait aussi qu'on peut évaluer la condition physique selon certains critères, dont **cinq déterminants variables** (« variables » signifie qu'on a le pouvoir de les influencer !) et **trois déterminants invariables** (« invariables » signifie qu'il faut « faire avec » !).

Les 5 critères *variables* d'évaluation de la condition physique
▶ La capacité cardiorespiratoire
▶ La force et l'endurance musculaires
▶ La flexibilité
▶ Le pourcentage de graisse du poids corporel
▶ La capacité de relaxation

Les 3 critères *invariables* d'évaluation de la condition physique
▶ L'âge et le sexe
▶ L'hérédité
▶ L'intégrité anatomique et fonctionnelle (un handicap, par exemple)

Ce que je vous propose dans ce livre/DVD, c'est un programme de huit semaines qui vous permettra d'améliorer votre force et votre endurance musculaire en plus de votre cardio. Ces exercices, exécutés avec détermination et régularité, réduiront notamment votre pourcentage de graisse et amélioreront votre condition physique générale.

Outils et principes de votre programme d'entraînement

Les exercices dans votre livre

Vous trouverez, au fil des semaines, différents exercices de renforcement musculaire. Les contextes proposés, intérieurs et extérieurs, vont varier d'une semaine à l'autre. Je veux vous démontrer qu'il est possible, même dans son quotidien, de se créer un programme de musculation efficace.

Pour augmenter votre force et votre tonus musculaire, faites ces exercices à raison de trois fois par semaine. Exécutez une ou deux séries de chaque mouvement en vous rappelant qu'une série comprend entre 12 et 15 répétitions. Entre les séries d'un même exercice, laissez-vous environ deux minutes de récupération. Vous savez que votre série est complétée et que votre charge est bien choisie **lorsque les deux dernières répétitions sont difficiles à compléter.**

Le meilleur environnement pour un entraînement bénéfique, sûr et supervisé restera toujours votre centre de conditionnement physique, mais, avec ce livre, vous aurez toujours une autre solution pour les journées et les semaines où les déplacements deviennent trop compliqués ou tout simplement impossibles ! Sachez toutefois que chacun des exercices proposés peut être aisément exécuté dans un centre Énergie Cardio. Un entraîneur sur place saura alors vous montrer la bonne technique en utilisant les appareils des plateaux de musculation.

Musculation ?

Si la musculation est un élément vital dans un programme d'entraînement, elle l'est tout autant dans un processus de perte de poids.

En effet, la masse musculaire que l'on construit, les fibres musculaires qui se développent deviendront ce que j'aime appeler de « petites fournaises ». Ces muscles brûlent constamment de l'énergie, même au repos. C'est ce qui favorise un métabolisme basal plus élevé. Un programme de musculation bien exécuté, qui respecte le principe de surcharge, devient ainsi essentiel dans votre programme.

Le principe de surcharge et comment l'appliquer

Le principe de surcharge est un principe indispensable à appliquer en entraînement : pour que le corps réagisse en devenant plus fort et plus endurant, il faut que l'effort (la surcharge) qu'on lui impose soit plus élevé que l'intensité à laquelle il est habitué. C'est grâce à cette surcharge que le corps va s'adapter afin de rendre le travail « plus facile la prochaine fois ». Au fil des entraînements, lorsque vous percevrez que l'exercice proposé devient trop aisé, il faudra donc modifier la charge et/ou la technique. Suivez les consignes de répétitions proposées pour chacun des exercices.

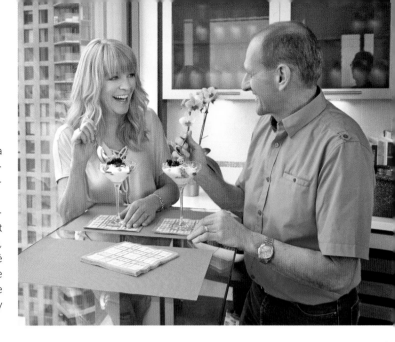

Le métabolisme de base

Le métabolisme de base correspond à ce dont votre organisme a besoin pour survivre, en termes de calories. Le corps brûle des calories au repos, et cela simplement pour faire fonctionner tous les organes vitaux comme le cœur, les poumons, le système digestif, etc.

Le métabolisme de base ou métabolisme basal dépend de plusieurs facteurs, mais les deux plus importants sont la génétique et le taux d'activité physique. On ne peut rien contre la génétique, c'est pourquoi il est d'autant plus important de faire de l'activité physique régulièrement pour activer son métabolisme. Et comme on sait que ce métabolisme a tendance à ralentir en vieillissant – ce qui explique souvent l'apparition progressive de la graisse là où il n'y en avait pas –, il faut absolument bouger pour le maintenir élevé.

Note : sur le plan alimentaire, attention aux restrictions trop importantes qui ne combleraient pas les besoins du métabolisme de base. Il est essentiel d'absorber un minimum d'aliments chaque jour pour répondre à ces besoins. Dans les régimes hypocaloriques extrêmes, l'apport en calories est tellement bas que l'organisme s'ajuste en... ralentissant le métabolisme ! Ainsi, au fil des ans, il devient de plus en plus difficile de maintenir un poids santé.

LES COURS SUR DVD

Le DVD qui est inclus dans ce livre est une nouveauté dont je suis très fière. La brochette de cours en groupe que je vous y propose est un clin d'œil à la grande variété de cours offerte chez Énergie Cardio. Vous trouverez les mêmes contenus, et plus encore, en succursales. Le but de ce DVD est de vous donner la possibilité de découvrir le plaisir des cours en groupe dans le confort de votre foyer et de vous montrer une autre façon efficace et agréable de rester actif. Avec mes collègues d'Énergie Cardio, nous avons élaboré pour ce DVD un programme de huit semaines qui vous offre beaucoup de possibilités.

Les étapes de votre programme sont subtiles, mais importantes. *Les semaines 1 à 4* sont celles de l'intégration de la « routine » et des bonnes habitudes de vie. Pendant cette période, vous apprendrez petit à petit le contenu des enchaînements du DVD. Au début, le tout vous semblera peut-être complexe. Surtout, ne désespérez pas si vous ne suivez pas parfaitement les enchaînements dès le début, car vous allez vite réaliser, au fil des entraînements, que vous pouvez le faire, et que vous pouvez même le faire avec PLAISIR ! *Les semaines 5 à 8* seront pour vous le moment de relever un défi bien simple : augmenter la fréquence et l'intensité de vos entraînements cardio. Faites-en davantage, tout simplement. Ajoutez des séances d'entraînement à votre horaire. Essayez de pousser la machine un peu plus fort ! Vous brûlerez ainsi plus de calories et votre

programme de perte de poids (si c'est votre objectif) deviendra de plus en plus concret et motivant.

Le bloc cardio est divisé en trois segments de huit minutes chacun. Ils sont un clin d'œil aux cours en groupe suivants : danse aérobique, cardio militaire et cardio latino. La durée totale du bloc étant de 24 minutes, il serait formidable que vous l'enchaîniez au complet trois fois par semaine. Fixez-vous des rendez-vous bien réguliers et respectez-les.

Vous pouvez, à votre guise, faire des changements dans la composition de votre cardio. Par exemple, si vous préférez le latino et qu'il vous motive nettement plus que les deux autres segments, répétez-le aussi souvent que vous le souhaitez, et en boucle si vous voulez ! Ces enchaînements peuvent être effectués aussi souvent que vous le voulez, sans risque pour la santé. Je vous recommande tout de même de demeurer en deçà de 60 minutes de cardio par jour et de compléter par de la marche si vous désirez vraiment en rajouter.

Les blocs muscu correspondent à des segments de cours de sept minutes chacun. Ils sont un clin d'œil aux cours en groupe suivants : Fesses de fer, Abdo solution et Body design. Si vous faites les exercices de musculation proposés dans le livre *et* la portion DVD qui vous est proposée pour la semaine en cours, vous devriez obtenir un programme d'entraînement idéal pour favoriser votre perte de poids et l'amélioration de votre condition physique globale.

À la toute fin de votre DVD, vous trouverez aussi un segment supplémentaire comprenant des **exercices de détente et d'étirement**. Prenez le temps de les faire régulièrement. Comme on l'a vu plus tôt, la flexibilité fait partie des déterminants variables de votre condition physique.

Plan d'entraînement hebdomadaire pour 8 semaines

Semaines	Objectif	Entraînement cardio (DVD)	Entraînement musculaire (DVD)	Exercices au quotidien (livre)
1	Intégration des mouvements	Enchaînement cardio : 3 à 5 séances	Body design : 3 séances	p. 23-25 2 à 3 séances
2				p. 43-45 2 à 3 séances
3			Abdo solution : 3 séances	p. 65-67 2 à 3 séances
4				p. 85-87 2 à 3 séances
5	Hausse de la dépense énergétique	Enchaînement cardio : 4 à 6 séances	Fesses de fer : 3 à 4 séances	p. 107-109 3 à 4 séances
6				p. 127-129 3 à 4 séances
7 et 8	Autonomie	Enchaînement cardio : 4 à 6 séances	Intervalles : 3 à 4 séances **Option PLUS** Abdo solution OU Fesses de fer : 2 séances	Choix d'exercices parmi ceux des six semaines précédentes : 3 à 4 séances

Contenu du DVD

▶ **Votre entraînement cardio**
Semaines 1 à 8 : Enchaînement cardio (durée : 24 minutes)
- Danse aérobique (8 minutes)
- Cardio militaire (8 minutes)
- Cardio latino (8 minutes)

▶ **Votre entraînement musculaire**
Semaines 1 et 2 : Body design (7 minutes)
Semaines 3 et 4 : Abdo solution (7 minutes)
Semaines 5 et 6 : Fesses de fer (7 minutes)
Semaines 7 et 8 : Militaire avec intervalles (7 minutes)

▶ **Étirements et retour au calme**

LE CARDIO SUPPLÉMENTAIRE

Comme l'objectif premier de ce livre implique une perte de poids, il est essentiel d'intégrer le plus d'activités possible à vos semaines. C'est une simple question de mathématiques : il vous faut brûler au quotidien plus de calories que vous en consommez. Pour y arriver, souvenez-vous que *tout* compte ! Chaque moment que vous prendrez pour sauter, courir, danser, gambader ou pédaler fait une différence, puisqu'il augmente votre dépense énergétique et favorise un bilan négatif à la fin de la journée. Vous avez pu le voir en page 9 en calculant votre dépense énergétique quotidienne : celle-ci varie énormément selon votre coefficient d'activité physique. Ainsi, une personne qui a un travail actif et qui, en plus, fait un entraînement vigoureux dans la journée aura une dépense énergétique quotidienne jusqu'à 50 % supérieure à celle d'une personne sédentaire. Pensez-y !

Il n'y a donc aucune contre-indication à ajouter la marche au programme qui est proposé dans le *Kilo Cardio 3*. La marche est une activité grandement bienfaitrice et naturelle. Elle a des effets positifs indéniables sur la gestion du stress, l'estime de soi et la condition physique. Alors, n'hésitez jamais ! (**Note** : si vous souhaitez un encadrement plus serré, le livre *Kilo Cardio 2* propose un programme de marche détaillé en 8 semaines.)

Toujours dans l'intention de dépenser le plus de calories possible au cours de vos semaines, rappelez-vous que, dans votre centre de conditionnement physique, les appareils cardiorespiratoires sont les outils d'entraînement par excellence.

Innovez ! Visez le changement et la variété pour stimuler votre motivation : faites des intervalles en variant l'intensité de l'effort selon des périodes prédéterminées. De plus en plus d'entraîneurs et d'adeptes de l'entraînement utilisent cette méthode qui diminue le caractère parfois répétitif et ennuyant des entraînements continus à moindre intensité.

Exemple : sur un tapis roulant, plutôt que de marcher ou de jogger toujours à la même vitesse pendant 30 minutes, planifiez des pointes à plus haute intensité pendant 2 minutes, toutes les 10 minutes. Établissez des cycles et vous serez étonné du changement que cela apportera, tant sur le plan de votre motivation et de la dépense calorique que de la rapidité de votre progression.

En ce qui concerne l'intensité de votre cardio, n'ayez pas peur de pousser la machine quand vous le pouvez ! En tout temps, visez au moins une intensité qui met en application le principe de surcharge : vous devez être plus essoufflé qu'à l'habitude. Un des tests les plus simples : le test de la voix.

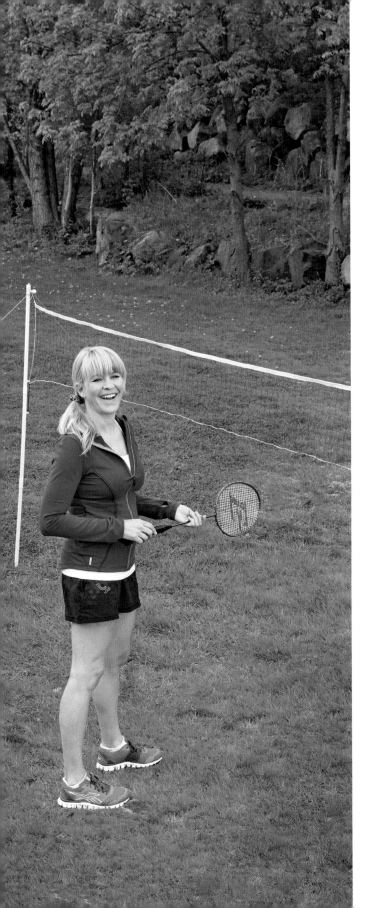

LE TEST DE LA VOIX

Lorsque l'intensité de l'effort est dans la bonne zone, ou dans « la cible », le système cardiorespiratoire n'est pas surchargé au-delà de sa capacité maximale. Cela permet au participant de parler en étant perçu clairement par son auditeur, même si le débit de sa voix est un peu saccadé.

Par ailleurs, une voix claire, dans laquelle on ne perçoit aucun essoufflement, indique une intensité d'effort inférieure à celle recommandée pour améliorer le système aérobique.

En d'autres mots, dans les moments les *moins intenses* de votre entraînement, vous devriez être en mesure de chantonner par-dessus votre musique pendant votre marche ou votre course...

LE QUESTIONNAIRE D'APTITUDE À L'ACTIVITÉ PHYSIQUE (Q-AAP)

Avant d'entreprendre une activité physique, il est préférable de connaître sa condition physique initiale. Je vous recommande donc de faire évaluer votre condition physique par un kinésiologue. Le Fit Test est, notamment, une évaluation intéressante pour connaître votre âge physiologique par rapport à votre âge chronologique. Quel âge votre corps a-t-il vraiment ? Cependant, afin que vous puissiez passer à l'action dès maintenant et pour vous aider à démarrer du bon pied, je vous invite à remplir le questionnaire ci-dessous avant de débuter. Vos réponses détermineront, de façon générale, votre aptitude à l'activité physique.

Si vous répondez oui à l'une des sept questions du questionnaire, vous devrez consulter un médecin avant d'amorcer l'entraînement.

Oui	Non	
		Votre médecin vous a-t-il déjà dit que vous souffrez d'un problème cardiaque et que vous ne devez participer qu'aux activités physiques prescrites et approuvées par un médecin ?
		Ressentez-vous une douleur à la poitrine lorsque vous faites de l'activité physique ?
		Au cours du dernier mois, avez-vous ressenti des douleurs à la poitrine lors de périodes autres que celles où vous participiez à une activité physique ?
		Éprouvez-vous des problèmes d'équilibre reliés à un étourdissement ou vous arrive-t-il de perdre connaissance ?
		Avez-vous des problèmes osseux ou articulaires qui pourraient s'aggraver par une modification de votre niveau de participation à une activité physique ?
		Des médicaments vous sont-ils actuellement prescrits pour contrôler votre tension artérielle ou un problème cardiaque (par exemple, des diurétiques) ?
		Connaissez-vous une autre raison pour laquelle vous ne devriez pas faire de l'activité physique ?

Source : Société canadienne de physiologie de l'exercice.

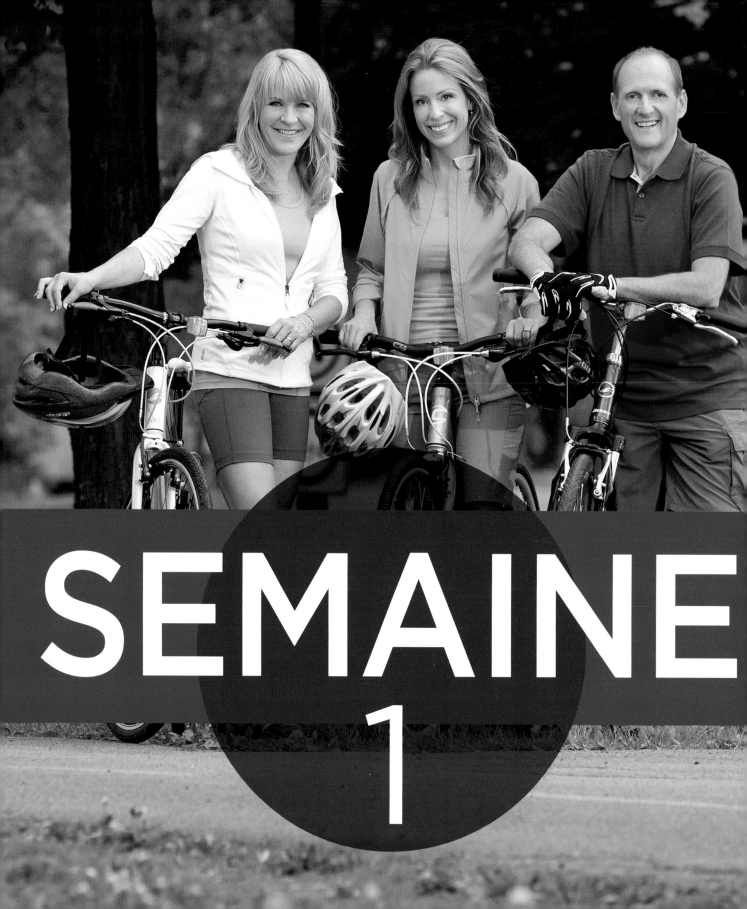

SEMAINE

1

LES CONSEILS DE GUY

MOTIVATION SEMAINE 1

Septembre 2014 marque pour moi un anniversaire bien spécial : neuf ans plus tôt, je me décidais à perdre les 36 kg (80 lb) en trop que je trimbalais depuis plus de 30 ans. Je n'ai **jamais repris ce poids.** Ça a changé ma vie ! Depuis, grâce aux livres *Kilo Cardio 1* et *Kilo Cardio 2*, j'ai rencontré des centaines, voire des milliers de gens qui, comme moi, ont pris cette décision et ont transformé leur vie. Vous voulez que ça vous arrive à vous aussi ? Voici ce qu'il faut faire.

Ça va vous sembler bizarre, mais ce sont de simples chiffres qui ont le plus alimenté ma motivation et, surtout, cristallisé ma certitude que je pouvais perdre du poids sans jamais le reprendre (ces chiffres varient selon l'activité physique).

- Une femme moyenne doit manger et boire 1900 Calories par jour pour maintenir son poids.
- Un homme moyen doit manger et boire 2300 Calories par jour pour maintenir son poids.
- Prendre ou perdre 0,5 kg (1 lb) correspond à une consommation de 3500 Calories en plus ou en moins.

Ces simples données furent pour moi une révélation. En tenant compte de cette information cruciale, je pouvais désormais **contrôler** la quantité de nourriture que j'ingurgitais et atteindre le poids que je voulais.

Pour maigrir, j'ai modifié mon alimentation quotidienne de manière à consommer 500 Calories de moins. À la fin de la semaine, ma consommation totalisait 3500 Calories en moins et je perdais 0,5 kg (1 lb). Parallèlement, j'ai augmenté mon activité physique quotidienne de manière à brûler de 250 à 500 Calories de plus. À la fin de la semaine, ma dépense totalisait de 1750 à 3500 Calories de plus et je perdais bien souvent encore 0,5 kg (1 lb). Ce faisant, j'ai perdu plus ou moins 0,5 à 1 kg (1 à 2 lb) par semaine pendant 80 semaines. C'est aussi simple que cela !

Je vous jure que c'est vous qui détenez le contrôle de votre poids. Ce contrôle réside dans la prise de conscience du nombre de calories que vous avalez quotidiennement et du nombre de calories que vous brûlez grâce à l'activité physique.

◄ Le Guy d'avant : celui du temps des excuses, celui dont ce n'était jamais la faute, celui qui, esclave de ses faiblesses et de ses mauvaises habitudes, subissait ce qu'il était et faisait semblant de s'accepter tel qu'il était.

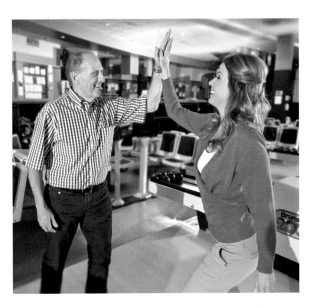

▲ Le Guy d'aujourd'hui : celui qui a compris et assumé sa responsabilité et qui, chaque jour, décide d'avoir le contrôle de sa vie, celui qui donne le pouvoir à ce qu'il y a de plus fort en lui.

Reprenez le pouvoir !

Je ne sais pas où vous en êtes dans votre vie. Mais si vous avez acheté *Kilo Cardio 3*, c'est que votre santé vous tient à cœur, ou encore vous préoccupe.

Récemment, j'assistais à une conférence d'Hugo Girard, qui a été l'homme le plus fort du monde. « Nous sommes aujourd'hui le résultat des décisions que nous avons prises dans les derniers mois ou dans les dernières années », a-t-il dit. Du même souffle, il ajoutait que les décisions que nous prenons aujourd'hui se refléteront dans ce que nous deviendrons dans les prochains mois ou les prochaines années.

Ça m'a touché, parce que c'est exactement ce que j'ai réalisé en septembre 2005 lorsque j'ai décidé de me prendre en main et de perdre le poids que j'avais en trop. J'ai alors décidé de reprendre **le pouvoir que j'avais sur moi-même** afin de devenir **la personne que je voulais être, et non celle qui était le fruit de mes faiblesses.**

Motivitamine de Guy !

JE SUIS EN PLEIN CONTRÔLE DE MON ALIMENTATION.

C'est vous qui décidez!

Je le sais, ce n'est pas facile à accepter. Il est plus facile de croire que tout ce poids en trop, ce n'est pas de votre faute. Que c'est à cause de votre génétique que vous engraissez plus facilement que les autres. Que votre héritage familial vous nuit considérablement et que tout le monde a des problèmes de poids chez vous. Que vous avez de gros os. Que vous manquez de temps pour vous entraîner. Que vous avez essayé à plusieurs reprises et que vous n'êtes pas capable de maintenir votre motivation. Et que, de toute façon, vous acceptez vos rondeurs. Quelles belles excuses!

Je le sais parce que je les ai évoquées pendant longtemps. D'ailleurs, tous ceux qui ont perdu du poids les ont entretenues avant de les accepter pour ce qu'elles étaient : rien d'autre que des excuses.

En réalité, si vous avez du poids en trop (peu importe le nombre de kilos), c'est que **vous avez renoncé au pouvoir que vous avez sur vous et que vous l'avez tout simplement donné à vos mauvaises habitudes, à votre manque de discipline et à votre manque de tempérance.** Ce sont ces trois coupables qui ont pris le contrôle de votre vie et qui vous font miroiter l'illusion que vous n'y êtes pour rien. C'est faux! Ne restez pas à leur merci. Votre situation actuelle dépend de vous, et de vous seulement. De personne d'autre. Difficile à avaler? Oui! Mais ce que ça veut dire, c'est que votre situation de demain dépend aussi entièrement de vous. Qui voulez-vous vraiment être? À quel point tenez-vous à le devenir?

C'est vous qui décidez. Et lorsque vous arriverez réellement à le comprendre (j'espère que ce sera cette fois-ci), s'amorcera votre « guérison » totale. Prenez le temps d'y réfléchir un peu avant de poursuivre votre lecture.

Ça y est? Vous avez accepté le fait que vous êtes responsable? Si oui, continuez votre lecture. Les résultats seront fantastiques, je vous le promets.

Si vous n'êtes pas prêt à l'accepter, vous pouvez refermer ce livre (certains lecteurs ne se sont peut-être même pas rendus jusqu'ici) et continuez à manger et à boire sans retenue en vous apitoyant sur votre sort, qui est de prendre du poids plus facilement que les autres. Vous finirez bien par le rouvrir dans quelques mois, et cette fois sera peut-être la bonne. D'une façon ou d'une autre, il n'est jamais trop tard.

Motivation 101

Si vous décidez de poursuivre votre lecture, je tiens pour acquis que vous êtes prêt. Voici quelques suggestions pour vous aider à garder le cap tout au long de votre démarche de perte de poids.

À retenir impérativement : toute amélioration de soi débute par un processus mental qui s'appelle la **MOTIVATION**. Parallèlement, l'envie d'abandonner est déclenchée par un **MANQUE DE MOTIVATION**.

Nous allons donc nourrir votre motivation par une mise au point que vous devez faire avec vous-même. Pour les quelques exercices qui suivent, vous aurez besoin d'un crayon (si vous n'êtes pas assez motivé pour répondre à ces quelques questions par écrit, posez-

vous de sérieuses questions sur votre niveau réel de motivation à vous prendre en main). Allons-y!

Écrivez dès maintenant les cinq inconvénients de votre surpoids qui vous agacent le plus.

1- _____

2- _____

3- _____

4- _____

5- _____

Ça, ce sont vos motivations « négatives » ou encore vos « éléments déclencheurs ». Ils sont importants, parce qu'ils alimentent l'aspect « j'en ai assez de vivre cette situation ».

Écrivez ensuite les cinq excuses que vous utilisez pour justifier le fait que vous avez pris du poids ou que vous avez de la difficulté à en perdre. Si vous avez déjà joué au yoyo avec votre poids, écrivez les raisons pour lesquelles vous avez repris le poids perdu.

1- _____

2- _____

3- _____

4- _____

5- _____

Ça, c'est ce que vous devez combattre de toutes vos forces. C'est de votre entière responsabilité! Je vais vous aider à le faire au moyen de différentes phrases de motivation tout au long de ce livre.

Enfin, écrivez les raisons pour lesquelles vous voulez atteindre votre poids santé. N'oubliez pas : ces raisons doivent être les vôtres, et non celles des autres ou celles que la société vous dicte!

1- _____

2- _____

3- _____

4- _____

5- _____

Ça, ce sont vos motivations « positives »! Elles constitueront des aides précieuses pour vous maintenir sur la voie du progrès.

Alors, vous avez terminé les exercices ? Bravo ! Vous venez de brosser votre portrait motivationnel pour votre perte de poids. Je vous invite à revenir voir ces pages au début de chacune des huit semaines de votre programme, et de garder cette habitude même pendant votre période de maintien.

LE TOP 5 DES MOTIVATIONS

Depuis ma perte de poids, des milliers de personnes m'ont demandé quelles avaient été mes plus grandes motivations. Je me suis depuis rendu compte que la plupart des gens avaient les mêmes que moi. En voici une liste partielle :

- **Être en meilleure santé.** Tout le monde, surtout quand on vieillit, a peur de voir sa santé se détériorer. On sait tous que l'embonpoint, et encore davantage l'obésité, constituent d'importants facteurs de risques pour la santé. Entendre le médecin nous dire que notre bilan de santé s'est amélioré, ça n'a pas de prix !

- **Pouvoir être actif.** Des kilos en moins, croyez-moi, ça donne de l'énergie et ça augmente le désir et le plaisir de faire des activités, quelles qu'elles soient. Faire du sport, peu importe lequel, est un facteur important pour améliorer la confiance en soi et faciliter la socialisation, et ce, à tout âge.

- **Pouvoir porter des vêtements de taille normale.** Rien de plus frustrant, voire de plus humiliant, que de porter des vêtements pour tailles fortes. Croyez-moi, c'est une énorme satisfaction de changer de rayon pour acheter ses vêtements !

- **Être à l'aise dans ses mouvements.** Être boudiné dans ses vêtements, avoir de la difficulté à lacer ses chaussures, à monter un escalier de cinq marches sans être à bout de souffle, à s'asseoir sur un siège au cinéma ou à ramasser un objet tombé par terre, ce n'est pas agréable. Bien souvent, c'est même gênant...

- **Ne pas être limité dans ses activités.** Prendre plaisir à sortir, à bouger, à aller magasiner, à jouer avec les enfants. Avoir le goût de voyager et prendre plaisir à découvrir de nouveaux coins de pays. Tout cela ajoute à la satisfaction d'avoir perdu ces kilos.

Engagez-vous !

Maintenant que vous avez fait le point sur les raisons qui vous motivent à perdre du poids, je vous invite à faire un geste difficile, mais qui aura du poids dans votre démarche et, surtout, dans votre implication à tenir jusqu'au bout.

Le geste de vous « engager » face à vous-même et de dire à haute voix, dès maintenant : *Je vais perdre mon poids en trop pour toujours.* Répétez-vous cette phrase chaque matin, et ce, pour le reste de votre vie. C'est ce que je fais !

Restez alerte !

Voici une excellente façon de maintenir un bon niveau de motivation : être conscient de ses fluctuations, qui sont par ailleurs tout à fait normales. Je vous invite à inscrire chaque jour dans votre agenda un chiffre de 1 à 5 équivalant à votre niveau de motivation quotidien : 1 = Je veux tout arrêter ; 5 = Je suis motivé au max.

Vous pourrez ainsi mieux comprendre où vous en êtes et réagir plus rapidement aux baisses de motivation. Que remarquez-vous ? Est-ce la fatigue qui mine le plus votre motivation ? Un horaire trop chargé ? Une relation difficile ? Que pouvez-vous faire pour y remédier ? À l'opposé, qu'est-ce qui vous encourage à garder le cap ?

Prenez vos « motivitamines »

À chaque semaine du programme, je vous proposerai une « motivitamine ». C'est une petite phrase qui pourra, je le souhaite, vous servir d'inspiration et de motivation pour la semaine qui vient. Lorsque vous vous sentez découragé, prenez votre « moti-vitamine » en vous répétant la phrase de la semaine. Allez-y sans modération, il n'y a pas d'effets secondaires néfastes ! Si une phrase vous interpelle moins, n'hésitez surtout pas à en prendre une de votre cru.

Malgré toutes ces précautions, il est possible que vous vous sentiez parfois démuni face à ce gros projet. **Faites équipe.** Trouvez quelqu'un qui a le même objectif que vous. Motivez-vous l'un l'autre. En période de découragement, quelqu'un sera là pour vous aider à vous relever. Dans mon cas, c'était ma femme.

Vous êtes maintenant prêt à entreprendre la première semaine de votre nouvelle vie, marquée par une transformation durable.

Je vous retrouve à la troisième semaine de votre programme pour vous aider à garder le cap jusqu'au bout.

VOUS EN VOULEZ PLUS ? POUR ALIMENTER VOTRE MOTIVATION ET VOUS BÂTIR UNE FORCE MENTALE EN BÉTON, JE VOUS RECOMMANDE MON LIVRE *KILO MOTIVÉ*, QUI RASSEMBLE TOUS MES CONSEILS POUR VOUS PERMETTRE D'ATTEINDRE VOTRE OBJECTIF DE PERTE DE POIDS.

LES CONSEILS DE JOSÉE

S'ÉQUIPER POUR COMPLÉTER SON ENTRAÎNEMENT CHEZ SOI

Vous aimeriez varier votre entraînement et ne savez pas quel équipement adopter ? Ou peut-être vous entraînez-vous dans un centre de conditionnement physique, mais ne pouvez y aller aussi souvent que vous le souhaiteriez à cause de votre horaire? De plus en plus de gens complètent leur entraînement à la maison, en se procurant l'équipement pour le faire de façon efficace et sécuritaire.

Les appareils cardiorespiratoires

Il n'y a rien comme les essayer ! Ils ne vous donneront jamais le rendement des appareils de votre centre de conditionnement physique, mais certains vous permettront de bien compléter votre semaine. L'elliptique a assurément la cote pour son absence d'impact et son efficacité.

Les haltères

Il vous en faut ! L'avantage de l'entraînement avec poids libres ou haltères, c'est que le travail de stabilisation est toujours présent. Votre corps doit constamment s'ajuster au mouvement du poids et à la position de l'exercice, ce qui nécessite une posture et un maintien impeccables. Les haltères permettent de mobiliser pratiquement tous les groupes musculaires, en particulier ceux des membres supérieurs.

Je recommande normalement un minimum de 3 paires de poids libres. Pour une femme de taille moyenne qui s'entraîne 3 fois par semaine, je suggère l'achat de poids de 1, 2 et 3,5 kg ou 3, 5 et 8 lb. Quant aux hommes, ils pourront débuter avec 3 paires de 3,5, 5,5 et 7 kg ou 8, 12 et 15 lb.

Les tubes élastiques

Les tubes, comme les bandeaux, sont des outils formidables pour travailler tonus et renforcement musculaires. Ils sont d'ailleurs grandement utilisés en réadaptation physique. On peut les ranger et les transporter aisément ; ce sont donc des outils incontournables, notamment pour les voyages et les petits espaces. Contrairement au bandeau, le tube a habituellement des poignées aux deux bouts. Il est très souvent doté d'un ancrage pour la porte, ce qui permet une plus grande variété de mouvements.

Le ballon d'exercice

Vous le connaissez, lui aussi est devenu un outil très populaire. Il nous permet une innombrable variété d'exercices et a révolutionné l'entraînement en nous faisant découvrir la stabilité et ses formidables bienfaits. Choisissez son diamètre en fonction de votre taille :
▶ moins de 5 pi (1 m 51) : 45 cm ;
▶ 5 pi à 5 pi 6 po (1 m 52 à 1 m 69) : 55 cm ;
▶ 5 pi 7 po à 6 pi (1 m 70 à 1 m 82) : 65 cm ;
▶ 6 pi (1 m 83) et plus : 75 cm.

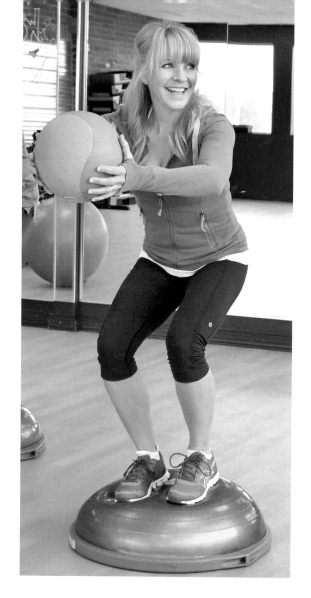

Le bosu

Ce demi-ballon a un côté plat et rigide, et un côté rond et souple. Un genre de *mini-wheats* de l'exercice ! Je l'adore. Comme avec le ballon, on peut travailler stabilité, force et équilibre. On y exécute de nombreux exercices debout, assis ou même allongé, en appuyant les fessiers sur la partie arrondie du bosu. Si on l'inverse, il devient encore moins stable et permet de travailler plus intensément la proprioception (la perception de la position des différents membres dans l'espace).

Le step ou la marche d'entraînement

Le step a maintenant près de 20 ans. Si j'avais un style de cours en groupe à privilégier, ce serait le step. Extraordinaire pour développer son endurance cardiorespiratoire et son agilité ! On connaît tous l'intensité de l'effort qu'exige la montée d'un escalier : les enchaînements qu'on fait sur le step simulent le même genre d'entraînement.

On s'entraîne... au salon

1. Renforcement musculaire – membres supérieurs

TRAVAIL DES TRICEPS

Un classique ! Assoyez-vous sur le bord d'une table basse bien solide et posez les pieds au sol, puis agrippez le rebord de la table de chaque côté de vos hanches. En soutenant votre poids à l'aide des bras, poussez les hanches vers l'avant et descendez les fesses vers le sol, en gardant le dos le plus près possible de la table pendant la flexion des coudes. Faites entre 8 et 15 répétitions lentes.

Variantes : utilisez une chaise droite, que vous agripperez sur les côtés, ou une marche d'escalier.

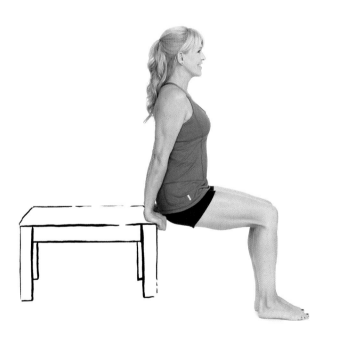
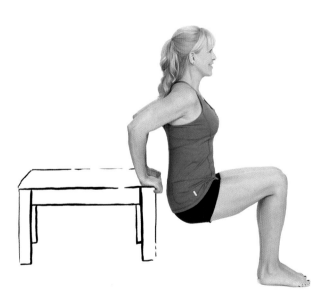

2. Renforcement musculaire – membres inférieurs

SQUATS DANS L'ESCALIER

De côté par rapport à l'escalier, placez le pied gauche sur la première marche et le droit au plancher. Vos pieds sont à peu près à la largeur des hanches. Lentement, effectuez un squat : tout en gardant le dos bien droit, poussez les fesses vers l'arrière et pliez les genoux jusqu'à un angle de presque 90 degrés, puis remontez lentement. Après la remontée, dépliez complètement le genou gauche de façon à soulever le poids de votre corps sur une seule jambe. Reprenez 8 fois, puis placez-vous à l'inverse. Pour vous aider à maintenir votre équilibre, utilisez vos bras : étendus lorsque vous êtes en extension, fléchis devant vous durant la flexion.

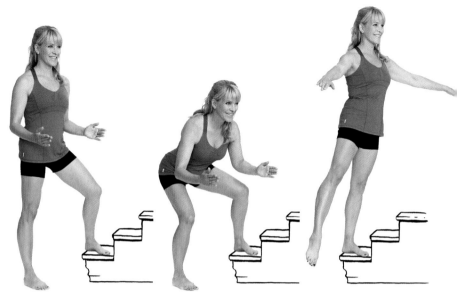

Variante : faites le même exercice sans marche ; lors de l'extension, la jambe qui ne vous soutient pas sera alors légèrement écartée vers l'extérieur.

3. Renforcement musculaire – abdos/dos

ABDOS AU SOL AVEC COUSSIN

Allongez-vous sur le dos, genoux tirés vers la poitrine. Soulevez la tête et contractez les abdominaux. Maintenez cette contraction tout au long de l'exercice.

a) Fléchissez les genoux contre la poitrine et retenez un coussin sur vos tibias. Allongez la jambe gauche loin devant, sans toucher le sol, en même temps que vous serrez le genou droit contre la poitrine à l'aide du coussin. Faites le même exercice avec l'autre jambe. En alternant les jambes, effectuez 12 répétitions.

b) Bras droits devant vous, allongez la jambe gauche et pivotez légèrement les épaules de façon à amener le coussin vers la droite. Changez de jambe et amenez le coussin de l'autre côté. Faites le tout très lentement, en respirant profondément. Effectuez 12 répétitions.

4. Équilibre

« L'ARBRE » DEVANT LA TÉLÉVISION

Debout, pieds nus, fixez un point devant vous et, sans vous déhancher, trouvez votre équilibre sur le pied droit. Doucement, placez la plante du pied gauche contre le mollet droit, ou encore contre la cuisse droite (mais jamais contre le genou). Ramenez les mains ensemble devant la poitrine, puis montez-les doucement au-dessus de votre tête, en gardant les épaules bien détendues, et respirez calmement pendant 30 à 120 secondes. Doucement, redescendez les mains, puis déposez le pied gauche. Répétez avec l'autre jambe.

Prenez cette position le plus souvent possible. Le transfert de tout le poids du corps sur la jambe d'appui aide à maintenir la colonne vertébrale droite, développe et tonifie la cage thoracique, et agit positivement sur le système nerveux central.

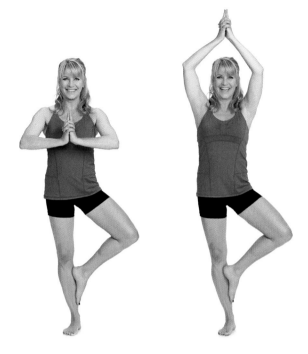

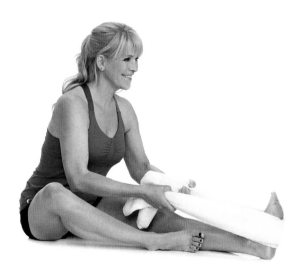

5. Souplesse

ÉTIREMENT DES ISCHIO-JAMBIERS AU SOL

Assoyez-vous sur le sol, la jambe gauche allongée devant vous et la droite repliée avec le genou vers l'extérieur. Passez un jeté (ou une serviette) sous la plante du pied gauche et saisissez-la de part et d'autre de votre jambe, en gardant les épaules relâchées. Tout en maintenant le dos droit, tirez légèrement sur le jeté de façon à avancer doucement le tronc vers la jambe tendue. Maintenez la position pendant une trentaine de secondes. Répétez avec l'autre jambe.

Variante : faites cet exercice sur le canapé ou dans votre lit.

LES CONSEILS D'ISABELLE

UN DÉPART EN FORCE !

C'est maintenant que commence votre programme Kilo Cardio. Il vous permettra, au fil des semaines, de modifier vos habitudes alimentaires. Afin de bien démarrer, je vous donne ici mes 15 meilleures astuces pour connaître le succès dans votre démarche santé.

1. Se fixer un objectif réaliste

Fixez-vous d'abord un objectif en termes de perte de poids pour la durée du programme Kilo Cardio (entre 2,7 et 7,2 kg [6 et 16 lb]), puis déterminez un objectif à plus long terme. Celui-ci doit prendre en considération plusieurs facteurs et se doit d'être réaliste. Une femme de 52 ans, par exemple, ne peut pas souhaiter atteindre le poids qu'elle avait au début de la vingtaine, alors qu'elle est en plein cœur de la ménopause. Les objectifs irréalistes minent le moral pour rien. Soyez réaliste et les résultats seront plus encourageants !

2. Y aller un jour à la fois

Chaque jour présente un nouveau défi, qu'il s'agisse d'explorer des aliments méconnus, de cuisiner du poisson ou encore de résister aux aliments offerts dans les machines distributrices. Au cours des prochaines semaines, vous cuisinerez davantage et apprendrez plusieurs choses tant du point de vue de la cuisine que des connaissances nutritionnelles. Soyez satisfait de chaque journée où vous avez respecté votre menu et valorisez chaque progrès que vous réalisez !

3. Faire l'épicerie différemment

Les premières visites à l'épicerie seront plus longues que d'habitude : consacrez-y le temps nécessaire. Prenez le temps de lire le tableau d'information nutritionnelle et les listes d'ingrédients. Par contre, vous sauverez de précieuses minutes en évitant dorénavant les allées qui regorgent de tentations salées et sucrées !

4. Savoir s'entourer

Collègues, conjoint et amis deviennent d'importants soutiens dans le cadre d'une telle démarche. Il est beaucoup plus facile de changer ses habitudes si on s'entoure de personnes qui peuvent nous motiver, voire faire la même démarche que nous. Les réseaux sociaux permettent aussi de tisser des liens entre des personnes ayant les mêmes buts.

À surveiller

▶ Le groupe de motivés qui suivent le programme Kilo Cardio sur Facebook ! Une belle initiative de Cindy Gilbert, qui rejoint maintenant un large public.

▶ La zone membre Kilo Solution (kilosolution.com) par laquelle on peut trouver un partenaire de motivation.

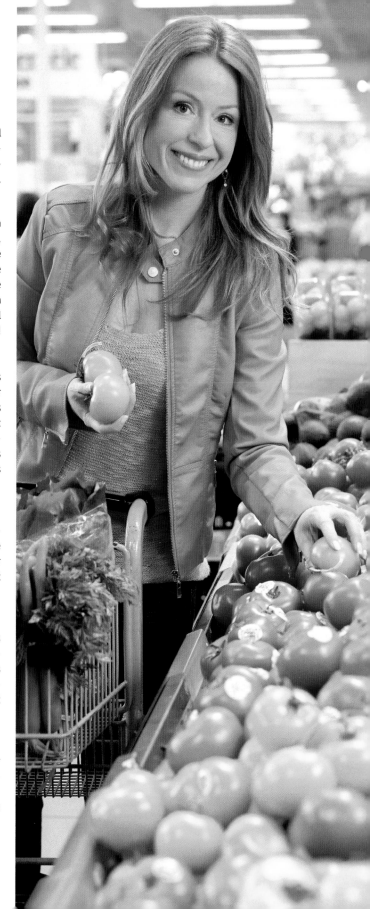

5. Apprendre à reconnaître sa faim réelle

Si vous mangez constamment par gourmandise, vous allez forcément prendre du poids. Pour régler son problème de poids à long terme, il faut inévitablement apprendre à respecter son niveau de faim et de satiété. Un apprentissage qui est loin d'être facile pour bien des gens ! Un petit truc : on remplit son journal alimentaire chaque jour en notant son niveau de faim (de 0 à 5) avant les repas, et de satiété après. C'est un bon outil pour se conscientiser à sa faim réelle.

6. Mieux répondre à ses émotions

Si vous mangez sous l'effet de la solitude, de l'anxiété, de la fatigue ou tout simplement parce que votre patron vous a fait un reproche, ce sont alors les émotions qui dictent votre apport alimentaire plutôt que votre appétit. Répondez à votre émotion par la bonne action ! Vous êtes particulièrement stressé ? Rien ne vaut une grande marche pour vous calmer !

7. Faire le ménage de son garde-manger

Pour mieux manger, il faut faire provision d'aliments sains disponibles en tout temps. Au garde-manger, on conserve des boîtes de thon, de saumon, de tomates et de légumineuses. On complète avec des noix, des graines variées, des fruits séchés, des pâtes de blé entier, du couscous, du riz, du quinoa... autant d'aliments sains qui permettront de composer un repas santé en un tournemain !

8. Se débarrasser des aliments déclencheurs

Si vous ne pouvez manger un biscuit au chocolat sans passer à travers la rangée ou quelques chips sans vider le sac... cette stratégie est pour vous ! En vous débarrassant des aliments qui déclenchent une compulsion alimentaire, vous vous facilitez la vie. Si ces aliments peuvent être savourés dans des circonstances où le contrôle est plus facile (chez des amis, au resto, etc.), il est sage de ne plus en garder à la maison !

9. Se gâter à l'occasion

Ce n'est pas parce que vous désirez perdre du poids qu'il faut dire non pour toujours à certaines gâteries qui vous font plaisir. Chocolat, crème brûlée, cornet de crème glacée... ces aliments peuvent très bien s'inscrire dans une alimentation équilibrée. Il suffit de comprendre qu'il y a des aliments que l'on consomme à l'occasion, d'autres régulièrement.

10. Manger cinq fois par jour

Mon approche est basée sur la fréquence des apports alimentaires. Au lieu de trois gros repas, je favorise la consommation de repas légers et de plusieurs collations. En mangeant plusieurs fois par jour, on limite les fringales et on stabilise sa glycémie, ce qui est excellent pour le niveau d'énergie.

11. Bien répartir son apport énergétique au cours de la journée

On a souvent la fâcheuse habitude de manger très peu durant la journée et de prendre un énorme repas le soir, moment où les dérapages alimentaires sont fréquents. Le mieux ? Bien répartir l'apport énergétique au cours de la journée afin de conserver son entrain et de mieux résister aux fringales.

12. Hausser son apport en fibres

Les fibres alimentaires ont l'avantage de rassasier rapidement. Plus on mange de fibres, moins on a faim, et on profite en plus de leurs nombreux avantages pour la santé : régulation du transit intestinal, de la glycémie et du cholestérol. Outre les fruits et les légumes, on trouve les fibres en abondance dans les produits céréaliers à grains entiers.

13. Consommer suffisamment de protéines

À l'instar des fibres, les protéines rassasient rapidement. Il est donc important de mettre suffisamment de protéines au menu de chaque repas. Beurre de noix, fromage, œufs ou yogourt grec le matin, et viande, volaille, poisson ou légumineuses aux autres repas.

14. Faire du repas un moment de partage

On sait que les enfants qui mangent en famille ont de meilleures habitudes alimentaires que ceux qui mangent souvent seuls. On en conclut que le repas est un moment de partage rassembleur qui ne peut qu'influencer positivement les habitudes alimentaires. Vous vivez seul ? Joignez des cuisines collectives ou suivez des cours de cuisine pour partager le plaisir de cuisiner et de manger en groupe !

15. Bouger pour le plaisir

Oui, il faut bouger plus pour perdre des calories supplémentaires, mais rien ne sert d'adopter une activité que vous n'aimez pas, car la persévérance ne sera pas au rendez-vous. Les possibilités de bouger sont nombreuses, alors trouvez quelque chose que vous aimez !

1300, 1500 OU 1800 CALORIES ?

Le menu de base à **1300** Calories est représenté en noir.

Pour suivre le menu à **1500** Calories, vous devez ajouter les aliments inscrits en bleu au menu de base.

Pour suivre le menu à **1800** Calories, vous devez ajouter les aliments énumérés en bleu ET en rouge au menu de base.

lundi • jour 1

DÉJEUNER

Gruau nature (1 sachet)

15 ml (1 c. à soupe) de canneberges séchées

15 ml (1 c. à soupe) de noix de Grenoble

100 g de yogourt grec aux fruits 0-2 % m.g.

Thé ou café

15 ml (1 c. à soupe) de canneberges séchées

COLLATION AM

1 pomme

7 amandes

125 ml (½ tasse) de fromage cottage 1 % m.g.

DÎNER

Sandwich aux œufs (p. 168)

250 ml (1 tasse) de carotte et céleri

1 orange

100 g de yogourt grec aux fruits 0-2 % m.g.

COLLATION PM

125 ml (½ tasse) de bleuets

200 ml de boisson de soya vanille

125 ml (½ tasse) de bleuets

SOUPER

★ Morue aux olives noires (p. 31)

125 ml (½ tasse) de couscous de blé entier

250 ml (1 tasse) de pois mange-tout

30 g de fromage léger < 18 % m.g.

15 raisins

125 ml (½ tasse) de couscous de blé entier

COLLATION SOIR

125 ml (½ tasse) de lait 1 % m.g.

2 biscuits secs/arrowroot

mardi • jour 2

DÉJEUNER

2 rôties de grains entiers

15 ml (1 c. à soupe) de beurre d'arachide

1 orange

Thé ou café

125 ml (½ tasse) de lait 1 % m.g.

COLLATION AM

100 g de yogourt grec aux fruits 0-2 % m.g.

12 amandes

1 clémentine

DÎNER

Salade de légumineuses (p. 165)

1 pomme

4 craquelins (20 g) de type Melba

30 g de fromage léger < 18 % m.g.

COLLATION PM

200 ml de boisson de soya vanille

SOUPER

★ Sauté de poulet au gingembre (p. 32)

125 ml (½ tasse) de riz

20 raisins

250 ml (1 tasse) de laitue au choix

15 ml (1 c. à soupe) de vinaigrette légère

60 ml (¼ tasse) de riz

COLLATION SOIR

125 ml (½ tasse) de fromage cottage 1 % m.g.

125 ml (½ tasse) de bleuets

mercredi • jour 3

DÉJEUNER

250 ml (1 tasse) de céréales de son de type Bran Flakes

180 ml (¾ tasse) de lait 1 % m.g.

125 ml (½ tasse) de framboises

Thé ou café

15 ml (1 c. à soupe) de noix de Grenoble

60 ml (¼ tasse) de lait 1 % m.g.

COLLATION AM

100 g de yogourt grec aux fruits 0-2 % m.g.

1 pomme

7 amandes

DÎNER

Sandwich au poulet et au poivron (p. 168)

180 ml (¾ tasse) de céleri

15 raisins

100 g de yogourt grec aux fruits 0-2 % m.g.

COLLATION PM

30 g de fromage léger < 18 % m.g.

2 craquelins (10 g) de type Melba

SOUPER

★ Croquette de thon (p. 33)

★ Salade de carotte et de pomme (p. 170)

1 clémentine

30 g de fromage léger < 18 % m.g.

1 clémentine

2 craquelins (10 g) de type Melba

COLLATION SOIR

180 ml (¾ tasse) de lait 1 % m.g.

2 biscuits secs/arrowroot

jeudi • jour 4

DÉJEUNER

rôtie de grains entiers

0 ml (2 c. à thé) de beurre d'arachide

orange

Thé ou café

rôtie de grains entiers

0 ml (2 c. à thé) de beurre d'arachide

COLLATION AM

200 ml de boisson de soya vanille

0 raisins

7 amandes

DÎNER

Salade de tofu (p. 166)

2 craquelins (10 g) de type Melba

30 g de fromage léger < 18 % m.g.

100 g de yogourt grec aux fruits 0-2 % m.g.

COLLATION PM

100 g de yogourt grec aux fruits 0-2 % m.g.

1 clémentine

1 clémentine

SOUPER

★ Roulé de poulet au chèvre (p. 34)

125 ml (½ tasse) de quinoa

★ Salade de tomates et de basilic (p. 170)

125 ml (½ tasse) de quinoa

1 pomme

COLLATION SOIR

125 ml (½ tasse) de lait 1 % m.g.

vendredi • jour 5

DÉJEUNER

½ bagel de grains entiers de 60 g

10 ml (2 c. à thé) de fromage à la crème léger

125 ml (½ tasse) de lait 1 % m.g.

15 raisins

Thé ou café

125 ml (½ tasse) de lait 1 % m.g.

½ bagel de grains entiers de 60 g

10 ml (2 c. à thé) de fromage à la crème léger

COLLATION AM

100 g de yogourt grec aux fruits 0-2 % m.g.

125 ml (½ tasse) de framboises

15 ml (1 c. à soupe) de noix de Grenoble

DÎNER

Salade de quinoa au poulet (p. 166)

125 ml (½ tasse) de céleri

30 g de fromage léger < 18 % m.g.

COLLATION PM

200 ml de boisson de soya vanille

SOUPER

★ Linguine aux crevettes (p. 35)

★ Salade de mangue (p. 170)

100 g de yogourt grec aux fruits 0-2 % m.g.

COLLATION SOIR

125 ml (½ tasse) de lait 1 % m.g.

3 biscuits secs/arrowroot

samedi • jour 6

DÉJEUNER

Le p'tit matin (p. 167)

15 raisins

Thé ou café

250 ml (1 tasse) de lait 1 % m.g.

COLLATION AM

100 g de yogourt aux fruits 0-2 % m.g.

30 ml (2 c. à soupe) de canneberges séchées

DÎNER

★ Taboulé à l'orge (p. 36)

125 ml (½ tasse) de carotte

125 ml (½ tasse) de tomate tranchée (reste du déjeuner)

30 g de fromage de chèvre < 20 % m.g.

2 craquelins (10 g) de type Melba

COLLATION PM

200 ml de boisson de soya vanille

1 clémentine

1 clémentine

SOUPER

★ Bœuf provençal (p. 37)

250 ml (1 tasse) de pois mange-tout

★ Papillote pomme-framboise (p. 36)

180 ml (¾ tasse) de lait 1 % m.g.

COLLATION SOIR

100 g de yogourt grec aux fruits 0-2 % m. g.

dimanche • jour 7

DÉJEUNER

★ Bagel fromage et framboises (p. 38)

125 ml (½ tasse) de jus d'orange

100 g de yogourt grec aux fruits 0-2 % m.g.

Thé ou café

½ bagel de grains entiers de 60 g

COLLATION AM

125 ml (½ tasse) de framboises

100 g de yogourt grec aux fruits 0-2 % m.g.

15 ml (1 c. à soupe) de noix de Grenoble

15 ml (1 c. à soupe) de noix de Grenoble

DÎNER

★ Potage au brocoli (p. 38)

★ Taboulé à l'orge (p. 36)

125 ml (½ tasse) de bleuets

COLLATION PM

125 ml (½ tasse) de lait 1 % m.g.

1 orange

125 ml (½ tasse) de lait 1 % m.g.

SOUPER

★ Lasagne aux aubergines (p. 39)

250 ml (1 tasse) de laitue au choix

15 ml (1 c. à soupe) de vinaigrette légère

1 pomme

COLLATION SOIR

125 ml (½ tasse) de fromage cottage 1 % m.g.

2 craquelins (10 g) de type Melba

LISTE D'ÉPICERIE

Ingrédients du menu de base à 1300 Calories / Ingrédients spécifiques au menu à 1500 Calories
Ingrédients spécifiques au menu à 1800 Calorie
ATTENTION : Ne pas additionner les ingrédients d'une même case. Si la couleur de votre menu
n'apparaît pas dans la liste, utilisez les quantités du menu dont l'apport calorique est inférieur au vôtre

LÉGUMES

	✓ 1 PORTION	✓ 2 PORTIONS
Aubergine, moyenne	○ 2	○ 4
Brocoli	○ 1	○ 1
Carotte, moyenne	○ 4	○ 8
Céleri	○ 1	○ 1
Concentré de tomate	○ 5 ml (1 c. à thé)	○ 10 ml (2 c. à thé)
Concombre anglais	○ 1	○ 1
Laitue frisée	○ 500 ml (2 t.) ○ 750 ml (3 t.)	○ 1 L (4 t.) ○ 1,5 L (6 t.)
Oignon	○ 1	○ 2
Pois mange-tout	○ 685 ml (2 ¾ t.)	○ 1370 ml (5 ½ t.)
Poivron rouge	○ 2	○ 3
Pomme de terre	○ 2	○ 4
Roquette	○ 180 ml (¾ t.)	○ 360 ml (1 ½ t.)
Tomate	○ 2	○ 2
Tomates cerises	○ 180 ml (¾ t.)	○ 360 ml (1 ½ t.)
Tomate en dés, en conserve	○ 2 boîtes/ 1080 ml (36 oz)	○ 3 boîtes/ 1620 ml (55 oz)

FRUITS

	✓ 1 PORTION	✓ 2 PORTIONS
Bleuets	○ 250 ml (1 t.) ○ 375 ml (1 ½ t.)	○ 500 ml (2 t.) ○ 750 ml (3 t.)
Citron	○ 2	○ 4
Clémentine	○ 4 ○ 5 ○ 8	○ 8 ○ 10 ○ 16
Framboises	○ 405 ml (1 ⅔ t.) ○ 530 ml (2 1/8 t.)	○ 810 ml (3 ⅓ t.) ○ 1,060 L (4 ¼ t.)
Jus d'orange	○ 125 ml (½ t.)	○ 250 ml (1 t.)
Lime	○ 1	○ 1
Mangue	○ 1	○ 1
Orange	○ 4 ○ 5	○ 8 ○ 10

FRUITS (SUITE)

	✓ 1 PORTION	✓ 2 PORTIONS
Pomme	○ 4 ○ 5 ○ 7	○ 6 ○ 8 ○ 12
Raisin	○ 55 (500 ml) ○ 90 (750 ml)	○ 110 (1 L) ○ 180 (1,5 L)

LAIT ET SUBSTITUTS

	✓ 1 PORTION	✓ 2 PORTIONS
Boisson de soya vanille format individuel (200 ml)	○ 5	○ 10
Fromage cottage 1 % m.g.	○ 125 ml (½ t.) ○ 250 ml (1 t.) ○ 375 ml (1 ½ t.)	○ 250 ml (1 t.) ○ 500 ml (2 t.) ○ 750 ml (3 t.)
Fromage de chèvre < 20 % m.g.	○ 50 g ○ 80 g	○ 100 g ○ 160 g
Fromage suisse léger < 18 % m.g.	○ 80 g ○ 110 g ○ 140 g	○ 160 g ○ 220 g ○ 280 g
Fromage mozzarella léger < 18 % m.g.	○ 60 g ○ 90 g ○ 120 g	○ 120 g ○ 180 g ○ 240 g
Lait 1 % m.g.	○ 2 L (8 t.) ○ 2 L (8 t.) ○ 3 L (12 t.)	○ 3 L (12 t.) ○ 4 L (16 t.) ○ 5 L (20 t.)
Yogourt nature 0-2 % m.g. format de 100 g	○ 1	○ 1
Yogourt grec 0-2 % m.g. format de 100 g	○ 8 ○ 9 ○ 13	○ 16 ○ 18 ○ 26

PRODUITS CÉRÉALIERS

	✓ 1 PORTION	✓ 2 PORTIONS
Bagel mince de grains entiers (60 g)	○ 1 ○ 2	○ 2 ○ 4
Craquelins de type Melba (5 g)	○ 4 ○ 6 ○ 14	○ 8 ○ 12 ○ 28
Gruau (sachet de 30 g)	○ 1	○ 2
Tranche de pain de grains entiers	○ 3 ○ 4	○ 6 ○ 8

VIANDES ET SUBSTITUTS

	✓ 1 PORTION	✓ 2 PORTIONS
Amandes	○ 7 ○ 26 ○ 33	○ 14 ○ 52 ○ 66
Bœuf à bourguignon	○ 90 g	○ 180 g
Bœuf haché extra-maigre	○ 250 g	○ 500 g
Crevettes tigrées	○ 75 g	○ 150 g
Escalope de poulet	○ 1 X 100 g	○ 2 X 100 g
Morue (filet)	○ 90 g	○ 180 g
Noix de Grenoble	○ 15 ml (1 c. à s.) ○ 30 ml (2 c. à s.) ○ 80 ml (⅓ t.)	○ 30 ml (2 c. à s.) ○ 60 ml (¼ t.) ○ 160 ml (⅔ t.)
Œuf	○ 5	○ 10
Poulet, poitrine désossée, sans la peau	○ 225 g	○ 450 g
Tofu ferme	○ 225 g	○ 450 g

S'ASSURER D'AVOIR AU FRIGO, AU GARDE-MANGER OU AU JARDIN...

Basilic frais	Gingembre frais	Orge perlé
Biscuits secs/arrowroot	Grosses olives noires	Persil frais
Coriandre fraîche	Lasagne (pâtes)	Relish sucrée
Cornichons salés	Légumineuses mélangées, en conserve	Thon en conserve
Fromage à la crème léger	Linguine de blé entier	Thym séché
Germe de blé	Menthe fraîche	Vin rouge

LUNDI

Morue aux olives noires

énergie : 150 kcal **lipides :** 7 g **protéines :** 18 g **glucides :** 4 g **fibres :** 2 g
équivalents : 1 VS • 1,5 GRAS • **source de calcium** • **bonne source de fer**

1 PORTION		2 PORTIONS
4	Grosses olives noires, dénoyautées	8
½	Gousse d'ail, hachée	1
2,5 ml (½ c. à thé)	Huile d'olive	5 ml (1 c. à thé)
90 g	Filet de morue	180 g
Au goût	Poivre	Au goût

- Préchauffer le four à 200 °C (400 °F).
- Mélanger les olives, l'ail et l'huile d'olive. Écraser le tout pour faire une « pâte ».
- Déposer les filets de morue dans un plat allant au four et les couvrir d'une couche de la « tapenade maison ».
- Faire cuire 12 minutes.

Il n'est pas nécessaire de saler le poisson, les olives étant déjà salées.

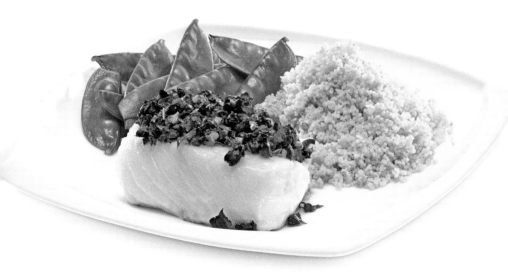

VARIANTE 1 Ajouter un filet
d'anchois aux olives et quelques feuilles
de persil plat.

VARIANTE 2 Utiliser des olives vertes
ou une tapenade d'olives du marché.

DÉJEUNER
Gruau nature (1 sachet)

15 ml (1 c. à soupe)
de canneberges séchées

15 ml (1 c. à soupe)
de noix de Grenoble

100 g de yogourt grec
aux fruits 0-2 % m.g.

Thé ou café

15 ml (1 c. à soupe)
de canneberges séchées

COLLATION AM
1 pomme

7 amandes

125 ml (½ tasse) de fromage
cottage 1 % m.g.

DÎNER
Sandwich aux œufs (p. 168)

250 ml (1 tasse) de carotte
et céleri

1 orange

100 g de yogourt grec
aux fruits 0-2 % m.g.

COLLATION PM
125 ml (½ tasse) de bleuets

200 ml de boisson de soya
vanille

125 ml (½ tasse) de bleuets

SOUPER
★ Morue aux olives noires

125 ml (½ tasse) de couscous
de blé entier

250 ml (1 tasse) de pois
mange-tout

30 g de fromage léger
< 18 % m.g.

15 raisins

125 ml (½ tasse) de couscous
de blé entier

COLLATION SOIR
125 ml (½ tasse) de lait
1 % m.g.

2 biscuits secs/arrowroot

DÉJEUNER

2 rôties de grains entiers

15 ml (1 c. à soupe) de beurre d'arachide

1 orange

Thé ou café

125 ml (½ tasse) de lait 1 % m.g.

COLLATION AM

100 g de yogourt grec aux fruits 0-2 % m.g.

12 amandes

1 clémentine

DÎNER

Salade de légumineuses (p. 165)

1 pomme

4 craquelins (20 g) de type Melba

30 g de fromage léger < 18 % m.g.

COLLATION PM

200 ml de boisson de soya vanille

SOUPER

★ Sauté de poulet au gingembre

125 ml (½ tasse) de riz

20 raisins

250 ml (1 tasse) de laitue au choix

15 ml (1 c. à soupe) de vinaigrette légère

60 ml (¼ tasse) de riz

COLLATION SOIR

125 ml (½ tasse) de fromage cottage 1 % m.g.

125 ml (½ tasse) de bleuets

Sauté de poulet au gingembre

énergie : 180 kcal **lipides :** 6 g **protéines :** 22 g **glucides :** 9 g **fibres :** 2 g
équivalents : 2 LF • 1 VS • 1 GRAS • **bonne source de vitamine A et de fer** • **excellente source de vitamine C**

1 PORTION		2 PORTIONS
125 ml (½ tasse)	Pois mange-tout	250 ml (1 tasse)
5 ml (1 c. à thé)	Huile d'olive	10 ml (2 c. à thé)
15 ml (1 c. à soupe)	Oignon, haché	30 ml (2 c. à soupe)
90 g	Poitrine de poulet, coupée en lanières	180 g
125 ml (½ tasse)	Poivron rouge, coupé en lanières	250 ml (1 tasse)
5 ml (1 c. à thé)	Gingembre frais, râpé	10 ml (2 c. à thé)
30 ml (2 c. à soupe)	Jus de citron	45 ml (3 c. à soupe)
5 ml (1 c. à thé)	Sauce soya	10 ml (2 c. à thé)
Au goût	Poivre	Au goût)

- Plonger les pois mange-tout dans une casserole d'eau bouillante durant 3 minutes (ou cuire 1 minute au micro-ondes avec un fond d'eau).
- Dans un wok, faire chauffer l'huile et y faire suer l'oignon.
- Ajouter le poulet, saisir pendant environ 3 minutes.
- Ajouter le poivron et poursuivre la cuisson 3 minutes.
- Ajouter le gingembre et les pois mange-tout.
- Déglacer avec le jus de citron et la sauce soya. Bien mélanger.

À PRÉVOIR

1. Faire sauter dans la même poêle 70 g (50 g cuit) de poulet qui servira au sandwich du lendemain midi.
2. Faire sauter ½ poivron qui servira au sandwich du lendemain.

VARIANTE Remplacer le poulet par de grosses crevettes tigrées.

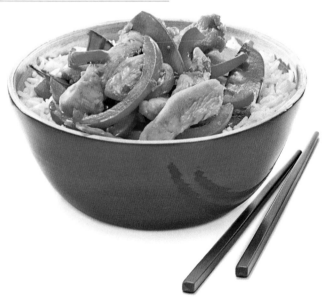

MERCREDI

Croquette de thon

énergie: 200 kcal **lipides:** 7 g **protéines:** 23 g **glucides:** 12 g **fibres:** 2 g
équivalents: 1 VS • 0,5 PC • 0,5 GRAS • **source de vitamine A et de calcium** • **bonne source de fer**

1 PORTION		2 PORTIONS
½ boîte (60 g)	Thon en conserve, égoutté	1 boîte de 120 g
1 petit	Œuf	1
30 ml (2 c. à soupe)	Céleri, haché	60 ml (¼ tasse)
7,5 ml (½ c. à soupe)	Oignon, haché	15 ml (1 c. à soupe)
7,5 ml (½ c. à soupe)	Relish sucrée	15 ml (1 c. à soupe)
15 ml (1 c. à soupe)	Fromage suisse léger, râpé	30 ml (2 c. à soupe)
15 ml (1 c. à soupe)	Chapelure	30 ml (2 c. à soupe)
15 ml (1 c. à soupe)	Germe de blé grillé	30 ml (2 c. à soupe)
2,5 ml (½ c. à thé)	Huile d'olive	5 ml (1 c. à thé)
Au goût	Sel et poivre	Au goût

- Dans un bol, bien mélanger le thon, l'œuf, le céleri, l'oignon, la relish et le fromage.
- Former une croquette avec cette préparation.
- Dans un petit bol, mélanger la chapelure et le germe de blé.
- Dans une assiette, déposer le mélange chapelure-germe de blé et en enrober la croquette.
- Dans un poêlon, chauffer l'huile et y cuire la croquette environ 10 minutes.

VARIANTE Remplacer le germe de blé par des graines de lin moulues.

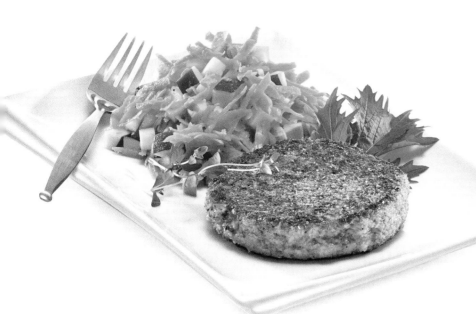

DÉJEUNER

250 ml (1 tasse) de céréales de son de type Bran Flakes

180 ml (¾ tasse) de lait 1 % m.g.

125 ml (½ tasse) de framboises

Thé ou café

15 ml (1 c. à soupe) de noix de Grenoble

60 ml (¼ tasse) de lait 1 % m.g.

COLLATION AM

100 g de yogourt grec aux fruits 0-2 % m.g.

1 pomme

7 amandes

DÎNER

Sandwich au poulet et au poivron (p. 168)

180 ml (¾ tasse) de céleri

15 raisins

100 g de yogourt grec aux fruits 0-2 % m.g.

COLLATION PM

30 g de fromage léger < 18 % m.g.

2 craquelins (10 g) de type Melba

SOUPER

★ Croquette de thon

★ Salade de carotte et de pomme (p. 169)

1 clémentine

30 g de fromage léger < 18 % m.g.

1 clémentine

2 craquelins (10 g) de type Melba

COLLATION SOIR

180 ml (¾ tasse) de lait 1 % m.g.

2 biscuits secs/arrowroot

DÉJEUNER

1 rôtie de grains entiers

10 ml (2 c. à thé) de beurre d'arachide

1 orange

Thé ou café

1 rôtie de grains entiers

10 ml (2 c. à thé) de beurre d'arachide

COLLATION AM

200 ml de boisson de soya vanille

10 raisins

7 amandes

DÎNER

Salade de tofu (p. 166)

2 craquelins (10 g) de type Melba

30 g de fromage léger < 18 % m.g.

100 g de yogourt grec aux fruits 0-2 % m.g.

COLLATION PM

100 g de yogourt grec aux fruits 0-2 % m.g.

1 clémentine

1 clémentine

SOUPER

★ Roulé de poulet au chèvre

125 ml (½ tasse) de quinoa

★ Salade de tomate et de basilic (p. 170)

125 ml (½ tasse) de quinoa

1 pomme

COLLATION SOIR

125 ml (½ tasse) de lait 1 % m.g.

Roulé de poulet au chèvre

énergie: 220 kcal **lipides:** 11 g **protéines:** 29 g **glucides:** 2 g **fibres:** 0 g
équivalents: 1 VS • 0,5 LS • **source de vitamine A et de fer**

1 PORTION		2 PORTIONS
30 g	Fromage de chèvre frais < 21 % m.g.	60 g
100 g	Escalope de poulet	2 × 100 g
5 ml (1 c. à thé)	Canneberges séchées	10 ml (2 c. à thé)
Au goût	Thym, sel et poivre	Au goût

- Préchauffer le four à 200 °C (400 °F).
- Couper le fromage de chèvre en dés, le déposer sur une extrémité de l'escalope et ajouter les canneberges. Rouler l'escalope.
- Dans une poêle antiadhésive, saisir l'escalope roulée pour la colorer.
- Placer l'escalope dans un papier d'aluminium, bien refermer.
- Cuire au four de 22 à 25 minutes.

À PRÉVOIR Faire cuire 70 g (50 g cuit) de poulet pour le lunch du lendemain.

VARIANTE 1 Ajouter des épinards dans la papillote.

VARIANTE 2 Utiliser plutôt du fromage suisse léger.

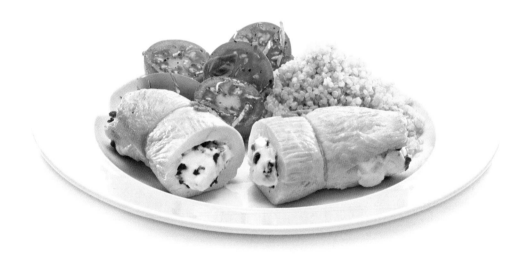

VENDREDI

Linguine aux crevettes

énergie: 350 kcal **lipides:** 9 g **protéines:** 24 g **glucides:** 44 g **fibres:** 5 g
équivalents: 2 PC • 1 VS • 2 GRAS • **source de calcium** • **bonne source de vitamine C** • **excellente source de fer**

1 PORTION		2 PORTIONS
250 ml (1 tasse)	Linguine de blé entier, cuits*	500 ml (2 tasses)
60 ml (¼ tasse)	Eau de cuisson des pâtes	125 ml (½ tasse)
75 g	Crevettes tigrées	150 g
30 ml (2 c. à soupe)	Jus de citron	60 ml (¼ tasse)
5 ml (1 c. à thé)	Zeste de citron	10 ml (2 c. à thé)
15 ml (1 c. à soupe)	Pesto	30 ml (2 c. à soupe)
Au goût	Sel et poivre	Au goût

- Faire cuire les linguine tel qu'indiqué sur l'emballage. Égoutter, en conservant 60 ml (¼ tasse) d'eau de cuisson.
- Dans une poêle bien chaude, saisir les crevettes.
- Lorsque celles-ci sont colorées, déglacer avec le jus de citron, ajouter le zeste et l'eau de cuisson réservée.
- Laisser réduire, puis ajouter le pesto et les linguine. Bien mélanger.

VARIANTE Pour préparer une version végé, remplacer les crevettes par 30 g de fromage parmiggiano.

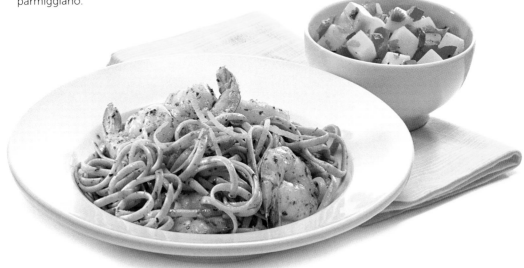

DÉJEUNER

½ bagel de grains entiers de 60 g

10 ml (2 c. à thé) de fromage à la crème léger

125 ml (½ tasse) de lait 1 % m.g.

15 raisins

Thé ou café

125 ml (½ tasse) de lait 1 % m.g.

½ bagel de grains entiers de 60 g

10 ml (2 c. à thé) de fromage à la crème léger

COLLATION AM

100 g de yogourt grec aux fruits 0-2 % m.g.

125 ml (½ tasse) de framboises

15 ml (1 c. à soupe) de noix de Grenoble

DÎNER

Salade de quinoa au poulet (p. 166)

125 ml (½ tasse) de céleri

30 g de fromage léger < 18 % m.g.

COLLATION PM

200 ml de boisson de soya vanille

SOUPER

★ Linguine aux crevettes
★ Salade de mangue (p. 170)

100 g de yogourt grec aux fruits 0-2 % m.g.

COLLATION SOIR

125 ml (½ tasse) de lait 1 % m.g.

3 biscuits secs/arrowroot

* Les pâtes doublent à la cuisson (prévoir 50 g de pâtes sèches pour 250 ml/1 tasse de pâtes cuites).

DÉJEUNER

Le p'tit matin (p. 167)

15 raisins

Thé ou café

250 ml (1 tasse) de lait 1 % m.g.

COLLATION AM

100 g de yogourt
aux fruits 0-2 % m.g.

30 ml (2 c. à soupe)
de canneberges séchées

DÎNER

★ Taboulé à l'orge

125 ml (½ tasse) de carotte

125 ml (½ tasse) de tomate
tranchée (reste du déjeuner)

30 g de fromage
de chèvre < 20 % m.g.

2 craquelins (10 g)
de type Melba

COLLATION PM

200 ml de boisson
de soya vanille

1 clémentine

1 clémentine

SOUPER

★ Bœuf provençal

250 ml (1 tasse) de pois
mange-tout

★ Papillote pomme-framboise

180 ml (¾ tasse) de lait 1 % m.g.

COLLATION SOIR

100 g de yogourt grec
aux fruits 0-2 % m.g.

Taboulé à l'orge

énergie: 290 kcal **lipides:** 8 g **protéines:** 11 g **glucides:** 43 g **fibres:** 6 g
équivalents: 1,5 PC • 0,5 VS • 2 LF • 1 GRAS • **bonne source de calcium** • **excellente source de vitamines A et C, et de fer**

2 PORTIONS		4 PORTIONS
375 ml (1 ½ tasse)	Orge perlé, cuit	750 ml (3 tasses)
250 ml (1 tasse)	Persil frais, haché	500 ml (2 tasses)
60 ml (¼ tasse)	Menthe fraîche, hachée	125 ml (½ tasse)
125 ml (½ tasse)	Tomate en dés	250 ml (1 tasse)
250 ml (1 tasse)	Concombre anglais en dés	500 ml (2 tasses)
150 g	Tofu nature, en dés	300 g
10 ml (2 c. à thé)	Huile d'olive	20 ml (4 c. à thé)
10 ml (2 c. à thé)	Jus de citron	20 ml (4 c. à thé)
Au goût	Sel et poivre	Au goût

- Mélanger tous les ingrédients ensemble.
- Réserver au frais.

À PRÉVOIR Conserver une portion pour le lendemain midi.

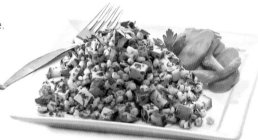

Papillote pomme-framboise

énergie: 110 kcal **lipides:** 0,5 g **protéines:** 1 g **glucides:** 26 g **fibres:** 5 g • **équivalents:** 1,5 LF • **excellente source de vitamine C**

1 PORTION		2 PORTIONS
5 ml (1 c. à thé)	Zeste d'orange	10 ml (2 c. à thé)
30 ml (2 c. à soupe)	Jus d'orange	60 ml (¼ tasse)
½	Pomme, épluchée et évidée	1
5 ml (1 c. à thé)	Miel	10 ml (2 c. à thé)
125 ml (½ tasse)	Framboises	250 ml (1 tasse)
3 feuilles	Basilic frais	6 feuilles

- Préchauffer le four à 180 °C (350 °F).
- Mélanger le zeste, le jus d'orange, la pomme et le miel. Laisser reposer pendant 15 minutes.
- Dans une feuille de papier d'aluminium, disposer le mélange de pomme, garnir des framboises et du basilic.
- Bien refermer la papillote pour qu'elle soit hermétique.
- Cuire au four de 20 à 25 minutes.

Bœuf provençal

énergie : 390 kcal **lipides :** 13 g **protéines :** 27 g **glucides :** 41 g **fibres :** 8 g
équivalents : 2 PC • 1 VS • 1,5 LF • 0,75 GRAS • **bonne source de calcium** • **excellente source de vitamines A et C, et de fer**

1 PORTION		2 PORTIONS
2,5 ml (½ c. à thé)	Huile d'olive	5 ml (1 c. à thé)
90 g	Bœuf à bourguignon, en gros cubes	180 g
30 ml (2 c. à soupe)	Oignon haché	60 ml (¼ tasse)
60 ml (¼ tasse)	Carotte en dés	125 ml (½ tasse)
10 ml (2 c. à thé)	Farine tout usage	20 ml (4 c. à thé)
5 ml (1 c. à thé)	Concentré de tomate	10 ml (2 c. à thé)
60 ml (¼ tasse)	Vin rouge	125 ml (½ tasse)
60 ml (¼ tasse)	Bouillon de bœuf	125 ml (½ tasse)
½ boîte de 540 ml	Tomates étuvées en conserve	1 boîte de 540 ml
2,5 ml (½ c. à thé)	Ail écrasé	5 ml (1 c. à thé)
2,5 ml (½ c. à thé)	Thym	5 ml (1 c. à thé)
½ (75 g)	Pomme de terre, en gros cubes	1 (150 g)
2	Olives noires, coupées en dés	4
Au goût	Sel et poivre	Au goût

- Dans une casserole, faire chauffer l'huile. Saisir les morceaux de bœuf et réserver.
- Dans la même casserole, faire revenir l'oignon et la carotte. Remettre le bœuf, saupoudrer de farine et ajouter le concentré de tomate. Bien mélanger jusqu'à « absorption » de la farine.
- Déglacer avec le vin rouge et le bouillon de bœuf.
- Ajouter les tomates étuvées (le liquide doit juste couvrir la viande). Porter à ébullition et ajouter l'ail et le thym.
- Ajouter les pommes de terre. Couvrir et laisser mijoter à feu moyen 45 minutes.
- Ajouter les olives noires et cuire encore 5 minutes.

VARIANTE Remplacer le bœuf par du veau.

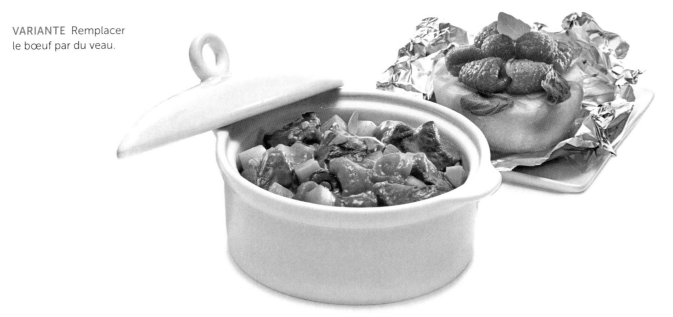

DIMANCHE

Bagel fromage et framboises

énergie: 110 kcal **lipides:** 2,5 g **protéines:** 4 g **glucides:** 19 g **fibres:** 3 g
équivalents: 1 PC • 0,25 GRAS • **source de vitamine C et de fer**

1 PORTION		2 PORTIONS
½	Bagel de grains entiers (60 g)	1
30 ml (2 c. à soupe)	Framboises	60 ml (¼ tasse)
7,5 ml (½ c. à soupe)	Fromage à la crème léger	15 ml (1 c. à soupe)
2,5 ml (½ c. à thé)	Sirop d'érable	5 ml (1 c. à thé)

- Faire griller le bagel.
- Écraser les framboises à la fourchette et les mélanger au fromage à la crème. Ajouter le sirop d'érable et mélanger.
- Tartiner le bagel de cette préparation.

Potage au brocoli

énergie: 140 kcal **lipides:** 2,5 g **protéines:** 7 g **glucides:** 22 g **fibres:** 6 g
équivalents: 1 LF • 1 PC • 0,25 LS • **source de calcium • excellente source de vitamines A et C, et de fer**

2 PORTIONS		4 PORTIONS
60 ml (¼ tasse)	Oignon en dés	125 ml (½ tasse)
½	Brocoli cru	1
1 (150 g)	Pomme de terre, en dés	2 (300 g)
625 ml (2 ½ tasses)	Bouillon de légumes	1,25 L (5 tasses)
20 g	Fromage de chèvre < 20 % m.g.	40 g
Au goût	Sel et poivre	Au goût

- Mettre dans une casserole l'oignon, le brocoli, la pomme de terre et le bouillon de légumes. Couvrir et faire cuire de 30 à 40 minutes.
- Réduire en purée au mélangeur.
- Ajouter le chèvre frais. Remixer et servir.

À PRÉVOIR Réserver une portion de potage pour la semaine 2.

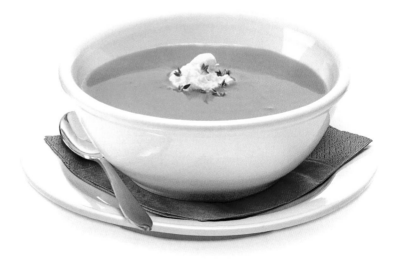

Lasagne aux aubergines

énergie: 350 kcal **lipides:** 8 g **protéines:** 23 g **glucides:** 46 g **fibres:** 11 g
équivalents: 0,75 VS • 2 PC • 1 LF • 0,5 LS • **source de vitamine A** • **bonne source de vitamine C, de calcium et de fer**

4 PORTIONS		8 PORTIONS
1 à 2	Aubergines (assez longues)	3 à 4
250 g (½ lb)	Bœuf haché extra maigre	500 g (1 lb)
1 boîte de 540 ml	Tomate, en dés, en conserve	2 boîtes de 540 ml
5 ml (1 c. à thé)	Pesto	10 ml (2 c. à thé)
15 ml (1 c. à soupe)	Fécule de maïs	30 ml (2 c. à soupe)
180 ml (¾ tasse)	Lait 1 % m. g	375 ml (1 ½ tasse)
2,5 ml (½ c. à thé)	Ail écrasé	5 ml (1 c. à thé)
100 g (6 plaques)	Plaques de lasagne express	200 g (12 plaques)
30 g	Fromage mozzarella léger, râpé	60 g
Au goût	Sel et poivre	Au goût

- Préchauffer le four à 180 °C (350 °F).
- Couper les aubergines en tranches fines dans le sens de la longueur (il faut au moins 9 tranches).
- Les disposer sur du papier parchemin et les passer au four 10 minutes.
- Faire rissoler la viande jusqu'à ce qu'elle brunisse.
- Mélanger le bœuf haché, les tomates et le pesto.
- Dans une petite casserole, délayer la fécule de maïs dans le lait froid, ajouter l'ail et faire épaissir sur feu doux en remuant sans arrêt. Retirer du feu.
- Dans un plat à gratin, déposer 2 plaques de lasagne puis ⅓ des tranches d'aubergine. Ajouter ⅓ du mélange bœuf-tomates et ⅓ de sauce blanche. Répéter deux fois.
- Saupoudrer de fromage râpé et mettre au four de 30 à 40 minutes.

À PRÉVOIR Découper le reste de lasagne en portions individuelles et mettre au congélateur pour une utilisation ultérieure.

VARIANTE Remplacer les aubergines par des courgettes.

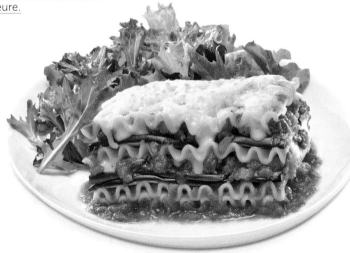

DÉJEUNER

★ Bagel fromage et framboises

125 ml (½ tasse) de jus d'orange

100 g de yogourt grec aux fruits 0-2 % m.g.

Thé ou café

½ bagel de grains entiers de 60 g

COLLATION AM

125 ml (½ tasse) de framboises

100 g de yogourt grec aux fruits 0-2 % m.g.

15 ml (1 c. à soupe) de noix de Grenoble

15 ml (1 c. à soupe) de noix de Grenoble

DÎNER

★ Potage au brocoli

★ Taboulé à l'orge (p. 36)

125 ml (½ tasse) de bleuets

COLLATION PM

125 ml (½ tasse) de lait 1 % m.g.

1 orange

125 ml (½ tasse) de lait 1 % m.g.

SOUPER

★ Lasagne aux aubergines

250 ml (1 tasse) de laitue au choix

15 ml (1 c. à soupe) de vinaigrette légère

1 pomme

COLLATION SOIR

125 ml (½ tasse) de fromage cottage 1 % m.g.

2 craquelins (10 g) de type Melba

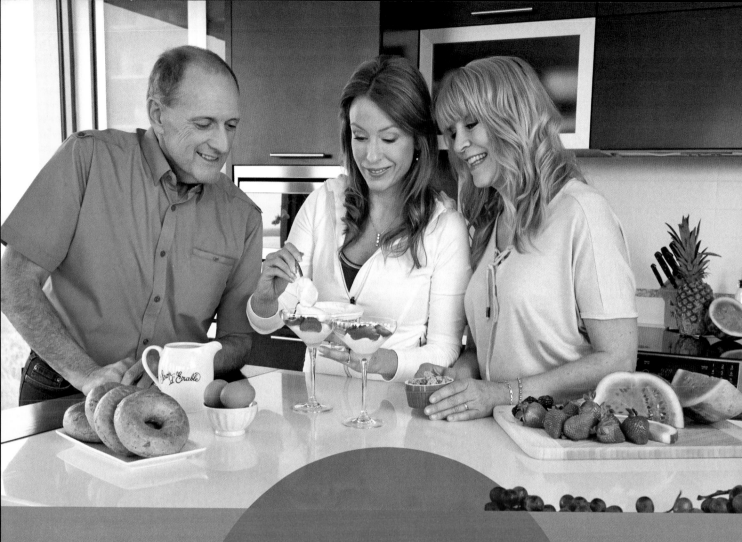

SEMAINE

2

LES TÉMOIGNAGES

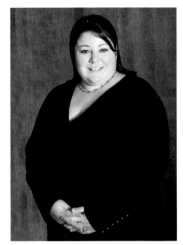

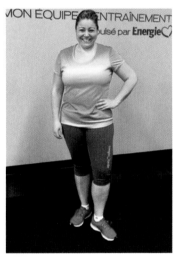

JULIE NANTEL

En janvier 2012, à 130 kg (285 lb), mon aventure de perte de poids commençait. Je redoutais le fait de devoir me priver de mes aliments favoris, ceux qui me réconfortaient si bien, peu importe l'émotion qui m'habitait… Et jamais je n'avais voulu entendre parler de faire de l'exercice – surtout pas dans un gym! Mais je devais me rendre à l'évidence: bonne alimentation et exercice physique vont de pair dans l'aventure de la perte de poids. J'ai décidé d'entreprendre ma «mise en forme» à l'aide d'une console de jeux. Sous supervision virtuelle, j'essayais de peine et de misère de réussir un squat… Dix minutes à me faire répéter: «Allez! Plus bas les fesses!» alors que mon vœu le plus cher était de fermer la télé pour aller grignoter mes sucreries qui, elles, ne me jugeaient pas… La console a fini par briser, et ma motivation s'est dangereusement estompée.

Je me suis finalement inscrite chez Énergie Cardio. Quelques mois plus tard, je voyais s'opérer les changements. Je devais me rendre à l'évidence: la combinaison meilleure alimentation et régime d'activité physique fonctionnait! Quant au programme Kilo Cardio, il est arrivé au parfait moment dans ma vie. Ma perte de poids stagnait et des événements difficiles diminuaient ma vigilance alimentaire. J'avais besoin d'aide et je l'ai trouvée, tout particulièrement sur le plan de l'entraînement. Mon entraîneur m'a encouragée à me surpasser durant chaque séance, et c'est vraiment là que les choses se sont mises à changer. Kilo Cardio a été une découverte, un processus de réadaptation alimentaire et le début d'une nouvelle passion pour une vie active. Avec 45 kg (100 lb) en moins, j'ai une meilleure vie, dans un corps dont je peux être fière et qui me permet de me pencher sans peine pour lacer mes espadrilles… et aller courir mes cinq kilomètres!

MARIE-JOSÉE ET STEVE

Mon conjoint et moi avons choisi de suivre le programme Kilo Cardio pour adopter un mode de vie plus sain. En un peu moins d'un an, j'ai perdu 15,4 kg (34 lb) et mon conjoint, lui, a perdu 19 kg (42 lb)! Maintenant en phase de maintien, nous avons conservé plusieurs principes acquis durant le programme.

Kilo Cardio 2 nous a fait réaliser que la planification des repas était primordiale dans nos vies occupées. Pour nous assurer de respecter l'équilibre des groupes alimentaires, nous composons nos journées selon des menus types et faisons l'épicerie en conséquence. Ainsi, les repas et la composition de la boîte à lunch ne sont plus un perpétuel casse-tête. Par le fait même, au retour du travail, la recherche de raccourcis (restos ou produits déjà préparés) n'est plus aussi tentante puisque nous savons que nous avons déjà tout ce qu'il faut à la maison.

Du côté de l'exercice physique, nous avons adopté des activités que nous aimons réellement. Marche, vélo, natation, badminton et basket-ball font partie des activités que nous avons choisies pour intégrer l'exercice physique et musculaire à notre quotidien.

Le programme nous a donc permis d'équilibrer les groupes d'aliments ainsi que les portions dans notre assiette et d'éliminer de notre garde-manger les produits transformés. Il nous a sensibilisés à l'importance d'analyser le contenu nutritionnel des aliments et de faire de l'exercice physique sur une base régulière.

LES CONSEILS DE JOSÉE

POUR PERDRE DU POIDS: CARDIO OU MUSCU?

En processus de perte de poids, la grande question sur l'activité physique tourne encore et toujours autour de : « Dois-je faire plus de cardio ou plus de musculation ? » Il n'y a pas si longtemps encore, on ignorait totalement l'importance, dans le cadre d'une perte de poids, du renforcement musculaire accompagnant l'entraînement. Mais nous savons depuis peu qu'un programme de perte de poids devrait toujours intégrer une partie musculation pour des raisons désormais bien évidentes : des muscles tonifiés, forts et endurants vous procureront plus d'autonomie au quotidien à court, mais aussi à long terme. Ils vous protégeront d'éventuelles blessures, mais surtout, dans le cas qui nous préoccupe, ils vous permettront de maintenir, voire de hausser votre métabolisme de base. En gros, lorsque vos muscles seront tonifiés, votre organisme dépensera plus d'énergie, même au repos.

En vieillissant, notre masse musculaire s'atrophie. C'est ce qu'on appelle la sarcopénie. À partir de la trentaine, déjà, on subit une dégénérescence musculaire de 3 à 8 % par décennie. Sur 10 ans, c'est approximativement de 2,5 à 4 kg (6 à 9 lb) de muscles qui disparaîtront progressivement, et cette transformation s'accélère à partir de la cinquantaine. La bonne nouvelle, c'est que plusieurs études démontrent que l'adulte moyen peut construire, grâce à un entraînement bien supervisé, jusqu'à 1,3 kg (3 lb) de muscles en 10 à 12 semaines,

ce qui peut correspondre à une hausse du métabolisme basal de l'ordre de 7 %.

Une fois de plus, le secret de la perte de poids réside dans l'équilibre et l'exercice de son jugement. Si on cherche à réduire son pourcentage de gras corporel, il faut brûler des calories et créer un déséquilibre énergétique : dépenser plus que ce que l'on consomme. L'entraînement en cardio continu permet de créer une dépense énergétique importante et soudaine. La musculation, en plus d'activer le métabolisme basal, permet pour sa part de maximiser la dépense calorique en augmentant l'intensité et la vigueur de l'entraînement. Voyez avec votre entraîneur de quelle façon votre programme de musculation peut optimiser la dépense calorique.

La musculation, primordiale, ne devrait jamais être négligée ! Les muscles que vous bâtissez à l'entraînement joueront un rôle de première ligne dans le contrôle de votre poids.

Références

Ormsbee, M. J. et coll. « Strenght Training Increases Fat Burn », *Journal of Applied Physiology*, 2007, vol. 102, p. 1762-1772.

Wescott, W. L. (Ph.D., CSCS). *Role of Resistance Exercise in Weight Loss and Wellness*, [En ligne], Creighton University School of Medicine. [medschool.creighton.edu] (Consulté le 15 juillet 2014)

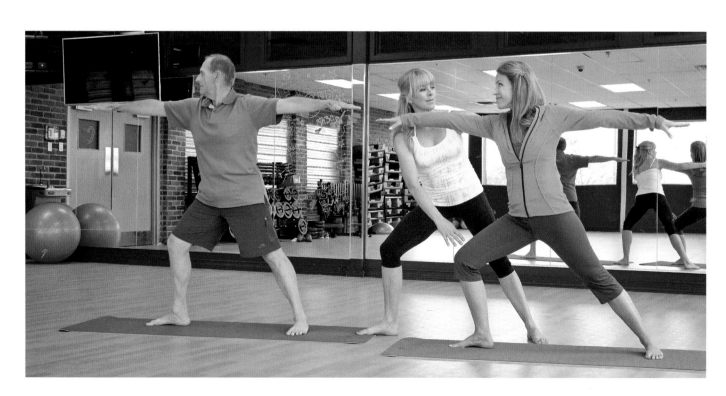

LE PROGRAMME D'ENTRAÎNEMENT

On s'entraîne... au parc !

1. Renforcement musculaire – membres supérieurs

POMPES SUR UN BANC DE PARC

Debout derrière un banc de parc, placez vos mains sur le dossier, à la largeur des épaules, et éloignez les jambes en faisant un pas vers l'arrière. Vos jambes, votre tronc et votre tête devraient former une ligne droite (plus vous éloignez les jambes, plus l'exercice sera difficile). Lentement, pliez les coudes et approchez le visage du dossier. Remontez tout aussi lentement. Faites le nombre de répétitions qui vous convient, mais les deux dernières devraient être difficiles à compléter. Essayez d'en rajouter une ou deux à chaque entraînement.

Variantes : utilisez un arbre, une clôture, une table de pique-nique, etc.

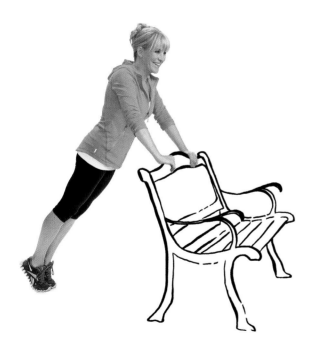
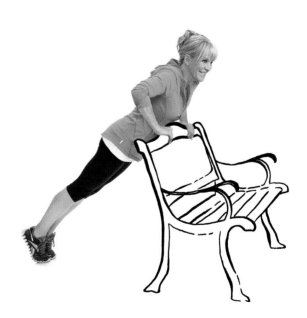

2. Renforcement musculaire – membres inférieurs

FENTES EN AVANÇANT

Identifiez une ligne droite d'au moins 10 m (33 pi) pour faire des « pas de géant ». Les mains sur les hanches, le dos droit et les abdominaux engagés, faites un grand pas en avant avec la jambe droite. Fléchissez les genoux de façon que le genou droit forme un angle de 90 degrés (veillez à ce que le genou ne dépasse pas la ligne verticale de la cheville). Toujours en avançant, assemblez les deux jambes en ramenant le pied gauche près du pied droit et continuez, en alternant. Faites 16 répétitions au total et augmentez le nombre de répétitions lorsque l'exercice devient plus facile.

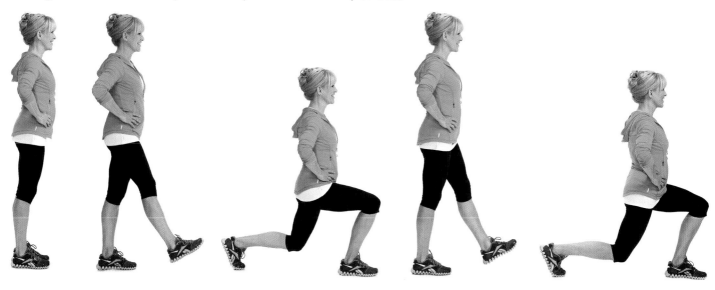

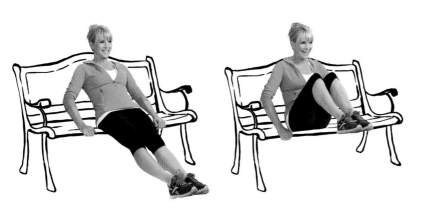

3. Renforcement musculaire – abdos/dos

ABDOS EN POSITION GROUPÉE

Assis sur un banc de parc, placez vos mains de chaque côté des hanches et trouvez votre équilibre sur vos fessiers. Allongez les jambes sans poser les pieds au sol et inclinez le tronc vers l'arrière pour former une ligne la plus droite possible (jambes-tronc-tête). Maintenez la position 2 secondes et revenez en position groupée. Répétez de 5 à 12 fois.

Variantes : utilisez une chaise, une grosse pierre, le rebord d'un mur, une table de pique-nique, etc.

4. Équilibre

SQUAT EN ÉQUILIBRE SUR UNE JAMBE

Placez-vous debout derrière un banc de parc (ou toute autre structure sur laquelle vous pourrez vous appuyer en cas de perte d'équilibre). Placez la cheville droite juste au-dessus du genou gauche et, tout en gardant le dos droit, pliez la jambe droite en poussant les fessiers vers l'arrière et en inclinant le tronc vers l'avant, à la manière d'un squat. Gardez les bras devant vous, juste au-dessus du dossier du banc (sans le toucher si possible). Restez dans cette position quelques secondes pour travailler votre équilibre et étirer plusieurs muscles fortement sollicités dans la vie de tous les jours et pendant la marche.

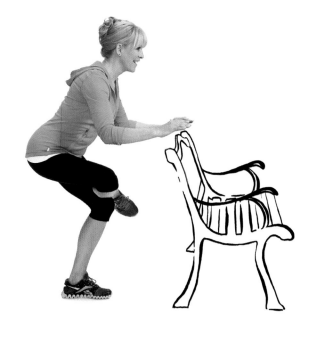

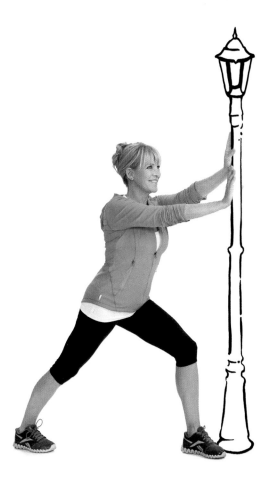

5. Souplesse

ÉTIREMENT DES MOLLETS

Prenez appui sur un mur, un poteau ou un arbre. En gardant les deux pieds bien parallèles (sans ouvrir vers l'extérieur), allongez une jambe vers l'arrière en pressant le talon contre le sol. La jambe avant est légèrement fléchie. Sentez l'étirement du mollet, du tendon d'Achille et du talon. Maintenez l'étirement pendant une trentaine de secondes. Répétez l'exercice avec l'autre jambe.

LES CONSEILS D'ISABELLE

NUTRITION SPORTIVE: LES BONNES HABITUDES POUR AMÉLIORER SA PERFORMANCE

Vous voilà décidé à entreprendre un programme d'activité physique. Vous allez profiter des nombreux bienfaits de l'entraînement. Peut-être même allez-vous tellement prendre goût à bouger que vous deviendrez adepte de sports d'endurance. Pour améliorer vos performances, rien ne vaut une alimentation adaptée. Cap sur les *musts* de la nutrition sportive !

La bonne répartition des macronutriments

Les sportifs ont des besoins élevés en glucides. Un minimum de 50 % des calories de la journée devrait provenir des glucides ; certains auront même besoin de plus de 60 %. Chose certaine, les régimes faibles en glucides, comme la diète paléolithique, ne sont pas adaptés pour les sportifs. Les protéines constitueront de 15 à 20 % des calories de la journée et les lipides, de 20 à 30 %.

Les besoins en protéines

On surévalue souvent les besoins protéiques. En fait, pour un individu relativement sédentaire, ils sont établis à 0,8 g/kg de poids corporel. Chez un sportif, on ira chercher entre 1,2 et 1,8 g/kg de poids. Ainsi, une femme de 75 kg (165 lb) devra consommer quotidiennement 90 g de protéines si elle est très sportive (1,2 g/kg de poids). Ces besoins sont en général facilement comblés dans le cadre d'une alimentation équilibrée, les suppléments protéiques en poudre étant rarement nécessaires.

La répartition de l'apport protéique entre les trois repas de la journée serait propice à une meilleure réponse musculaire (voir l'exemple de menu ci-dessous). Au-delà d'un certain seuil (30 g de protéines), il ne semble pas y avoir d'intérêt à en consommer davantage. Cela dit, ceux qui font une activité physique modérée trois fois par semaine n'ont pas des besoins aussi élevés que les athlètes.

En pratique

Exemple de menu à 90 g de protéines pour les grands sportifs

DÉJEUNER

2 rôties de grains entiers (8 g de protéines)
30 ml (2 c. soupe) de beurre d'arachide (8 g de protéines)
½ banane
250 ml (1 tasse) de lait 1% m.g. (8 g de protéines)

COLLATION DU MATIN

1 pomme
30 g (1 oz) de fromage faible en gras (6 g de protéines)

DÎNER

Pita de blé entier (6 g de protéines)
75 g de poulet grillé (22 g de protéines)
Crudités

COLLATION DE L'APRÈS-MIDI

15 raisins
100 g (⅜ tasse) de yogourt grec (8 g de protéines)

SOUPER

90 g de saumon (24 g de protéines)
125 ml (½ tasse) de quinoa (3 g de protéines)
Salade et/ou légumes en accompagnement

Total : 93 g de protéines, n'incluant pas les quantités négligeables contenues dans les légumes et les fruits, qui représentent entre 5 et 10 g de protéines de plus quotidiennement.

Une hydratation adéquate, gage de performance

Même une légère déshydratation affectera la performance. Bien s'hydrater est essentiel pour les sportifs. Les besoins en eau sont de 1 ml/Calorie consommée, et davantage pendant les entraînements. Avant chaque séance d'activité physique, on devrait boire 500 ml (2 tasses) d'eau, puis, pendant l'entraînement, prendre quelques gorgées à peu près aux 15 minutes. Après l'effort, on doit boire entre 900 ml (3 ⅔ tasses) et 1,5 L (6 tasses) de liquide/kg de poids perdu.

L'alcool déshydrate l'organisme : il faut donc modérer sa consommation si on veut que la performance soit au rendez-vous !

On bouge... on mange plus ?

Si vous suivez le programme Kilo Cardio, c'est sans doute parce que vous désirez perdre du poids. Dans ce contexte, si vous augmentez considérablement votre apport énergétique chaque fois que vous dépensez des calories sur un tapis roulant... vous freinerez votre perte de poids !

Je recommande plutôt d'être à l'écoute de vos signaux de faim. Si votre activité physique vous creuse l'appétit et que votre menu habituel ne semble pas suffisant, je vous propose d'aller piger dans notre liste de collations à 100, 150 et 200 Calories (voir page 177). Cette collation peut être prise avant l'entraînement si vous craignez de manquer d'énergie pour votre séance, ou après, si le repas prévu n'est pas consommé dans l'heure qui suit.

Quoi manger avant, pendant et après l'activité physique ?

Avant

À tort, plusieurs partent s'entraîner le matin complètement à jeun. Or, des glucides d'absorption rapide sont nécessaires pour optimiser son entraînement. De 15 à 30 g de glucides pris dans l'heure qui précède fourniront une dose d'énergie. Petit appétit au réveil ? Prenez au moins une banane ou un verre de jus de fruits.

Puisque les matières grasses nuisent à l'entraînement, on évitera, en préexercice, friture, bacon, viennoiseries et fromages gras.

Délai avant l'entraînement	Type de repas ou collation	Exemple de repas ou de collation
3 à 4 heures 75 g de glucides + 25 g de protéines	Repas normal fournissant des glucides ainsi qu'une quantité modérée de protéines et de lipides.	2 rôties de grains entiers 30 ml (2 c. soupe) de beurre d'arachide 1 banane (2 portions de fruits) 250 ml (1 tasse) de lait
2 à 2 ½ heures 45 de glucides + 20 g de protéines	Repas fournissant essentiellement des glucides. Peu de protéines et de lipides.	4 craquelins de seigle ½ boîte de thon, soit 60 g Crudités 2 kiwis (1 fruit)
1 à 2 heures 30 g de glucides + 8 g de protéines	Repas léger fournissant des glucides. Peu de protéines et de lipides.	15 raisins (1 fruit) 100 g (⅜ tasse) de yogourt grec (ou un petit contenant individuel)
< 1 heure 15 à 20 g de glucides + ≤ 5 g de protéines	Collation légère composée de glucides.	1 pomme ou 1 yogourt ou 1 petit muffin maison

Pendant

Si l'activité physique dure moins de 45 minutes, l'eau suffit. Nul besoin de glucides supplémentaires pour maintenir sa glycémie stable. Au-delà de ce temps, cependant, les muscles commencent à avoir besoin de glucides pour bien fonctionner. Les boissons pour sportifs deviennent alors intéressantes. Elles contiennent des électrolytes (sodium et potassium) pour compenser les pertes causées par la sueur. Une boisson idéale contiendra de 4 à 8 g de glucides et de 50 à 70 mg de sodium/100 ml (⅜ tasse). Des études récentes semblent même indiquer qu'un simple rinçage de la bouche avec une boisson pour sportifs pourrait améliorer les performances.

Pour une boisson plus naturelle, on opte pour la version maison : 300 ml (1 ¼ tasse) de jus d'orange + 200 ml (¾ tasse) d'eau + ⅛ c. à thé de sel.

Bien que l'eau de coco soit populaire chez les sportifs, elle ne contient pas suffisamment de sodium pour se comparer aux boissons régulières pour sportifs. Son contenu en potassium est toutefois intéressant.

Après

Après l'activité physique, idéalement dans les 30 minutes qui suivent, on fera provision de glucides et de protéines. Postexercice, pour faciliter la réparation des bris tissulaires et favoriser le gain musculaire, il faut consommer entre 7 et 20 g de protéines. Le lait au chocolat est déjà très populaire, mais on peut également faire un smoothie maison ou prendre un yogourt à boire.

L'Université de Montréal a aussi élaboré un jus de récupération : 1 boîte de jus d'orange concentré surgelé, décongelé (355 ml/12 oz) + 2 boîtes de lait écrémé ou 1 % m.g. (2 x 355 ml/ 12 oz) + 1 pincée de sel.

Les suppléments pour sportifs

Bien qu'ils soient populaires, peu de suppléments ont fait leurs preuves en ce qui concerne l'amélioration des performances sportives sans générer d'effets secondaires. Les poudres de protéines peuvent pallier un manque de protéines dans l'alimentation, la créatine peut améliorer les performances sur le plan des efforts de haute intensité et de courte durée (sprint), la caféine peut préserver les réserves de glycogène et les gels de glucides sont pratiques dans certaines épreuves, comme des marathons.

Outre ces suppléments, il existe une panoplie d'acides aminés vendus à prix fort, mais qui donnent des résultats controversés. Rappelez-vous que ce sont principalement une alimentation adaptée et un bon sommeil qui influenceront la performance sportive.

LE MENU/SEMAINE 2

1300, 1500 OU 1800 CALORIES ?

Le menu de base à **1300** Calories est représenté en noir.

Pour suivre le menu à **1500** Calories, vous devez ajouter les aliments inscrits en bleu au menu de base.

Pour suivre le menu à **1800** Calories, vous devez ajouter les aliments énumérés en bleu ET en rouge au menu de base.

lundi • jour 1

DÉJEUNER

1 rôtie de grains entiers

10 ml (2 c. à thé) de beurre d'arachide

60 ml (¼ tasse) de fromage cottage 1 % m.g.

½ pamplemousse

Thé ou café

1 rôtie de grains entiers

10 ml (2 c. à thé) de beurre d'arachide

COLLATION AM

1 kiwi

1 fromage léger en portion individuelle (20 g)

DÎNER

Lasagne aux aubergines (p. 39)

125 ml (½ tasse) de poivron rouge

1 poire

100 g de yogourt grec vanille 0-2 % m.g.

COLLATION PM

125 ml (½ tasse) de fraises

7 noix d'acajou

SOUPER

★ Saumon exotique (p. 51)

125 ml (½ tasse) de riz basmati

250 ml (1 tasse) de brocoli

250 ml (1 tasse) de lait 1 % m.g.

80 ml (⅓ tasse) de riz basmati

COLLATION SOIR

100 g de yogourt grec aux fruits 0-2 % m.g.

30 ml (2 c. à soupe) de canneberges séchées

mardi • jour 2

DÉJEUNER

1 muffin anglais de blé entier

1 tranche de fromage suisse léger (20 g)

½ pamplemousse

125 ml (½ tasse) de lait 1 % m.g.

Thé ou café

1 tranche de fromage suisse léger (20 g)

125 ml (½ tasse) de lait 1 % m.g.

COLLATION AM

1 pomme

7 noix d'acajou

100 g de yogourt grec vanille 0-2 % m.g.

DÎNER

★ 250 ml (1 tasse) de potage au brocoli (p. 38)

Le simpliste (p. 167)

125 ml (½ tasse) de fraises

COLLATION PM

100 g de yogourt grec vanille 0-2 % m.g.

SOUPER

★ Le poulet au cari de Stéphanie (p. 52)

250 ml (1 tasse) de laitue au choix

15 ml (1 c. à soupe) de vinaigrette légère

125 ml (½ tasse) de couscous de blé entier

125 ml (½ tasse) de fruits en coupe

COLLATION SOIR

125 ml (1 tasse) de lait 1 % m.g.

1 carré (10 g) de chocolat noir (70 % cacao)

125 ml (½ tasse) de lait 1 % m.g.

mercredi • jour 3

DÉJEUNER

½ bagel de grains entiers de 60 g

1 tranche de fromage suisse léger (20 g)

½ banane

Thé ou café

½ bagel de grains entiers de 60 g

1 tranche de fromage suisse léger (20 g)

125 ml (½ tasse) de lait 1 % m.g.

COLLATION AM

100 g de yogourt aux fruits 0-2 % m.g.

7 noix d'acajou

DÎNER

Le pita marin (p. 167)

Salade d'épinards et amandes effilées (p. 170)

125 ml (½ tasse) de fruits en coupe

COLLATION PM

180 ml (¾ tasse) de fraises

1 fromage léger en portion individuelle (20 g)

2 craquelins de seigle (20 g)

SOUPER

★ Fajita au bœuf et à l'avocat (p. 53)

Salade de tomates et de concombre (p. 170)

1 poire

COLLATION SOIR

100 g de yogourt grec vanille 0-2 % m.g.

jeudi • jour 4

DÉJEUNER

250 ml (1 tasse) de céréales de son de type Bran Flakes

180 ml (¾ tasse) de lait 1 % m.g.

½ banane

Thé ou café

125 ml (½ tasse) de céréales de son de type Bran Flakes

60 ml (¼ tasse) de lait 1 % m.g.

COLLATION AM

½ pain pita de blé entier

60 ml (¼ tasse) de fromage cottage 1 % m.g.

1 kiwi

DÎNER

Rouleaux de printemps bœuf et mangue (p. 168)

125 ml (½ tasse) de poivron rouge

125 ml (½ tasse) de fraises

100 g de yogourt grec vanille 0-2 % m.g.

COLLATION PM

1 pomme

1 fromage léger en portion individuelle (20 g)

SOUPER

★ Dahl de lentilles aux épinards (p. 54)

½ pain pita de blé entier

★ Sauce au concombre (p. 170)

250 ml (1 tasse) de tomates cerises

100 g de yogourt grec aux fruits 0-2 % m.g.

COLLATION SOIR

125 ml (1 tasse) de lait 1 % m.g.

1 carré (10 g) de chocolat noir (70 % cacao)

30 ml (2 c. à soupe) de canneberges séchées

vendredi • jour 5

DÉJEUNER

Gruau (1 sachet)

1 pomme tranchée saupoudrée de cannelle

250 ml (1 tasse) de lait 1 % m.g.

Thé ou café

1 rôtie de blé entier

15 ml (1 c. à soupe) de fromage à la crème léger

5 ml (1 c. à thé) de sirop d'érable

COLLATION AM

100 g de yogourt grec vanille 0-2 % m.g.

7 noix d'acajou

125 ml (½ tasse) de fruits en coupe

7 noix d'acajou

DÎNER

Pita au poulet (p. 168)

125 ml (½ tasse) de concombre

1 poire

COLLATION PM

2 craquelins de seigle (20 g)

1 fromage léger en portion individuelle (20 g)

1 fromage léger en portion individuelle (20 g)

SOUPER

★ Papillote de pétoncles au gingembre et au citron (p. 55)

125 ml (½ tasse) de nouilles de riz

125 ml (½ tasse) de poivron rouge sauté (dans 5 ml [1 c. à thé] d'huile d'olive)

1 kiwi

100 g de yogourt grec aux fruits 0-2 % m.g.

1 kiwi

COLLATION SOIR

1 petit sac de maïs soufflé nature (30 g)

samedi • jour 6

DÉJEUNER

★ Omelette aux épinards (p. 56)

1 muffin anglais de blé entier

½ banane

Thé ou café

5 ml (1 c. à thé) de margarine non hydrogénée

COLLATION AM

200 ml de boisson de soya vanille

1 kiwi

2 biscuits secs/arrowroot

DÎNER

★ Croque-monsieur au pesto (p. 167)

125 ml (½ tasse) de tomates cerises

100 g de yogourt grec vanille 0-2 % m.g.

1 poire

COLLATION PM

100 g de yogourt grec aux fruits 0-2 % m.g.

SOUPER

★ Filet mignon de porc à la normande (p. 56)

Pommes de terre grelot (3)

250 ml (1 tasse) de laitue au choix

15 ml (1 c. à soupe) de vinaigrette légère

125 ml (½ tasse) de cidre de pomme

Pommes de terre grelot (2)

COLLATION SOIR

½ banane

7 noix d'acajou

dimanche • jour 7

DÉJEUNER

★ Crêpe ricotta et pomme (p. 57)

5 ml (1 c. à thé) de sirop d'érable

180 ml (¾ tasse) de lait 1 % m.g.

Thé ou café

5 ml (1 c. à thé) de sirop d'érable

60 ml (¼ tasse) de lait 1 % m.g.

COLLATION AM

100 g de yogourt grec vanille 0-2 %

125 ml (½ tasse) de framboises

7 noix d'acajou

1 kiwi

DÎNER

★ Potage Saint-Germain (p. 58)

★ Muffin pomme et suisse (p. 58)

125 ml (½ tasse) de carotte

125 ml (½ tasse) de lait 1 % m.g.

COLLATION PM

125 ml (½ tasse) de poivron rouge

1 fromage léger en portion individuelle (20 g)

2 craquelins de seigle (20 g)

SOUPER

★ Escalope de veau aux champignons (p. 59)

250 ml (1 tasse) de laitue au choix

15 ml (1 c. à soupe) de vinaigrette légère

★ Petits roulés fruits (p. 59)

125 ml (½ tasse) de couscous de blé entier

COLLATION SOIR

1 carré (10 g) de chocolat noir (70 % cacao)

100 g de yogourt grec aux fruits 0-2 % m.g.

LISTE D'ÉPICERIE

ATTENTION : Ne pas additionner les ingrédients d'une même case. Si la couleur de votre menu n'apparaît pas dans la liste, utilisez les quantités du menu dont l'apport calorique est inférieur au vôtre.

LÉGUMES

	✓ 1 PORTION	✓ 2 PORTIONS
Avocat	○ 1	○ 1
Brocoli	○ 1	○ 2
Carotte, moyenne	○ 3	○ 5
Céleri	○ 1 branche	○ 2 branches
Champignon de Paris	○ 125 ml (½ t.)	○ 250 ml (1 t.)
Concombre anglais	○ 1	○ 2
Échalote française	○ 1	○ 2
Épinards (jeunes)	○ 810 ml (4 ¼ t.)	○ 1620 ml (6 ½ t.)
Laitue au choix	○ 750 ml (3 t.)	○ 1,5 L (6 t.)
Oignon	○ 2	○ 3
Poireau	○ 30 ml (2 c. à s.)	○ 60 ml (¼ t.)
Poivron rouge	○ 3	○ 5
Pomme de terre grelot	○ 3 ○ 5	○ 6 ○ 10
Tomate cerise	○ 375 ml (1 ½ t.)	○ 750 ml (3 t.)
Tomate en dés, petite conserve	○ 1	○ 1

FRUITS

	✓ 1 PORTION	✓ 2 PORTIONS
Banane	○ 2	○ 4
Citron	○ 1	○ 1
Fraise	○ 310 ml (1 ¼ t.) ○ 560 ml (2 ¼ t.)	○ 612 ml (2 ½ t.) ○ 1120 ml (4 ½ t.)
Framboise	○ 185 ml (¾ t.)	○ 370 ml (1 ½ t.)
Fruits en coupe format individuel	○ 250 ml (1 t.) ○ 375 ml (1 ½ t.)	○ 500 ml (2 t.) ○ 750 ml (3 t.)
Kiwi	○ 2 ○ 6	○ 4 ○ 12
Lime	○ 1	○ 1
Mangue	○ 1	○ 1
Orange	○ 1	○ 1

FRUITS (SUITE)

	✓ 1 PORTION	✓ 2 PORTIONS
Pamplemousse	○ 1	○ 2
Poire	○ 1 ○ 2 ○ 4	○ 2 ○ 4 ○ 8
Pomme	○ 6	○ 9
Raisin	○ 5	○ 10

LAIT ET SUBSTITUTS

	✓ 1 PORTION	✓ 2 PORTIONS
Boisson de soya vanille format de 200 ml	○ 1	○ 2
Fromage cottage 1 % m.g.	○ 125 ml (½ t.)	○ 250 ml (1 t.)
Fromage léger < 18 % m.g.	○ 7,5 g	○ 15 g
Fromage léger < 18 % m.g. emballage de 20 g	○ 5 ○ 6	○ 10 ○ 12
Fromage suisse léger, en tranches de 20 g	○ 6 tranches ○ 8 tranches	○ 12 tranches ○ 16 tranches
Ricotta légère < 5 % m.g.	○ 20 ml (4 c. à thé)	○ 40 ml (8 c. à thé)
Lait 1 % m.g.	○ 1 L (4 t.) ○ 2 L (8 t.) ○ 2 L (8 t.)	○ 2 L (8 t.) ○ 3 L (12 t.) ○ 4 L (16 t.)
Yogourt nature 0-2 % m.g. format de 100 g	○ 2	○ 3
Yogourt grec aux fruits 0-2 % m.g. format de 100 g	○ 3 ○ 4 ○ 6	○ 6 ○ 8 ○ 12
Yogourt grec vanille 0-2 % m.g. format de 100 g	○ 4 ○ 6 ○ 8	○ 8 ○ 12 ○ 16

PRODUITS CÉRÉALIERS

	✓ 1 PORTION	✓ 2 PORTIONS
Bagel mince de grains entiers (60 g)	○ 1 ○ 1	○ 1 ○ 2
Craquelins de seigle (10 g)	○ 4 ○ 6	○ 8 ○ 12
Feuilles de riz	○ 4	○ 8
Gruau (sachet de 30 g)	○ 1	○ 2
Muffin anglais de blé entier	○ 2	○ 4
Pain pita de grains entiers	○ 4	○ 5
Tortilla de grains entiers	○ 1	○ 2
Tranche de pain de grains entiers	○ 4 ○ 6	○ 8 ○ 12

VIANDES ET SUBSTITUTS

	✓ 1 PORTION	✓ 2 PORTIONS
Amande effilée	○ 30 ml (2 c. à s.)	○ 60 ml (¼ t.)
Bœuf (haut de surlonge)	○ 150 g	○ 300 g
Jambon, en tranches	○ 100 g	○ 200 g
Noix d'acajou	○ 21 ○ 35 ○ 49	○ 42 ○ 70 ○ 98
Noix de Grenoble	○ 30 ml (2 c. à s.)	○ 60 ml (¼ t.)
Œuf	○ 3	○ 6
Petit œuf	○ 1	○ 2
Pétoncles	○ 60 g	○ 120 g
Porc (filet)	○ 100 g	○ 200 g
Poulet, poitrine désossée, sans peau	○ 165 g	○ 330 g
Saumon (filet)	○ 90 g	○ 180 g
Thon en conserve (petite boîte – 85 g)	○ 1	○ 2
Veau (escalope)	○ 90 g	○ 180 g

S'ASSURER D'AVOIR AU FRIGO, AU GARDE-MANGER OU AU JARDIN...

Abricots séchés	Gingembre frais	Menthe fraîche
Cidre de pomme	Lait de coco léger	Pois verts fendus (cassés)
Fromage à la crème léger	Lentilles corail	

LUNDI

Saumon exotique

énergie: 210 kcal **lipides:** 14 g **protéines:** 18 g **glucides:** 4 g **fibres:** 0 g
équivalents: 1 VS • 1 GRAS • **source de vitamine C**

1 PORTION		2 PORTIONS
1 filet de 90 g	Filet de saumon	2 filets de 90 g chacun
	Huile en aérosol	
45 ml (3 c. à soupe)	Lait de coco léger	80 ml (⅓ tasse)
15 ml (1 c. à soupe)	Jus de lime	30 ml (2 c. à soupe)
2,5 ml (½ c. à thé)	Gingembre frais, haché	5 ml (1 c. à thé)
1 ml (¼ c. à thé)	Vanille liquide	2,5 ml (½ c. à thé)
Au goût	Sel et poivre	Au goût

- Couper le filet de saumon en gros dés.
- Dans une poêle vaporisée d'huile, sur feu moyen, déposer les dés de saumon et les faire dorer sur chaque face.
- Verser le lait de coco, le jus de lime, le gingembre et la vanille.
- Laisser mijoter 5 minutes à feu doux pour réduire la sauce.

VARIANTE Remplacer le saumon par du mahi-mahi ou du flétan.

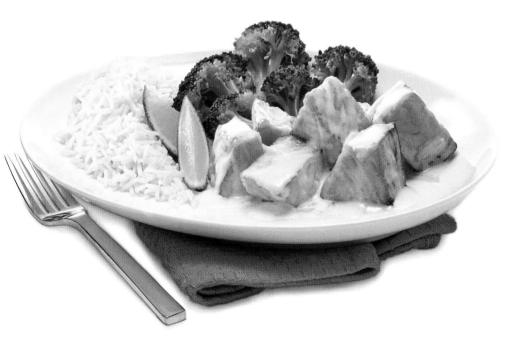

DÉJEUNER

1 rôtie de grains entiers

10 ml (2 c. à thé) de beurre d'arachide

60 ml (¼ tasse) de fromage cottage 1 % m.g.

½ pamplemousse

Thé ou café

1 rôtie de grains entiers

10 ml (2 c. à thé) de beurre d'arachide

COLLATION AM

1 kiwi

1 fromage léger en portion individuelle (20 g)

DÎNER

Lasagne aux aubergines (p. 39)

125 ml (½ tasse) de poivron rouge

1 poire

100 g yogourt grec vanille 0-2 % m.g.

COLLATION PM

125 ml (½ tasse) de fraises

7 noix d'acajou

SOUPER

★ Saumon exotique

125 ml (½ tasse) de riz basmati

250 ml (1 tasse) de brocoli

250 ml (1 tasse) de lait 1 % m.g.

80 ml (⅓ tasse) de riz basmati

COLLATION SOIR

100 g de yogourt grec aux fruits 0-2 % m.g.

30 ml (2 c. à soupe) de canneberges séchées

1 muffin anglais de blé entier

1 tranche de fromage suisse léger (20 g)

½ pamplemousse

125 ml (½ tasse) de lait 1 % m.g.

Thé ou café

1 tranche de fromage suisse léger (20 g)

125 ml (½ tasse) de lait 1 % m.g.

COLLATION AM

1 pomme

7 noix d'acajou

100 g de yogourt grec vanille 0-2 % m.g.

DÎNER

250 ml (1 tasse) de potage au brocoli (p. 38)

Le simpliste (p. 167)

125 ml (½ tasse) de fraises

COLLATION PM

100 g de yogourt grec vanille 0-2 % m.g.

SOUPER

★ Le poulet au cari de Stéphanie

250 ml (1 tasse) de laitue au choix

15 ml (1 c. à soupe) de vinaigrette légère

125 ml (½ tasse) de couscous de blé entier

125 ml (½ tasse) de fruits en coupe

COLLATION SOIR

125 ml (1 tasse) de lait 1 % m.g.

1 carré (10 g) de chocolat noir (70 % cacao)

125 ml (½ tasse) de lait 1 % m.g.

Le poulet au cari de Stéphanie

énergie : 290 kcal **lipides :** 4,5 g **protéines :** 26 g **glucides :** 37 g **fibres :** 4 g
équivalents 1 VS • 1 PC • 1,5 LF • **source de vitamine C et de calcium** • **bonne source de fer**
• **excellente source de vitamine A**

1 PORTION		2 PORTIONS
7,5 ml (½ c. à soupe)	Moutarde de Dijon	15 ml (1 c. à soupe)
2,5 ml (½ c. à thé)	Cari en poudre	5 ml (1 c. à thé)
1 pincée	Graines de cumin	1 ml (¼ c. à thé)
90 g	Poitrine de poulet	180 g
3	Abricots séchés	6
1	Carotte(s) en rondelles	2
60 ml (¼ tasse)	Oignon, émincé	125 ml (½ tasse)
60 ml (¼ tasse)	Bouillon de poulet	125 ml (½ tasse)
60 ml (¼ tasse)	Couscous de blé entier	125 ml (½ tasse)
Au goût	Sel et poivre	Au goût

Pour la papillote

- Préchauffer le four à 200 °C (400 °F).
- Dans un petit bol, mélanger la moutarde de Dijon, le cari et les graines de cumin.
- Étaler un papier d'aluminium assez grand pour en faire une papillote. Y déposer le poulet et napper celui-ci du mélange d'épices.
- Ajouter les abricots séchés coupés en lamelles sur le dessus du poulet, puis la carotte et l'oignon sur les côtés. Refermer le papier d'aluminium en rabattant tous les côtés pour former la papillote.
- Cuire au four de 20 à 25 minutes.

Pour la semoule

- Faire bouillir le bouillon de poulet dans une casserole.
- Retirer la casserole du feu, ajouter le couscous et couvrir. Laisser reposer 5 minutes.
- Défaire les grains du couscous à l'aide d'une fourchette.
- Déposer le couscous dans une assiette et garnir de poulet au cari.

À PRÉVOIR Cuire 75 g (60 g cuit) de poulet supplémentaire pour le lunch de vendredi. Mettre au four en papillote durant 15 minutes.

VARIANTE Remplacer le couscous par des cubes de courge musquée cuits au four, sur une plaque de cuisson.

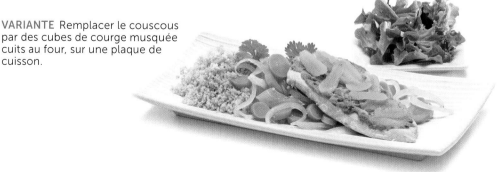

MERCREDI

Fajita au bœuf et à l'avocat

énergie: 280 kcal **lipides:** 12 g **protéines:** 22 g **glucides:** 22 g **fibres:** 5 g
équivalents: 1 PC • 1 VS • 1 LF • 1 GRAS • **source de calcium • bonne source de vitamine A et de fer**
• **excellente source de vitamine C**

1 PORTION		2 PORTIONS
75 g	Bœuf à sauter (surlonge), en lanières	150 g
125 ml (½ tasse)	Poivron rouge, en lanières	250 ml (1 tasse)
30 ml (2 c. à soupe)	Tomates, en dés, en conserve	60 ml (¼ tasse)
Quelques gouttes	Sauce Tabasco	Quelques gouttes
1	Tortilla de blé entier (7 po)	2
¼	Avocat, en dés	½
15 ml (1 c. à soupe)	Fromage léger, râpé	30 ml (2 c. à soupe)
Au goût	Sel et poivre	Au goût

- Dans une poêle chaude, faire revenir les lanières de bœuf, puis ajouter les poivrons. Retirer du feu, ajouter les tomates en dés et la sauce Tabasco.
- Chauffer la tortilla 30 secondes au micro-ondes.
- Déposer dans la tortilla avec les dés d'avocat et le fromage râpé.
- Refermer les tortillas.

À PRÉVOIR Faire cuire 75 g (60 g cuit) de bœuf pour le rouleau du lendemain.

VARIANTE Remplacer le bœuf
par du poulet et ajouter 15 ml
(1 c. à soupe) de crème sure légère.

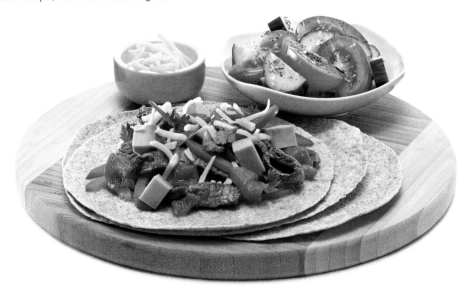

DÉJEUNER

½ bagel de grains entiers de 60 g

1 tranche de fromage suisse léger (20 g)

½ banane

Thé ou café

½ bagel de grains entiers de 60 g

1 tranche de fromage suisse léger (20 g)

125 ml (½ tasse) de lait 1 % m.g.

COLLATION AM

100 g de yogourt aux fruits 0-2 % m.g.

7 noix d'acajou

DÎNER

Le pita marin (p. 167)

Salade d'épinards et amandes effilées (p. 170)

125 ml (½ tasse) de fruits en coupe

COLLATION PM

180 ml (¾ tasse) de fraises

1 fromage léger en portion individuelle (20 g)

2 craquelins de seigle (20 g)

SOUPER

★ Fajita au bœuf et à l'avocat

Salade de tomates et de concombre (p. 170)

1 poire

COLLATION SOIR

100 g de yogourt grec vanille 0-2 % m.g.

Dahl de lentilles aux épinards

énergie: 280 kcal **lipides:** 7 g **protéines:** 17 g **glucides:** 37 g **fibres:** 7 g
équivalents: 1 PC • 1 VS • 0,5 LF • 0,75 GRAS • **source de vitamine C et de calcium**
• **bonne source de vitamine A** • **excellente source de fer**

1 PORTION		2 PORTIONS
60 ml (¼ tasse)	Lentilles corail, crues	125 ml (½ tasse)
30 ml (2 c. à soupe)	Tomates en dés en conserve	60 ml (¼ tasse)
7,5 ml (½ c. à soupe)	Oignon haché	15 ml (1 c. à soupe)
¼	Gousse d'ail hachée	½
1 ml (¼ c. à thé)	Cumin	2,5 ml (½ c. à thé)
1 ml (¼ c. à thé)	Curcuma	2,5 ml (½ c. à thé)
1 ml (¼ c. à thé)	Cannelle	2,5 ml (½ c. à thé)
125 ml (½ tasse)	Eau	250 ml (1 tasse)
60 ml (¼ tasse)	Lait de coco léger	125 ml (½ tasse)
125 ml (½ tasse)	Jeunes épinards hachés	250 ml (1 tasse)
2,5 ml (½ c. à thé)	Jus de lime	5 ml (1 c. à thé)
15 ml (1 c. à soupe)	Amandes effilées	30 ml (2 c. à soupe)
Au goût	Sel et poivre	Au goût

- Laver les lentilles à l'eau froide jusqu'à ce que l'eau soit claire.
- Dans une casserole, réunir les tomates, l'oignon, l'ail, les lentilles, le cumin, le curcuma et la cannelle. Ajouter l'eau et porter à ébullition.
- Faire cuire à feu doux durant 8 minutes.
- Lorsque les lentilles commencent à « s'écraser », ajouter le lait de coco et cuire encore 8 minutes, en remuant sans cesse.
- Ajouter les épinards et cuire 2 minutes.
- Ajouter le jus de lime au moment de servir ainsi que les amandes effilées.

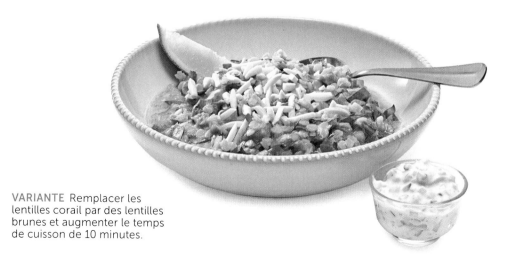

VARIANTE Remplacer les lentilles corail par des lentilles brunes et augmenter le temps de cuisson de 10 minutes.

VENDREDI

Papillote de pétoncles au gingembre et au citron

énergie: 110 kcal **lipides:** 2,5 g **protéines:** 11 g **glucides:** 10 g **fibres:** 1 g
équivalents: 1 VS • 1 LF • 0,5 GRAS • **source de fer** • **bonne source de vitamine C** • **excellente source de vitamine A**

1 PORTION		2 PORTIONS
250 ml (1 tasse)	Épinards frais	500 ml (2 tasses)
2,5 ml (½ c. à thé)	Gingembre haché	5 ml (1 c. à thé)
15 ml (1 c. à soupe)	Jus de citron	30 ml (2 c. à soupe)
2,5 ml (½ c. à thé)	Zeste de citron	5 ml (1 c. à thé)
2,5 ml (½ c. à thé)	Sauce soya	5 ml (1 c. à thé)
5 ml (1 c. à thé)	Miel	10 ml (2 c. à thé)
4 (15 g environ chacun)	Pétoncles	8 (15 g environ chacun)
2,5 ml (½ c. à thé)	Beurre ou margarine non hydrogénée	5 ml (1 c. à thé)
Au goût	Sel et poivre	Au goût

- Préchauffer le four à 200 °C (400 °F).
- Faire tomber les épinards dans une poêle chaude. Les presser dans une passoire afin d'en retirer le maximum d'eau. Hacher et déposer dans un ramequin.
- Mélanger le gingembre, le jus et le zeste de citron, la sauce soya et le miel.
- Déposer les pétoncles sur les épinards, arroser de la sauce et ajouter le beurre ou la margarine.
- Envelopper les ramequins dans de grandes feuilles de papier d'aluminium et refermer en papillote.
- Cuire au four de 10 à 12 minutes, selon la taille des pétoncles.

VARIANTE Remplacer les épinards par des rapinis préalablement sautés à l'ail.

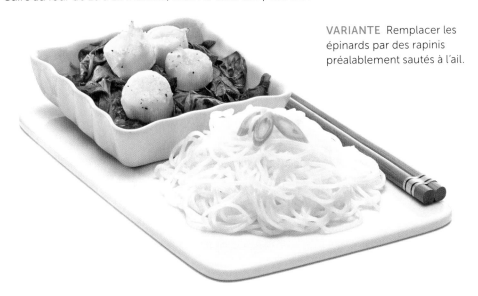

DÉJEUNER

Omelette aux épinards

1 muffin anglais de blé entier

½ banane

Thé ou café

5 ml (1 c. à thé) de margarine
non hydrogénée

COLLATION AM

200 ml de boisson
de soya vanille

1 kiwi

2 biscuits secs/arrowroot

DÎNER

Croque-monsieur au
pesto (p. 167)

125 ml (½ tasse) de tomates
cerises

100 g de yogourt grec
vanille 0-2 % m.g.

1 poire

COLLATION PM

100 g de yogourt grec
aux fruits 0-2 % m.g.

SOUPER

★ Filet mignon de porc
à la normande

Pommes de terre grelot (3)

250 ml (1 tasse) de laitue
au choix

15 ml (1 c. à soupe)
de vinaigrette légère

125 ml (½ tasse) de cidre
de pomme

Pommes de terre grelot (2)

COLLATION SOIR

½ banane

7 noix d'acajou

VARIANTE Remplacer la
pomme par une poire et le
curcuma par du cari.

Omelette aux épinards

énergie: 190 kcal **lipides:** 14 g **protéines:** 14 g **glucides:** 3 g **fibres:** 1 g
équivalents: 1 VS • 0,25 LF • 1 GRAS • **source de vitamine C et de calcium • bonne source de fer**
• **excellente source de vitamine A**

1 PORTION		2 PORTIONS
2	Œufs	4
15 ml (1 c. à soupe)	Lait 1 % m.g.	30 ml (2 c. à soupe)
60 ml (¼ tasse)	Épinards	125 ml (½ tasse)
5 ml (1 c. à thé)	Huile d'olive	10 ml (2 c. à thé)

- Battre les œufs, ajouter le lait et les épinards.
- Dans une poêle chaude, faire chauffer l'huile et cuire l'omelette.

Filet mignon de porc à la normande

énergie: 260 kcal **lipides:** 3 g **protéines:** 25 g **glucides:** 32 g **fibres:** 3 g
équivalents: 1 VS • 1 LF • **source de vitamine C • bonne source de fer**

1 PORTION		2 PORTIONS
	Huile en aérosol	
60 ml (¼ tasse)	Oignon émincé	125 ml (½ tasse)
½	Pomme en dés	1
7,5 ml (½ c. à soupe)	Farine	15 ml (1 c. à soupe)
125 ml (½ tasse)	Cidre	250 ml (1 tasse)
1 pincée	Curcuma	2,5 ml (½ c. à thé)
100 g	Filet mignon de porc	200 g
Au goût	Sel et poivre	Au goût

- Préchauffer le four à 200 °C (400 °F).
- Dans une casserole allant au four vaporisée d'huile, faire revenir l'oignon
  et les dés de pomme durant 5 minutes.
- Ajouter la farine et bien mélanger.
- Déglacer avec le cidre et
  ajouter le curcuma.
- Faire mijoter de 2 à
  3 minutes à feu doux.
- Déposer le morceau
  de filet mignon dans la
  casserole et mettre au
  four de 12 à 15 minutes.

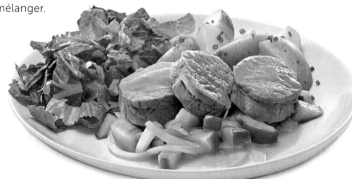

DIMANCHE

Crêpe ricotta et pomme

énergie: 220 kcal **lipides:** 4,5 g **protéines:** 10 g **glucides:** 35 g **fibres:** 4 g
équivalents: 1 PC • 0,5 LF • 0,5 LS • **source de vitamine A et de fer • bonne source de calcium**

1 PORTION		2 PORTIONS
½	Pomme en dés	1
	Huile en aérosol	
7,5 ml (½ c. à soupe)	Cassonade	15 ml (1 c. à soupe)
20 ml (4 c. à thé)	Ricotta légère (moins de 5 % m.g.)	45 ml (3 c. à soupe)
1	Petit(s) œuf(s)	2
50 ml (3 c. à soupe + 1 c. à thé)	Farine de blé entier	100 ml (⅓ tasse + 4 c. à thé)
50 ml (3 c. à soupe + 1 c. à thé)	Lait 1 % m.g.	100 ml (⅓ tasse + 4 c. à thé)
1 pincée	Cannelle	2,5 ml (½ c. à thé)

- Faire colorer les dés de pomme dans une poêle chaude vaporisée d'huile.
- Ajouter la cassonade et faire caraméliser.
- Mélanger la pomme et la ricotta. Réserver au frais.
- Mélanger l'œuf, la farine, le lait et la cannelle jusqu'à ce que le mélange soit lisse.
- Sur feu moyen, faire cuire la crêpe dans une poêle vaporisée d'huile.
- Garnir la crêpe du mélange pomme ricotta et plier.

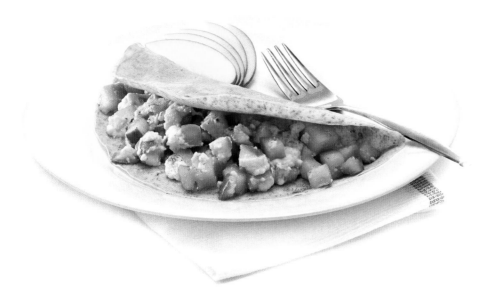

Potage Saint-Germain (pois cassés)

énergie: 230 kcal **lipides:** 1 g **protéines:** 14 g **glucides:** 41 g **fibres:** 5 g
équivalents: 1 PC • 0,5 LF • **source de vitamine C et de calcium** • **bonne source de fer** • **excellente source de vitamine A**

2 PORTIONS		4 PORTIONS
125 ml (½ tasse)	Pois verts fendus (cassés)	250 ml (1 tasse)
¼	Oignon émincé	½
½	Carotte en rondelles	1
30 ml (2 c. à soupe)	Poireau en lamelles	60 ml (¼ tasse)
	Huile en aérosol	
500 ml (2 tasses)	Bouillon de légumes	1 L (4 tasses)
½	Gousse d'ail	1

- Rincer les pois cassés à l'eau claire.
- Faire suer l'oignon, la carotte et le poireau à feu vif dans une grande casserole vaporisée d'huile en aérosol.
- Ajouter les pois cassé et le bouillon de légumes.
- Lorsque le liquide arrive à ébullition, ajouter la gousse d'ail, baisser le feu et cuire 60 minutes, à demi couvert.
- Au besoin, ajouter du bouillon de légumes en cours de cuisson si la préparation est trop épaisse. Réduire en purée.

Muffins pomme et suisse

énergie: 140 kcal **lipides:** 4 g **protéines:** 9 g **glucides:** 18 g **fibres:** 3 g
équivalents: 1 PC • 0,5 LS • 0,25 LF • 0,25 GRAS • **source de fer** • **bonne source de calcium**

1 PORTION (4 MUFFINS)		2 PORTIONS (8 MUFFINS)
2,5 ml (½ c. à thé)	Poudre à pâte	5 ml (1 c. à thé)
2,5 ml (½ c. à thé)	Bicarbonate de sodium	5 ml (1 c. à thé)
125 ml (½ tasse)	Farine de blé entier	250 ml (1 tasse)
1	Œuf(s)	2
45 ml (3 c. à soupe)	Lait 1 % m.g.	80 ml (⅓ tasse)
60 ml (¼ tasse)	Yogourt nature (0 à 2 % m.g.)	125 ml (½ tasse)
1	Pomme(s) en dés	2
3 tranches de 20 g	Fromage suisse léger	6 tranches de 20 g
30 ml (2 c. à soupe)	Noix de Grenoble	60 ml (¼ tasse)

- Préchauffer le four à 190 °C (375 °F).
- Mélanger la poudre à pâte et le bicarbonate de sodium à la farine. Ajouter l'œuf et mélanger.
- Verser le lait et le yogourt, mélanger.
- Couper les tranches de fromage en dés et les ajouter au mélange, avec les dés de pomme et les noix de Grenoble. Mélanger à la spatule.
- Répartir l'appareil obtenu dans un moule à muffins (en silicone ou enduit d'huile en aérosol). Faire cuire au four de 30 à 40 minutes.

Escalope de veau aux champignons

énergie: 180 kcal **lipides:** 5 g **protéines:** 23 g **glucides:** 10 g **fibres:** 1 g
équivalents: 1 VS • 1 LF • 1 GRAS • **bonne source de fer**

1 PORTION		2 PORTIONS
10 ml (2 c. à thé)	Farine tout usage	20 ml (4 c. à thé)
90 g	Escalope de veau	180 g
5 ml (1 c. à thé)	Huile d'olive	10 ml (2 c. à thé)
125 ml (½ tasse)	Champignons de Paris, tranchés	250 ml (1 tasse)
1	Échalote(s) française(s)	2
60 ml (¼ tasse)	Vin rouge	125 ml (½ tasse)

VARIANTE Remplacer l'escalope de veau par du foie de veau.

- Enfariner l'escalope.
- Dans une poêle, faire chauffer l'huile et cuire les champignons. Retirer les champignons de la poêle et réserver.
- Faire revenir l'échalote dans la poêle. Ajouter l'escalope et cuire 2 minutes de chaque côté. Retirer l'escalope de la poêle et réserver.
- Déglacer la poêle avec le vin rouge. Remettre l'escalope et les champignons dans la poêle et réchauffer avant de servir.

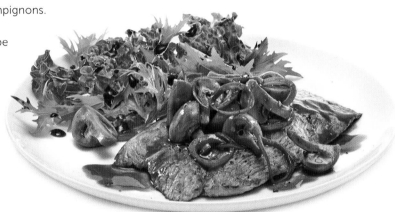

Petits roulés fruits

énergie: 150 kcal **lipides:** 0,5 g **protéines:** 2 g **glucides:** 35 g **fibres:** 5 g
équivalents: 1 PC • 1,5 LF • **excellente source de vitamine C**

1 PORTION (2 ROULÉS)		2 PORTIONS (4 ROULÉS)
2	Feuilles de riz	4
½	Pomme râpée	1
½	Orange, en suprêmes	1
2	Feuilles de menthe, ciselées	4
60 ml (¼ tasse)	Framboises	125 ml (½ tasse)

- Faire tremper les feuilles de riz dans un bol d'eau chaude pendant quelques secondes, puis les déposer sur un linge de cuisine humide.
- Mélanger la pomme râpée, les suprêmes d'orange et la menthe ciselée. Répartir la moitié du mélange de manière rectiligne à un tiers de distance de chaque extrémité d'une feuille de riz, en laissant 2,5 cm (1 po) de chaque côté.
- Rabattre les côtés puis rouler assez serré. Répéter pour le second roulé.
- Mélanger les framboises en les écrasant pour en faire un coulis.
- Servir les roulés, arrosés de coulis de framboises.

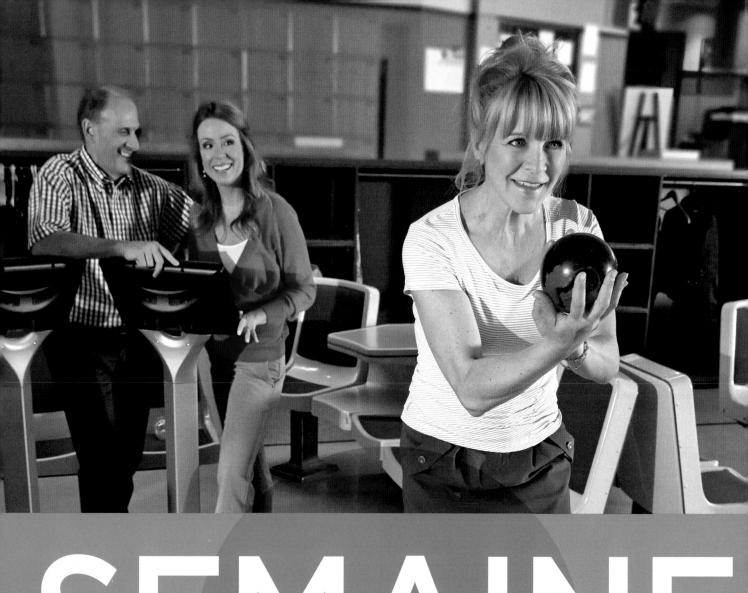

SEMAINE

3

LES CONSEILS DE GUY

ON POURSUIT!

Déjà deux semaines de parcourues. Bravo, c'est un bel accomplissement! Je sais que votre motivation est au «max» et que vous vous dites que, cette fois, c'est la bonne. Profitons donc de cette période de «haute motivation» pour regarder ensemble ce qui peut continuer à alimenter votre motivation ou, à l'inverse, la faire fondre si vous ne prêtez pas attention à mes recommandations.

En ce qui me concerne, il y a trois moteurs de motivation que je considère comme primordiaux. Les voici.

Faites-le pour vous!

L'être humain est ainsi fait. On ne peut pas maigrir par procuration. Certes, on peut bien perdre quelques kilos pour faire plaisir à sa femme, à son mari ou à un parent, etc. Mais ça ne durera pas. J'ai toléré 36 kg (80 lb) de trop pendant plus de 30 ans; ma mère et mes proches m'ont souvent lancé subtilement le message que ce serait mieux pour ma santé si... que ce serait plus agréable pour moi si... etc. Pourtant, rien n'y faisait. Même que je me rebiffais un peu contre leurs commentaires en me disant que «ce n'était pas de leurs affaires»! C'est seulement lorsque j'ai enfin trouvé mes raisons à moi pour perdre du poids que rien n'a pu m'arrêter.

Posez-vous donc sérieusement ces questions: «Pour qui ou pourquoi est-ce que je veux perdre du poids et me mettre en forme? Quelles sont mes motivations profondes? Sont-elles assez fortes pour m'amener jusqu'au bout de la route?» Si les réponses sont «Pour faire plaisir à ma mère», «Pour que mon mari/ma femme m'aime plus», «Pour que les autres me considèrent davantage» ou encore «Pour correspondre à tel ou tel standard de beauté», je vous invite à reconsidérer vos motivations.

Être motivé par l'admiration que votre partenaire de vie ou un proche porte à votre démarche, c'est une chose. En dépendre, c'en est une autre! Pour demeurer motivé à long terme, il faut que votre désir de changement soit intrinsèque, c'est-à-dire qu'il provienne de l'intérieur de vous, et non de l'extérieur. La perte de poids durable, ça doit venir de soi, et de personne d'autre.

Qu'est-ce qui vous motive vraiment? Qu'avez-vous écrit dans les exercices de la section «Motivation 101» à la page 20? Est-ce que vous voulez avoir une meilleure santé? Souhaitez-vous être capable de vous regarder nu dans le miroir sans sourciller? Dans les endroits publics, en avez-vous assez de sentir que les gens se retournent sur votre passage? Avez-vous envie de gravir le Kilimandjaro, de courir un marathon ou d'atteindre 60 pulsations/minute au repos le matin?

Il n'y a que vous qui puissiez répondre à ces questions de façon claire et précise. C'est vous qui décidez, et c'est votre droit. Mais si certaines de vos motivations vous semblent «extérieures», réfléchissez sérieusement, creusez en vous et trouvez ce qui excite vraiment votre motivation. Qu'est-ce qui rend cette perte de poids

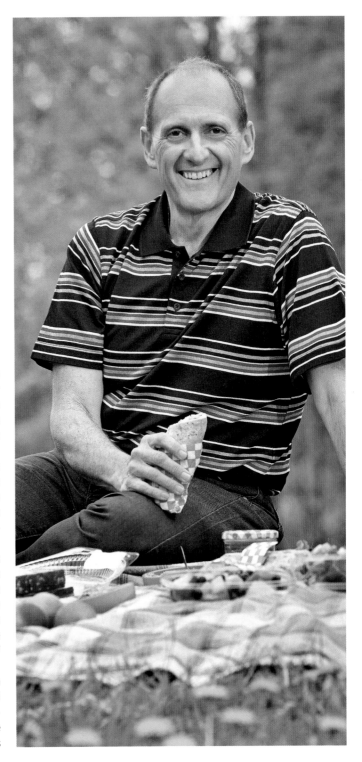

si capitale pour vous ? Trouvez cette clé et ne la perdez jamais. Votre réussite dépend de la force de votre désir intérieur.

Nourrissez bien… votre esprit !

Deuxième moteur de motivation : un outil « mental » capable de combattre le doute lorsqu'il se présente. Le doute est probablement votre pire ennemi dans un projet aussi difficile que la perte de poids. Il peut provenir de votre propre esprit, mais aussi, de manière plus insidieuse, de paroles ou de commentaires d'un ami, d'un collègue ou même d'un parent. Une simple remarque, un regard, l'échec de quelqu'un d'autre peuvent parfois suffire à vous faire douter de votre réussite. Tôt ou tard, vous aurez à vivre ce genre de situations qui, si elles se répètent souvent, vous ébranleront dans le cas où vous n'auriez pas un « mental » fort.

Quand on pense à bien se nourrir, on pense à ce qui entre dans la composition de son assiette. Mais, pour moi, bien se nourrir veut aussi dire fournir à mon mental la nourriture psychologique nécessaire à l'atteinte et au maintien de mon poids santé. Si vous nourrissez votre esprit de pensées négatives, gageons qu'il n'aura pas la force de persévérer très longtemps. Pour bien nourrir son esprit et éviter qu'il soit envahi de doutes, rien de tel que de le nourrir d'exemples à succès.

Un exemple de réussite, j'en suis un parmi des milliers d'autres ! *Kilo Cardio 3* contient d'ailleurs plusieurs témoignages de gens comme vous et moi, qui ont perdu leurs kilos en trop et maintenu leur poids santé. Vidéos, photos, émissions de télé, articles de magazines, livres : il y a dans votre entourage des moyens de contempler la réussite d'individus qui avaient comme vous l'objectif d'une saine perte de poids. Alimentez-vous de cette nourriture psychologique le plus souvent possible. À l'inverse, rejetez en bloc les exemples de ceux qui ont échoué ou repris leur poids. Si vous ne voulez pas vous-même devenir un exemple d'échec, il faut les mettre de côté, les oublier, surtout ne pas les laisser vous affecter. Je suis comme vous : encore aujourd'hui, entendre parler de gens qui ont perdu du poids me conforte dans l'envie de continuer à tout faire pour conserver mon poids santé.

Pour maintenir votre niveau de motivation, je vous suggère fortement de rencontrer des gens qui ont eux-mêmes perdu du poids. Demandez-leur comment ils ont fait. Développez une relation d'amitié avec eux. Appelez-les dans vos périodes difficiles ou encore relisez leurs témoignages que vous aurez affichés bien en vue. Il n'y a aucun mal à bénéficier de l'aide des autres pour avancer, vous n'en serez pas moins à 100 % responsable de votre réussite ! Ce qui m'amène à vous parler du troisième moteur de motivation.

Faites-le en équipe

Je vous avoue bien humblement que, si ma conjointe ne m'avait pas emboîté le pas et n'avait pas perdu 27 kg (60 lb) au même rythme que moi, je ne sais pas si j'aurais pu me rendre jusqu'au bout. On a beau avoir un « mental » fort et être très motivé, il y a des moments où le fait d'être appuyé par quelqu'un est salutaire.

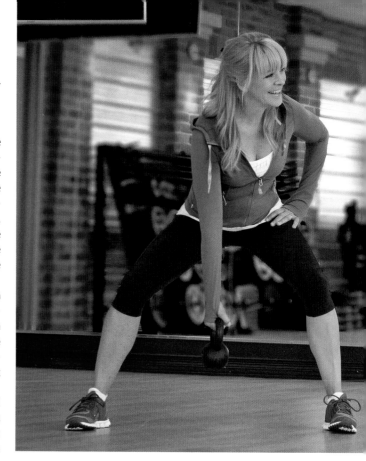

Vous connaissez le dicton « qui se ressemble s'assemble » il est tout à fait approprié dans ce cas. Rapprochez-vous de gens qui sont en processus de perte de poids , vous y gagnerez la motivation nécessaire pour poursuivre. Ce n'est pas pour rien que des groupes de soutien existent pour tous les défis humains imaginables. Que ce soient les divorcés, les alcooliques, les gens atteints de cancer, etc., il existe de tels groupes (des équipes) qui rassemblent des personnes traversant les mêmes difficultés.

Je vous suggère donc d'appliquer ce principe à votre démarche de mise en forme et de perte de poids. Que vous le fassiez en couple, en famille, avec un ou une amie ou à l'intérieur d'un groupe, c'est le fait de pouvoir vous appuyer sur quelqu'un dans les bons comme dans les mauvais moments qui est important. Car, malgré votre motivation actuelle, il y aura probablement des instants où vous vous sentirez démuni face à ce grand projet. Trouvez quelqu'un qui a le même objectif que vous et envers qui vous vous sentirez redevable. Motivez-vous l'un l'autre. En période de découragement, il n'y a rien de plus précieux que d'avoir quelqu'un qui est là pour vous aider à vous relever et à garder ensuite le cap.

Motivitamine de Guy !

MA FIERTÉ EST PLUS GRANDE QUE MES EFFORTS.

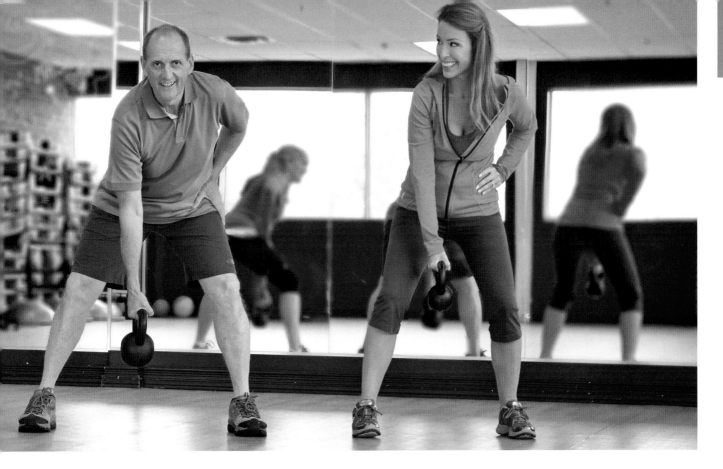

Les réseaux sociaux vous offrent d'ailleurs un éventail très varié de groupes de gens qui perdent du poids. L'objectif : ne jamais être seul, à la fois avant, pendant et après votre programme de perte de poids.

Je dois vous avouer que si je n'étais pas associé à Josée et à Isabelle, et coauteur des livres *Kilo Cardio*, ma motivation à maintenir mon poids serait peut-être moindre. Non pas qu'il faille absolument écrire des livres pour demeurer motivé, mais avec une telle collaboration, je ne peux même pas me donner la possibilité de reprendre du poids !

Le même effet motivant se produit quand vous êtes suivi par un expert. Avez-vous le vôtre ? Une nutritionniste, un entraîneur ou un médecin qui vous conseille et vous guide : voilà un atout important.

Voici quelques idées pour bien vous entourer.

▶ Faites le programme Kilo Cardio avec une ou plusieurs personnes de votre entourage.
▶ Allez au centre d'entraînement avec un ami ou un collègue, ou liez-vous d'amitié avec une personne qui semble avoir le même profil que vous.
▶ Prenez contact avec une personne que vous connaissez (même vaguement) qui a atteint son poids santé, le maintient et a amélioré sa condition physique depuis plusieurs années.

▶ Allez marcher à deux.
▶ Inscrivez-vous à des activités ou à des cours en groupe, comme le hockey, le volley-ball, le badminton, la danse aérobique, la danse, le yoga, etc.
▶ Rencontrez votre « expert » ou parlez-lui régulièrement.
▶ Partagez vos succès, mais aussi vos insuccès, vos doutes, vos craintes.
▶ Jouez le même rôle pour votre partenaire d'entraînement. Si cela fait deux semaines qu'il ne va pas s'entraîner en prétextant qu'il a trop de travail, vous pouvez supposer que sa motivation baisse. Appelez-le et secouez-le un peu. Il vous en remerciera plus tard.
▶ Lisez vos « Motivitamines » (voir page 21), partagez-les avec les gens autour de vous et gardez-les en tête au quotidien.

Je suis convaincu que, si vous prêtez attention à ces trois moteurs de motivation, vous allez augmenter de beaucoup vos chances de réussite.

Je sais que vous allez très bien à ce moment-ci et que vous avez hâte que des résultats tangibles se fassent sentir. Ça s'en vient. Ils vont bientôt apparaître. Il faut persister, ne lâchez surtout pas ! On se revoit au début de la semaine 5.

LES CONSEILS DE JOSÉE

LE STRESS ET LE POIDS

Vous connaissez sans doute les effets dévastateurs du stress ou, du moins, vous en avez entendu parler. Mais si on sait désormais qu'il y a un lien direct entre le niveau de stress et l'activité physique, peu de personnes savent qu'il y a aussi un lien entre le stress et le tour de taille. En fait, ils se tiennent par la main. L'un stimule l'autre.

Lorsque vous vivez des moments de tension, votre corps sécrète une hormone appelée cortisol. Malheureusement, un surplus de cette hormone entraîne souvent un gain de poids et, plus spécifiquement, une augmentation du gras abdominal. Le gras stocké dans l'abdomen est le plus dangereux et le plus sournois, car il augmente directement les risques de maladies coronariennes, de cancer et d'accident vasculaire cérébral.

Les recherches ont démontré que la sécrétion trop élevée de cortisol aura pour conséquence l'augmentation du pourcentage de gras corporel pour trois raisons :

▶ Elle ralentit le métabolisme de base par son effet sur la glande thyroïde ;

▶ Elle suscite les rages de sucre. Lorsque vous êtes stressé et que vous cherchez quelque chose à vous mettre sous la dent, vous avez davantage le mauvais réflexe d'avaler des sucreries ou des gâteaux, tous ces aliments aux indices glycémiques élevés. Ceux-ci font augmenter la sécrétion d'insuline qui, elle, cause un surplus de gras au niveau abdominal. De plus, le cortisol interfère avec l'action de l'insuline, la rendant moins efficace pour stabiliser la glycémie sanguine ;

▶ Elle envoie un signal aux cellules graisseuses de conserver plus de graisses et d'en libérer aussi peu que possible. Elle prédispose aussi à une plus grande accumulation de gras autour de l'abdomen... ce qui, en retour, favorise la production de cortisol !

Que faire alors ? La réponse est si évidente, et si naturelle : BOUGEZ ! L'activité physique diminue l'accumulation de cortisol et d'adrénaline dans le sang. Elle vous permettra de mieux gérer votre stress et de contrôler plus efficacement votre poids. En bougeant, vous n'améliorerez pas seulement votre bilan énergétique, vous agirez aussi directement sur vos niveaux de stress et, surtout, vous grandirez en confiance et en assurance.

La pratique régulière d'activités physiques a un merveilleux effet : elle vous permet de réaliser que vous pouvez accomplir de grandes choses et que, quoi qu'il advienne, VOUS avez le contrôle.

Références
Kino-Québec, *op. cit.*, p. 20.
Iwasaki, Y., J. Zuzanek, C. R. Mannell (2001). « The Effects of Physically Active Leisure on Stress-Health Relationships », *Can J Public Health*, 2001, vol. 92, n° 3, p. 214-218.

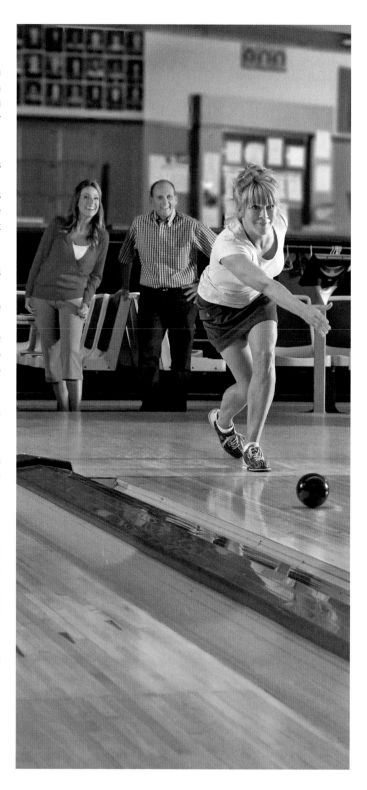

LE PROGRAMME D'ENTRAÎNEMENT

On s'entraîne... autour du bureau !

1. Renforcement musculaire – membres supérieurs

ÉLÉVATION LATÉRALE DES ÉPAULES AVEC HALTÈRES

En tenant un gros livre dans chacune de vos mains, prenez une position stable debout, pieds à la largeur des hanches et abdominaux engagés. Simultanément, soulevez les livres de chaque côté du corps, jusqu'à la hauteur de la poitrine, en maintenant les bras presque complètement tendus. Faites le mouvement lentement pour monter et pour redescendre. Effectuez de 8 à 15 répétitions. La charge devrait être assez lourde pour que les dernières répétitions soient difficiles.

Variante : utilisez des livres de 2 à 3,5 kg (5 à 8 lb) chacun.

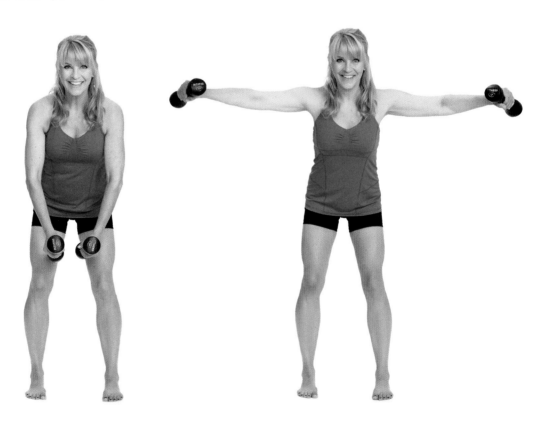

2. Renforcement musculaire – membres inférieurs

FENTES LATÉRALES POUR LES FESSIERS ET LES CUISSES

Debout, dos droit et pieds joints, placez les mains sur les hanches. Faites un grand pas à droite, pliez le genou droit et restez 3 secondes, puis poussez pour revenir à la position de départ. Répétez de l'autre côté. Faites de 8 à 10 répétitions de chaque côté, en alternance. Si vous le souhaitez, placez-vous face à votre bureau, où vous pourrez déposer les mains pour vous stabiliser et vous rassurer, au besoin. Dès que possible, faites le mouvement sans appui.

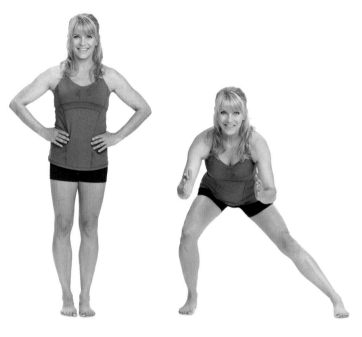

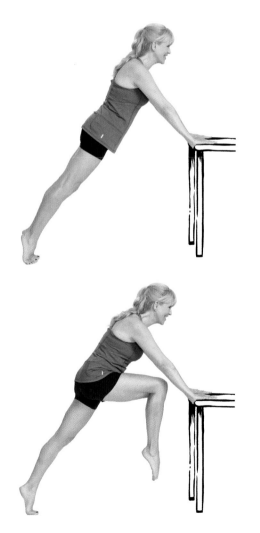

3. Renforcement musculaire – abdos/dos

LE « GRIMPEUR », POUR TOUS LES MUSCLES STABILISATEURS

Debout, placez vos mains sur votre bureau et éloignez vos pieds de façon que votre corps fasse un angle d'environ 45 degrés avec le sol. Plus vous éloignerez vos pieds du bureau, plus le travail sera intense. Contractez les abdominaux et maintenez la tête et les jambes dans le prolongement du dos. En utilisant les muscles du ventre, tirez le genou droit vers l'abdomen et revenez à la position de départ. Alternez ainsi d'une jambe à l'autre pour bien sentir la sollicitation de vos abdominaux. Pour augmenter l'intensité, passez directement d'un pied à l'autre en sautillant entre les deux. Gardez en tout temps la contraction profonde de vos abdominaux. Répétez au moins 8 fois de chaque côté.

Variantes : utilisez une table stable, un comptoir de cuisine, un arbre, etc.

4. Équilibre

L'ÉQUILIBRISTE

Tenez-vous debout tout près d'un bureau. Tirez le genou droit vers le tronc et maintenez 5 secondes ; vous êtes en équilibre sur la jambe gauche. Ouvrez maintenant le genou de côté, sans tourner les épaules ou les hanches, et maintenez 5 secondes. Revenez au centre, puis déposez le pied pour changer de jambe. Tentez de faire l'enchaînement 3 ou 4 fois de chaque côté en utilisant le bureau comme point d'appui le moins souvent possible.

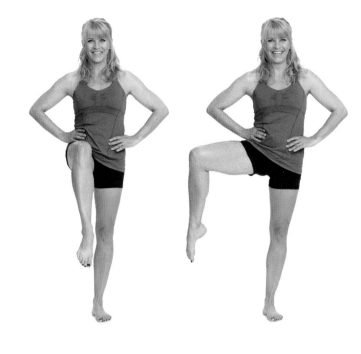

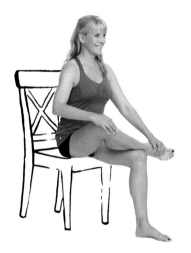

5. Souplesse

DÉTENTE ET ÉTIREMENT DES FESSIERS SUR CHAISE

Assoyez-vous sur le bord d'une chaise stable, déposez la cheville droite sur le genou gauche et avancez doucement le tronc, en gardant le dos bien droit. Maintenez la position 30 secondes, puis ramenez doucement le tronc à sa position initiale. Répétez le même exercice en déposant cette fois la cheville gauche sur le genou droit. Il s'agit d'un exercice fort efficace pour soulager notamment les sciatalgies et les douleurs au bas du dos.

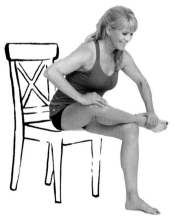

LES CONSEILS D'ISABELLE

BIEN MANGER AU BUREAU

Bien manger en tout temps, malgré un emploi prenant et la course contre la montre du retour à la maison, est un défi à relever pour plusieurs. Cette semaine, on aborde le thème de la saine alimentation au bureau.

Savoir s'organiser

Le truc pour bien s'alimenter à l'extérieur de la maison ? La planification. Que ce soit pour les repas ou pour les collations, il n'y a pas d'autre moyen d'avoir accès à des aliments sains en tout temps. À cette fin, on doit bien garnir son garde-manger, son frigo et son congélo.

Quelques aliments clés à avoir sous la main à la maison

Dans le garde-manger
▶ Boîtes de thon et de saumon
▶ Craquelins riches en fibres
▶ Conserves de légumineuses
▶ Pâtes alimentaires de blé entier
▶ Quinoa
▶ Couscous de blé entier

Dans le frigo
▶ Lait réduit en m.g.
▶ Fromage à 20 % m.g. ou moins
▶ Yogourt à 2 % m.g. ou moins
▶ Œufs
▶ Fruits et légumes frais

Dans le congélo
▶ Fruits et légumes surgelés
▶ Pain, muffins anglais et bagels de grains entiers, tranchés
▶ Poitrine de poulet, filet de poisson

Être organisé, c'est aussi planifier les repas de la semaine afin de ne pas être pris au dépourvu. On pense donc à regarder les circulaires le week-end et à établir sa liste d'épicerie en fonction des spéciaux, des arrivages et… de nos obligations personnelles.

On en profite aussi pour cuisiner pendant la fin de semaine afin de prendre de l'avance. Rien de plus réconfortant qu'un repas tout prêt quand on rentre à la maison après une longue journée de travail ! Et quoi de plus facile qu'un restant du souper de la veille pour un lunch vite fait bien fait ?

Un lunch équilibré

Faire son lunch compte assurément parmi les meilleures stratégies pour bien manger. On connaît exactement la composition des recettes – on en profite pour faire provision de légumes ! Un lunch équilibré comprendra les quatre groupes préconisés par le *Guide alimentaire canadien* (viande et substituts, produits céréaliers, fruits et légumes, lait et substituts).

Il est important de consommer un lunch contenant suffisamment de protéines pour être bien soutenu tout l'après-midi. Un simple sandwich tomates-mayonnaise ne rassasiera pas. Il faut donc lui ajouter une portion de viande, de volaille ou de poisson (un sandwich aux tomates avec 60 g de thon, par exemple).

Autres exemples de lunch faciles et équilibrés
▶ Salade de couscous de blé entier au poulet et aux canneberges + concombre libanais + yogourt
▶ Soupe minestrone + craquelins de grains entiers + fromage + salade de fruits
▶ Salade de saumon aux amandes + pain pita de blé entier + hummus + boisson de soya
▶ Sandwich aux œufs + carottes nantaises + compote de pomme + lait
▶ Salade de riz au tofu + minitomates + cubes de fromage + tapioca

La fringale de l'après-midi ou l'appel de la machine distributrice

L'horloge indique 15 h et une envie de chocolat ou de croustilles s'empare de vous. Si vous n'avez pas de collations sous la main, il y a peu de chances que vous résistiez aux tentations de la machine distributrice… Pourtant, les choix qui y sont proposés sont rarement avantageux.

Quelques exemples des choix que l'on trouve dans les distributrices et leur teneur en calories
▶ Muffin au chocolat de 180 g : 690 Calories
▶ Strudel au caramel de 135 g : 510 Calories
▶ Brownie de 100 g : 280 Calories
▶ Arachides rôties au miel, 50 g : 320 Calories
▶ Mélange du randonneur, 50 g : 260 Calories
▶ Bouchées chocolatées aux arachides, 45 g : 250 Calories
▶ Galette au gruau et aux framboises de 100 g : 240 Calories
▶ Barres tendres sucrées de 35 g : 180 Calories

En se laissant tenter par l'un de ces choix peu équilibrés, on entrave son niveau d'énergie pour le reste de la journée. Trop de sucre fait rapidement grimper la glycémie, ce qui nuit à la concentration.

Le mieux : toujours avoir sous la main des collations saines, histoire d'éloigner les tentations ! Vous trouverez à la page 177 plusieurs suggestions de collations à 100, 150 et 200 Calories qui s'intègrent parfaitement dans un menu équilibré. Ces collations comblent la faim et n'ajoutent pas de calories superflues. À glisser chaque jour dans sa boîte à lunch !

Les collations : des indispensables

Prendre au moins deux collations par jour permet de maintenir un bon niveau d'énergie tout au long de la journée. Les collations idéales sont composées de glucides et de protéines, question de bien stabiliser la glycémie. Voici quelques idées de collations pratiques pour le bureau.

Du côté des fruits (1 fruit moyen ou 125 ml [½ tasse] de fruits tranchés)
▶ Pomme coupée en quartiers et saupoudrée de cannelle
▶ Salade de fruits maison
▶ Compote de pommes sans sucre ajouté
▶ Boules de melon miel
▶ Cubes d'ananas et fraises

Du côté des légumes (125 ml [½ tasse] ou plus)
▶ Fenouil tranché
▶ Fleurets de brocoli
▶ Carottes nantaises
▶ Concombres libanais
▶ Tomates cerises
▶ Jus de légumes faible en sodium

Du côté des produits laitiers
▶ Yogourt grec de 100 à 175 g
▶ Fromage faible en gras (30 à 50 g)
▶ Lait (200 à 250 ml [¾ à 1 tasse])
▶ Boisson de soya enrichie (200 à 250 ml [¾ à 1 tasse])

Les collations à base de fruits, de légumes et de produits laitiers sont idéales, car elles permettent de hausser son apport des groupes alimentaires qui font souvent défaut. Noix et graines sont aussi fort intéressantes pour la santé. Elles apportent des protéines, des gras essentiels et des fibres. Toutefois, comme elles sont caloriques, il ne faut pas dépasser 60 ml (¼ tasse) par jour.

À l'occasion, les barres tendres pas trop sucrées (en deçà de 8 g de sucre par portion) et riches en fibres (plus de 4 g par portion) et les craquelins de grains entiers offrent une belle diversité.

Et lorsqu'on s'éloigne du bureau ?

Sortir au resto à l'occasion est tout à fait possible, même au sein d'un programme de perte de poids. Sélectionner les bons plats est gage de santé et de maintien de votre programme alimentaire.

Mes conseils
On opte pour une entrée légère à base de légumes.

Quelques idées
▶ Soupe aux légumes
▶ Salade tomates-bocconcini
▶ Asperges grillées aux amandes
▶ Gaspacho
▶ Soupe minestrone
▶ Tian de légumes grillés
▶ Salade aux deux betteraves
▶ Salade mixte

En plat principal, l'assiette idéale sera composée ainsi : ½ légumes, ¼ produits céréaliers, ¼ protéines. Il ne faut pas hésiter à demander au serveur plus de légumes et moins de produits céréaliers !

Quelques idées
▶ Poisson grillé sur ratatouille + quinoa au zeste de citron
▶ Poulet sauce tomate + pâtes d'accompagnement
▶ Bœuf au sésame + brocoli + riz basmati
▶ Salade de poulet grillé aux agrumes
▶ Brochette poulet-poivrons + riz
▶ Rouleaux de printemps aux crevettes et sauce aux arachides

En somme, peu importe le type de resto choisi, il est possible de faire de bons choix. Les desserts et le pain d'accompagnement sont certes tentants, mais souvent inutiles. Il suffit de se questionner à savoir si on a encore faim avant de consommer des calories excédentaires qui peuvent nuire à l'atteinte de notre objectif.

1300, 1500 OU 1800 CALORIES ?

Le menu de base à **1300** Calories est représenté en noir.

Pour suivre le menu à **1500** Calories, vous devez ajouter les aliments inscrits en bleu au menu de base.

Pour suivre le menu à **1800** Calories, vous devez ajouter les aliments énumérés en bleu ET en rouge au menu de base.

lundi • jour 1

DÉJEUNER

Muffin pomme et suisse (p. 58)

100 g de yogourt grec aux fruits 0-2 % m.g.

1 clémentine

Thé ou café

1 clémentine

15 ml (1 c. à soupe) de céréales granola ou muesli

15 ml (1 c. à soupe) de canneberges séchées

COLLATION AM

200 ml de boisson de soya vanille

DÎNER

Potage Saint-Germain (p. 58)

30 g de fromage léger < 18 % m.g.

4 craquelins (20 g) de type Melba

1 jus de légumes réduit en sodium (162 ml)

2 craquelins (10 g) de type Melba

COLLATION PM

15 raisins

15 ml (1 c. à soupe) de pistaches

100 g de yogourt grec vanille 0-2 % m.g.

SOUPER

★ Fusilli forestier (p. 73)

125 ml (½ tasse) d'asperges

1 rôtie de grains entiers

15 ml (1 c. à soupe) de fromage à la crème léger

1 orange

COLLATION SOIR

½ banane

125 ml (½ tasse) de lait 1 % m.g.

1 carré (10 g) de chocolat noir (70 % cacao)

mardi • jour 2

DÉJEUNER

2 rôties de grains entiers

15 ml (1 c. à soupe) de beurre d'arachide

½ banane

Thé ou café

1 tranche de fromage suisse léger (20 g)

COLLATION AM

60 ml (¼ tasse) de fromage cottage 1 % m.g.

125 ml (½ tasse) de bleuets

2 craquelins (10 g) de type Melba

125 ml (½ tasse) de bleuets

2 craquelins (10 g) de type Melba

DÎNER

Salade de pâtes à la méditerranéenne (p. 165)

125 ml (½ tasse) de céleri

15 raisins

COLLATION PM

100 g de yogourt grec aux fruits 0-2 % m.g.

7 amandes

15 ml (1 c. à soupe) de céréales granola ou muesli

SOUPER

★ Papillote de turbot et de fenouil à l'orange (p. 74)

125 ml (½ tasse) de riz brun

250 ml (1 tasse) de laitue au choix

15 ml (1 c. à soupe) de vinaigrette légère

1 pouding au tapioca format individuel (113 g)

60 ml (¼ tasse) de riz brun

COLLATION SOIR

125 ml (½ tasse) de lait 1 % m.g.

mercredi • jour 3

DÉJEUNER

1 muffin anglais de blé entier

1 tranche de fromage suisse léger (20 g)

125 ml (½ tasse) de framboises

Thé ou café

1 œuf à la coque

5 ml (1 c. à thé) de margarine non hydrogénée

COLLATION AM

2 biscuits secs/arrowroot

200 ml de boisson de soya vanille

15 ml (1 c. à soupe) de pistaches

DÎNER

Salade de fenouil, d'orange et de poulet (p. 165)

Muffin pomme et suisse (p. 58)

15 raisins

COLLATION PM

100 g de yogourt grec aux fruits 0-2 % m.g.

1 clémentine

SOUPER

★ Omelette à la ratatouille (p. 75)

1 compote de fruits sans sucre ajouté (113 g)

1 rôtie de grains entiers

125 ml (½ tasse) de lait 1 % m.g.

COLLATION SOIR

100 g de yogourt grec aux fruits 0-2 % m.g.

jeudi • jour 4

DÉJEUNER

250 ml (1 tasse) de céréales de son de type Bran Flakes

250 ml (1 tasse) de lait 1 % m.g.

½ pomme tranchée saupoudrée de cannelle

Thé ou café

15 ml (1 c. à soupe) de céréales granola ou muesli

15 ml (1 c. à soupe) de canneberges séchées

COLLATION AM

15 raisins

1 fromage léger en portion individuelle (20 g)

125 ml (½ tasse) de céleri

4 craquelins de type melba (20 g)

DÎNER

Sandwich au saumon (p. 168)

1 jus de légumes réduit en sodium (162 ml)

1 tranche de fromage suisse léger (20 g)

COLLATION PM

100 g de yogourt grec vanille 0-2 % m.g.

15 ml (1 c. à soupe) de pistaches

125 ml (½ tasse) de framboises

SOUPER

★ Poulet sauce ratatouille (p. 76)

80 ml (⅓ tasse) de couscous de blé entier

250 ml (1 tasse) de laitue au choix

15 ml (1 c. à soupe) de vinaigrette légère

80 ml (⅓ tasse) de couscous de blé entier

COLLATION SOIR

1 pouding au tapioca format individuel (113 g)

vendredi • jour 5

DÉJEUNER

⅓ de demi-baguette multigrains tranchée, grillée (58 g)

125 ml (½ tasse) de fromage cottage 1 % m.g.

125 ml (½ tasse) de bleuets

Thé ou café

125 ml (½ tasse) de bleuets

COLLATION AM

200 ml de boisson de soya vanille

2 clémentines

DÎNER

La salade de Kasia (p. 165)

100 g de yogourt grec vanille 0-2 % m.g.

15 raisins

1 fromage léger en portion individuelle (20 g)

COLLATION PM

1 compote de fruits sans sucre ajouté (113 g)

15 ml (1 c. à soupe) de pistaches

4 craquelins de type melba (20 g)

15 ml (1 c. à soupe) de pistaches

SOUPER

★ Le tartare de Clarisse (p. 77)

⅓ de demi-baguette multigrains tranchée, grillée (58 g)

125 ml (½ tasse) d'asperges

100 g de yogourt vanille 0-2 % m.g.

15 ml (1 c. à soupe) de canneberges séchées

COLLATION SOIR

1 petit sac de pop corn nature (30 g)

125 ml (½ tasse) de lait 1 % m.g.

samedi • jour 6

DÉJEUNER

Ma coupe granola :

150 g de yogourt grec vanille 0-2 % m.g.

30 ml (2 c. à soupe) de céréales granola ou muesli

125 ml (½ tasse) de bleuets et framboises

Thé ou café

30 ml (2 c. à soupe) de céréales granola ou muesli

50 g de yogourt grec vanille 0-2 % m.g.

15 ml (1 c. à soupe) de canneberges séchées

COLLATION AM

15 raisins

15 ml (1 c. à soupe) de pistaches

1 clémentine

15 ml (1 c. à soupe) de pistaches

DÎNER

★ Flan au brocoli (p. 78)

⅓ de demi-baguette multigrains tranchée, grillée (58 g)

125 ml (½ tasse) de céleri

1 tranche de fromage suisse léger (20 g)

COLLATION PM

125 ml (½ tasse) de lait 1 % m.g.

2 biscuits secs/arrowroot

1 compote de fruits sans sucre ajouté (113 g)

SOUPER

★ Poulet au citron (p. 79)

80 ml (⅓ tasse) de couscous de blé entier

★ Crème au thé aux épices (p. 78)

250 ml (1 tasse) de chou-fleur

80 ml (⅓ tasse) de couscous de blé entier

COLLATION SOIR

1 carré (10 g) de chocolat noir (70 % cacao)

dimanche • jour 7

DÉJEUNER

Muffin matin (p. 167)

Thé ou café

125 ml (½ tasse) de jus d'orange

COLLATION AM

100 g de yogourt vanille 0-2 % m.g.

125 ml (½ tasse) de framboises

1 clémentine

DÎNER

★ Potage de céleri-rave (p. 80)

3 craquelins (15 g) de type Melba

80 ml (⅓ tasse) de fromage cottage 1 % m.g.

125 ml (½ tasse) de tomates cerises

2 craquelins (10 g) de type Melba

125 ml (½ tasse) de bleuets

COLLATION PM

★ Les grignotines de pois chiches grillés (50 ml [env. ¼ tasse]) (p. 80)

SOUPER

★ Salade de fraises et copeaux de parmesan (p. 170)

★ Risotto aux crevettes (p. 81)

180 ml (¾ tasse) de lait 1 % m.g.

1 rôtie de grains entiers

5 ml (1 c. à thé) de margarine non hydrogénée

COLLATION SOIR

1 pouding au tapioca format individuel (113 g)

LISTE D'ÉPICERIE

LÉGUMES

	✓ 1 PORTION	✓ 2 PORTIONS
Aubergine	○ 1	○ 2
Asperge	○ 11	○ 22
Brocoli	○ 1	○ 1
Céleri	○ 1	○ 1
Céleri-rave	○ 1	○ 2
Champignon de Paris	○ 125 ml (½ t.)	○ 250 ml (1 t.)
Chou-fleur	○ - ○ 1	○ - ○ 1
Chou frisé (kale)	○ 1	○ 1
Concombre	○ 125 ml (½ t.)	○ 125 ml (½ t.)
Courgette	○ 2	○ 3
Échalote française	○ 1	○ 2
Fenouil, gros	○ 1	○ 2
Jus de légumes réduit en sodium format individuel (162 ml)	○ 2	○ 4
Laitue au choix	○ 500 ml (2 t.)	○ 1 L (4 t.)
Oignon	○ 3	○ 6
Tomate	○ 3	○ 6
Tomate cerise	○ 125 ml (½ t.)	○ 250 ml (1 t.)

FRUITS

	✓ 1 PORTION	✓ 2 PORTIONS
Banane	○ 1	○ 2
Bleuet	○ 315 ml (1 ¼ t.) ○ 440 ml (1 ¾ t.) ○ 690 ml (2 ¾ t.)	○ 630 ml (2 ½ t.) ○ 880 ml (3 ½ t.) ○ 1,380 L (5 ½ t.)
Citron	○ 1	○ 2
Clémentine	○ 1 ○ 7	○ 2 ○ 14
Compote de fruits sans sucre ajouté format de 113 g	○ 1 ○ 2 ○ 3	○ 2 ○ 4 ○ 6
Fraise	○ 160 ml (⅔ t.)	○ 320 ml (1 ⅓ t.)
Framboise	○ 315 ml (1 ¼ t.) ○ 440 ml (1 ¾ t.)	○ 630 ml (2 ½ t.) ○ 880 ml (3 ½ t.)
Jus d'orange	○ 10 ml (2 c. à thé) ○ 135 ml (4 ½ oz)	○ 20 ml (4 c. à thé) ○ 270 ml (9 oz)

FRUITS (SUITE)

	✓ 1 PORTION	✓ 2 PORTIONS
Orange	○ 2 ○ 3	○ 3 ○ 5
Pomme	○ 2	○ 4
Raisin	○ 45 (375 ml) ○ 90 (750 ml)	○ 90 (750 ml) ○ 180 (1,5 L)

LAIT ET SUBSTITUTS

	✓ 1 PORTION	✓ 2 PORTIONS
Boisson de soya vanille format de 200 ml	○ 3	○ 6
Fromage cottage 1 % m.g.	○ 345 ml (1 ⅓ t.)	○ 690 ml (2 ⅔ t.)
Fromage féta léger	○ 40 g	○ 80 g
Fromage mozzarella léger < 18 % m.g.	○ 7,5 g	○ 15 g
Fromage léger < 18 % m.g.	○ 30 g	○ 60 g
Fromage léger < 18 % m.g. format de (20 g)	○ 1 ○ 2	○ 2 ○ 4
Fromage suisse léger, en tranches de 20 g	○ 2 ○ 3 ○ 5	○ 4 ○ 6 ○ 10
Fromage parmesan	○ 30 ml (2 c. à s.)	○ 60 ml (¼ t.)
Lait 1 % m.g.	○ 1 L (4 t.) ○ 2 L (8 t.)	○ 2 L (8 t.) ○ 3 L (12 t.)
Yogourt grec aux fruits 0-2 % m.g. format de 100 g	○ 3 ○ 4	○ 4 ○ 8
Yogourt grec vanille 0-2 % m.g. format de 100 g	○ 5 ○ 7	○ 9 ○ 14

PRODUITS CÉRÉALIERS

	✓ 1 PORTION	✓ 2 PORTIONS
Craquelin de type Melba (5 g)	○ 7 ○ 11 ○ 23	○ 14 ○ 22 ○ 46
Demi-baguette multigrains	○ 1	○ 2
Muffin anglais de blé entier	○ 2	○ 4
Tranche de pain de grains entiers	○ 4 ○ 7	○ 8 ○ 14

VIANDES ET SUBSTITUTS

	✓ 1 PORTION	✓ 2 PORTIONS
Amandes	○ 7	○ 14
Crevette crue	○ 60 g	○ 120 g
Œuf	○ 6 ○ 7	○ 12 ○ 14
Pétoncle	○ 100 g	○ 200 g
Pistache	○ 60 ml (¼ t.) ○ 80 ml (⅓ t.) ○ 125 ml (½ t.)	○ 125 ml (½ t.) ○ 160 ml (⅔ t.) ○ 250 ml (1 t.)
Poulet, poitrine désossée sans peau	○ 150 g	○ 300 g
Poulet, haut de cuisse	○ 100 g	○ 200 g
Saumon en conserve (106 g)	○ 1 boîte	○ 2 boîtes
Turbot (filet)	○ 90 g	○ 180 g
Tofu	○ 75 g	○ 150 g
Veau	○ 90 g	○ 180 g

S'ASSURER D'AVOIR AU FRIGO, AU GARDE-MANGER OU AU JARDIN...

Biscuits secs/Arrowroot	Haricots rouges en conserve	Riz arborio
Céréales granola ou muesli	Maïs soufflé nature (sacs 30 g)	Thé Earl Grey
Chocolat noir 70 % cacao	Menthe fraîche	Vin blanc
Coriandre fraîche	Persil frais	
Fromage à la crème léger	Pois chiches en conserve	
Fusilli de blé entier	Pouding au tapioca format individuel (113 g)	

LUNDI

Fusilli forestier

énergie: 310 kcal **lipides:** 7 g **protéines:** 25 g **glucides:** 36 g **fibres:** 6 g
équivalents: 2 PC • 1,5 LF • 1 VS • **source de vitamine C** • **bonne source de fer**

1 PORTION		2 PORTIONS
250 ml (1 tasse)	Fusilli	500 ml (2 tasses)
	Huile en aérosol	
125 ml (½ tasse)	Champignons de Paris, en lamelles	250 ml (1 tasse)
60 ml (¼ tasse)	Oignon émincé	125 ml (½ tasse)
90 g	Veau haché maigre	180 g
2,5 ml (½ c. à thé)	Ail haché	5 ml (1 c. à thé)
60 ml (¼ tasse)	Bouillon de légumes	125 ml (½ tasse)
5 ml (1 c. à thé)	Persil frais haché	10 ml (2 c. à thé)
Au goût	Sel et poivre	Au goût

- Faire cuire les fusilli tel qu'indiqué sur l'emballage.
- Dans une poêle vaporisée d'huile, faire cuire les champignons jusqu'à ce que leur eau s'évapore. Retirer de la poêle et réserver.
- Dans la même poêle, faire suer l'oignon, ajouter le veau et le cuire en l'égrainant.
- Ajouter l'ail et le bouillon de légumes. Laisser réduire pendant quelques minutes, puis ajouter les champignons et la moitié des fusilli.
- Saupoudrer de persil et servir.

À PRÉVOIR Réserver la moitié des fusilli pour la salade de pâtes du lendemain midi.

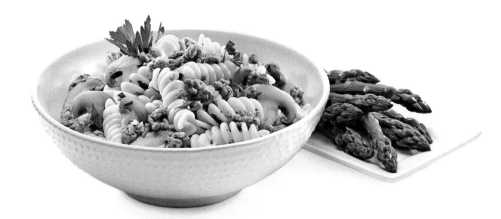

VARIANTES Remplacer le veau haché par du bœuf haché extra-maigre. Ajouter quelques noix de Grenoble pour donner du croquant au plat.

DÉJEUNER

2 rôties de grains entiers

15 ml (1 c. à soupe) de beurre d'arachide

½ banane

Thé ou café

1 tranche de fromage suisse léger (20 g)

COLLATION AM

60 ml (¼ tasse) de fromage cottage 1 % m.g.

125 ml (½ tasse) de bleuets

2 craquelins (10 g) de type Melba

125 ml (½ tasse) de bleuets

2 craquelins (10 g) de type Melba

DÎNER

Salade de pâtes méditerranéenne (p. 165)

125 ml (½ tasse) de céleri

15 raisins

COLLATION PM

100 g de yogourt grec aux fruits 0-2 % m.g.

7 amandes

15 ml (1 c. à soupe) de céréales granola ou muesli

SOUPER

★ Papillote de turbot et de fenouil à l'orange

125 ml (½ tasse) de riz brun

250 ml (1 tasse) de laitue au choix

15 ml (1 c. à soupe) de vinaigrette légère

1 pouding au tapioca format individuel (113 g)

60 ml (¼ tasse) de riz brun

COLLATION SOIR

125 ml (½ tasse) de lait 1 % m.g.

Papillote de turbot et de fenouil à l'orange

énergie: 280 kcal **lipides:** 7 g **protéines:** 18 g **glucides:** 35 g **fibres:** 6 g
équivalents: 1 VS • 1,5 LF • 1 GRAS • **source de calcium** • **bonne source de fer** • **excellente source de vitamine C**

1 PORTION		2 PORTIONS
½	Orange	1
	Huile en aérosol	
½	Bulbe de fenouil, finement haché	1
1 filet de 90 g	Filet de turbot	2 filets de 90 g chacun
15 ml (1 c. à soupe)	Sirop d'érable	30 ml (2 c. à soupe)
15 ml (1 c. à soupe)	Pistaches concassées	30 ml (2 c. à soupe)
Au goût	Sel et poivre	Au goût

- Préchauffer le four à 200 °C (400 °F).
- Détailler l'orange en suprêmes et réserver le jus restant.
- Dans une poêle vaporisée d'huile, sur feu moyen, faire revenir le fenouil haché durant 3 minutes, puis ajouter les suprêmes et le jus d'orange.
- Sur une feuille de papier d'aluminium, étaler le mélange de fenouil, déposer le filet de turbot par-dessus, napper de sirop d'érable et ajouter les pistaches. Refermer la papillote.
- Cuire au four de 10 à 12 minutes.

VARIANTE Remplacer le fenouil par de l'endive émincée finement.

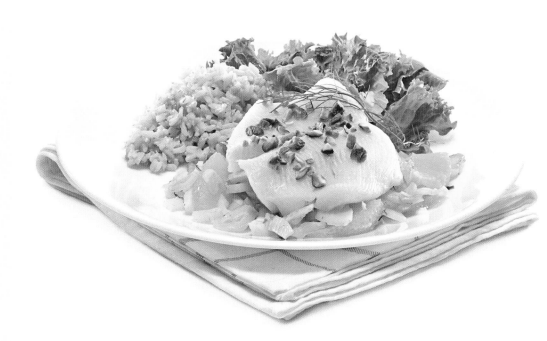

MERCREDI

Omelette à la ratatouille

Omelette

énergie: 170 kcal **lipides:** 12 g **protéines:** 13 g **glucides:** 2 g **fibres:** 0 g
équivalents: 1 VS • 0,5 GRAS • **source de fer** • **bonne source de vitamine A**

1 PORTION		2 PORTIONS
2	Œufs	4
15 ml (1 c. à soupe)	Lait 1 %	30 ml (2 c. à soupe)
2,5 ml (½ c. à thé)	Huile d'olive	5 ml (1 c. à thé)
5 ml (1 c. à thé)	Échalote française hachée	10 ml (2 c. à thé)
Au goût	Sel et poivre	Au goût

- Dans un bol, mélanger au fouet les œufs et le lait.
- Faire chauffer l'huile dans une poêle et faire suer l'échalote. Ajouter le mélange d'œufs et cuire en omelette.

Ratatouille

énergie: 200 kcal **lipides:** 10 g **protéines:** 5 g **glucides:** 23 g **fibres:** 9 g
équivalents: 2 GRAS • 2 LF • **source de calcium et de fer** • **bonne source de vitamine A**
• **excellente source de vitamine C**

2 PORTIONS (2 ½ TASSES, CUITE)		4 PORTIONS (5 TASSES, CUITE)
60 ml (¼ tasse)	Oignon émincé	125 ml (½ tasse)
½	Gousse d'ail émincée	1
20 ml (4 c. à thé)	Huile d'olive	45 ml (3 c. à soupe)
1	Aubergine(s) en dés	2
Une pincée	Thym ou herbes de Provence	2,5 ml (½ c. à thé)
250 ml (1 tasse)	Tomates fraîches, en dés	500 ml (2 tasses)
1	Courgette(s) en tranches	2
Au goût	Sel et poivre	Au goût

- Dans une casserole, faire revenir l'oignon et l'ail dans la moitié de l'huile d'olive. Laisser cuire 3 à 4 minutes.
- Ajouter les dés d'aubergine, le reste de l'huile, le thym ou les herbes de Provence et faire cuire quelques minutes.
- Ajouter les tomates et les courgettes et laisser mijoter 30 minutes.

À PRÉVOIR Conserver une portion de ratatouille pour le souper du lendemain.

VARIANTE Mélanger directement les œufs à la portion de ratatouille pour faire une brouillade (chakchouka).

DÉJEUNER

1 muffin anglais de blé entier

1 tranche de fromage suisse léger (20 g)

125 ml (½ tasse) de framboises

Thé ou café

1 œuf à la coque

5 ml (1 c. à thé) de margarine non hydrogénée

COLLATION AM

2 biscuits secs/arrowroot

200 ml de boisson de soya vanille

15 ml (1 c. à soupe) de pistaches

DÎNER

Salade de fenouil, d'orange et de poulet (p. 165)

Muffin pomme et suisse (p. 58)

15 raisins

COLLATION PM

100 g de yogourt grec aux fruits 0-2 % m.g.

1 clémentine

SOUPER

★ Omelette à la ratatouille

1 compote de fruits sans sucre ajouté (113 g)

1 rôtie de grains entiers

125 ml (½ tasse) de lait 1 % m.g.

COLLATION SOIR

100 g de yogourt grec aux fruits 0-2 % m.g.

DÉJEUNER

250 ml (1 tasse) de céréales
de son de type Bran Flakes

250 ml (1 tasse) de lait 1 % m.g.

½ pomme tranchée saupoudrée
de cannelle

Thé ou café

15 ml (1 c. à soupe) de céréales
granola ou muesli

15 ml (1 c. à soupe)
de canneberges séchées

COLLATION AM

15 raisins

1 fromage léger en portion
individuelle (20 g)

125 ml (½ tasse) de céleri

4 craquelins de type melba
(20 g)

DÎNER

Sandwich au saumon (p. 168)

1 jus de légumes réduit en
sodium (162 ml)

1 tranche de fromage suisse
léger (20 g)

COLLATION PM

100 g de yogourt grec
vanille 0-2 % m.g.

15 ml (1 c. à soupe) de pistaches

125 ml (½ tasse) de framboises

SOUPER

★ Poulet sauce ratatouille

80 ml (⅓ tasse) de couscous
de blé entier

250 ml (1 tasse) de laitue
au choix

15 ml (1 c. à soupe)
de vinaigrette légère

80 ml (⅓ tasse) de couscous
de blé entier

COLLATION SOIR

1 pouding au tapioca format
individuel (113 g)

Poulet sauce ratatouille

énergie: 400 kcal **lipides:** 20 g **protéines:** 33 g **glucides:** 23 g **fibres:** 9 g
équivalents: 2 LF • 1 VS • 3 GRAS • **source de fer**

1 PORTION		2 PORTIONS
90 g	Poitrine de poulet	180 g
10 ml (2 c. à thé)	Pesto de basilic	20 ml (4 c. à thé)
310 ml (1 ¼ tasse)	Ratatouille (reste de la veille)	620 ml (2 ½ tasses)

- Faire chauffer le four à 200 °C (400 °F).
- Déposer la poitrine de poulet sur un papier parchemin et la tartiner de pesto. Cuire au four pendant 25 minutes.
- Réchauffer la ratatouille et servir le poulet sur la ratatouille.

VARIANTE Remplacer le pesto
de basilic par du pesto de
tomates séchées.

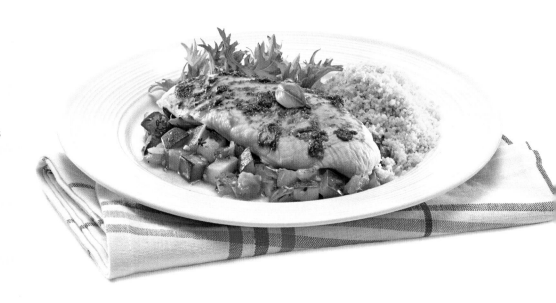

VENDREDI

Le tartare de Clarisse

énergie: 140 kcal **lipides:** 5 g **protéines:** 17 g **glucides:** 7 g **fibres:** 1 g
équivalents: 1 VS • 1 LF • 1 GRAS • **bonne source de vitamine C**

1 PORTION		2 PORTIONS
100 g (7 à 8 de 15 g chacun)	Pétoncles	200 g (14 à 15 de 15 g chacun)
4	Fraises	8
5 ml (1 c. à thé)	Huile d'olive	10 ml (2 c. à thé)
2,5 ml (½ c. à thé)	Jus de citron	5 ml (1 c. à thé)
2,5 ml (½ c. à thé)	Sirop d'érable	5 ml (1 c. à thé)
Au goût	Sel et poivre	Au goût

- Couper les pétoncles et les fraises en petits dés et les déposer dans un bol.
- Y ajouter tous les autres ingrédients et mélanger.

Version cuite

- Dans une poêle, sur feu vif, cuire les pétoncles de 3 à 4 minutes.
- Couper les fraises en petits dés et mélanger avec l'huile d'olive, le jus de citron et le sirop d'érable.
- Servir les pétoncles nappés de salsa de fraises.

VARIANTE Remplacer les fraises par une mangue Ataulfo bien mûre. Omettre le sirop d'érable et utiliser une huile d'olive aromatisée à l'orange, au citron ou au basilic.

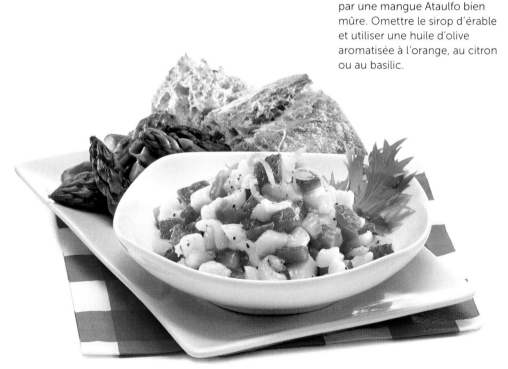

DÉJEUNER

⅓ de demi-baguette multigrains tranchée, grillée (58 g)

125 ml (½ tasse) de fromage cottage 1 % m.g.

125 ml (½ tasse) de bleuets

Thé ou café

125 ml (½ tasse) de bleuets

COLLATION AM

200 ml de boisson de soya vanille

2 clémentines

DÎNER

La salade de Kasia (p. 165)

100 g de yogourt grec vanille 0-2 % m.g.

15 raisins

1 fromage léger en portion individuelle (20 g)

COLLATION PM

1 compote de fruits sans sucre ajouté (113 g)

15 ml (1 c. à soupe) de pistaches

4 craquelins de type melba (20 g)

15 ml (1 c. à soupe) de pistaches

SOUPER

★ Le tartare de Clarisse

⅓ de demi-baguette multigrains tranchée, grillée (58 g)

125 ml (½ tasse) d'asperges

100 g de yogourt vanille 0-2 % m.g.

15 ml (1 c. à soupe) de canneberges séchées

COLLATION SOIR

1 petit sac de pop corn nature (30 g)

125 ml (½ tasse) de lait 1 % m.g.

DÉJEUNER

Ma coupe granola :

   150 g de yogourt grec
   vanille 0-2 % m.g.

   30 ml (2 c. à soupe) de
   céréales granola ou muesli

   125 ml (½ tasse) de bleuets
   et framboises

Thé ou café

30 ml (2 c. à soupe) de céréales
granola ou muesli

50 g de yogourt grec
vanille 0-2 % m.g.

15 ml (1 c. à soupe) de
canneberges séchées

COLLATION AM

15 raisins

15 ml (1 c. à soupe) de pistaches

1 clémentine

15 ml (1 c. à soupe) de pistaches

DÎNER

★ Flan au brocoli

⅓ de demi-baguette multigrains
tranchée, grillée (58 g)

125 ml (½ tasse) de céleri

1 tranche de fromage suisse
léger (20 g)

COLLATION PM

125 ml (½ tasse) de lait 1 % m.g.

2 biscuits secs/arrowroot

1 compote de fruits sans sucre
ajouté (113 g)

SOUPER

★ Poulet au citron

80 ml (⅓ tasse) de couscous
de blé entier

★ Crème au thé aux épices

250 ml (1 tasse) de chou-fleur

80 ml (⅓ tasse) de couscous
de blé entier

COLLATION SOIR

1 carré (10 g) de chocolat noir
(70 % cacao)

Flan au brocoli

énergie : 270 kcal **lipides :** 14 g **protéines :** 28 g **glucides :** 9 g **fibres :** 3 g
équivalents : 1,5 LF • 0,5 GRAS • 1 VS • 0,75 LS • **bonne source de calcium et de fer**
• **excellente source de vitamines A et C**

1 PORTION		2 PORTIONS
2,5 ml (½ c. à thé)	Beurre ou margarine non hydrogénée	5 ml (1 c. à thé)
2	Œufs	4
180 ml (¾ tasse)	Brocoli cuit et égoutté	375 ml (1 ½ tasse)
80 ml (⅓ tasse)	Fromage cottage 1 % m.g.	160 ml (⅔ tasse)
15 ml (1 c. à soupe)	Fromage râpé léger < 18 % m.g.	30 ml (2 c. à soupe)
Au goût	Sel et poivre	Au goût

• Préchauffer le four à 200 °C (400 °F).
• Beurrer un petit plat à gratin ou des moules individuels (deux par personne).
• Dans un petit bol, battre les œufs.
• Écraser le brocoli à la fourchette et ajouter le fromage cottage, puis les œufs battus.
• Ajouter le fromage râpé et verser dans le plat.
• Cuire au four de 25 à 30 minutes.

VARIANTE Remplacer le brocoli par du chou frisé (*kale*) finement haché.

Crème au thé et aux épices

énergie : 180 kcal **lipides :** 7 g **protéines :** 9 g **glucides :** 21 g **fibres :** 0 g
équivalents : 0,75 LS • **source de fer** • **bonne source de vitamine A** • **excellente source de calcium**

1 PORTION		2 PORTIONS
180 ml (¾ tasse)	Lait 1 %	375 ml (1 ½ tasse)
1 sachet	Thé Earl Grey	2 sachets
2,5 ml (½ c. à thé)	Vanille liquide	5 ml (1 c. à thé)
1 pincée	Cannelle	2,5 ml (½ c. à thé)
10 ml (2 c. à thé)	Cassonade	20 ml (2 c. à thé)
1	Jaune(s) d'œuf	2
10 ml (2 c. à thé)	Fécule de maïs	20 ml (4 c. à thé)

• Verser le lait dans une petite casserole et porter à ébullition. Retirer du feu et ajouter le sachet de thé, la vanille et la cannelle. Couvrir et laisser infuser 10 minutes. (Ne faire infuser que 5 minutes avec 2 sachets de thé.)
• Mélanger, à l'aide d'un fouet, la cassonade et le jaune d'œuf. Ajouter la fécule de maïs. Verser le lait sur ce mélange et bien fouetter.
• Remettre dans la casserole et cuire à feu doux, en remuant sans cesse, jusqu'à ce que le mélange épaississe, environ 3 à 4 minutes.
• Verser dans des coupes à dessert et réserver au frais.

Poulet au citron

énergie : 220 kcal **lipides :** 10 g **protéines :** 21 g **glucides :** 11 g **fibres :** 2 g
équivalents : 1 VS • 1,5 LF • 1 GRAS • **source de fer** • **excellente source de vitamine C**

1 PORTION		2 PORTIONS
60 ml (¼ tasse)	Oignon en dés	125 ml (½ tasse)
2,5 ml (½ c. à thé)	Ail haché	5 ml (1 c. à thé)
15 ml (1 c. à soupe)	Jus de citron	30 ml (2 c. à soupe)
2,5 ml (½ c. à thé)	Zeste de citron	5 ml (1 c. à thé)
100 g	Poulet, hauts de cuisse désossés et sans peau	200 g
2,5 ml (½ c. à thé)	Curcuma	5 ml (1 c. à thé)
2,5 ml (½ c. à thé)	Gingembre	5 ml (1 c. à thé)
5 ml (1 c. à thé)	Coriandre fraîche, hachée	10 ml (2 c. à thé)
5 ml (1 c. à thé)	Persil frais, haché	10 ml (2 c. à thé)
5 ml (1 c. à thé)	Huile d'olive	10 ml (2 c. à thé)
80 ml (⅓ tasse)	Bouillon de poulet	160 ml (⅔ tasse)
125 ml (½ tasse)	Courgette en dés	250 ml (1 tasse)
15 ml (1 c. à soupe)	Jus de citron (pour la fin de la cuisson)	30 ml (2 c. à soupe)
Au goût	Sel et poivre	Au goût

VARIANTE Pour un plat plus exotique, ajouter en cours de cuisson des pois chiches et des raisins secs.

- Dans le bol d'un mixeur, mettre l'oignon, l'ail, le jus et le zeste de citron. Mixer jusqu'à l'obtention d'une pâte. Sinon, hacher le tout finement au couteau.
- Dans un saladier, réunir le mélange mixé, le poulet, le curcuma, le gingembre, la coriandre et le persil. Bien mélanger.
- Dans une casserole, sur feu vif, faire chauffer l'huile. Saisir le poulet environ 5 minutes, jusqu'à coloration.
- Ajouter le bouillon de poulet et laisser mijoter à couvert durant 10 minutes.
- Ajouter les cubes de courgette et poursuivre la cuisson 10 minutes.
- Verser le jus de citron restant, mélanger et laisser cuire 2 à 3 minutes supplémentaires.

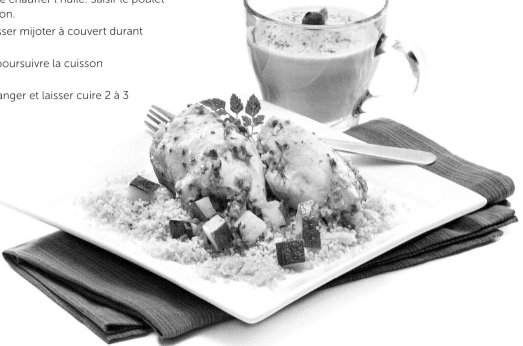

Potage de céleri-rave

énergie: 160 kcal **lipides:** 5 g **protéines:** 3 g **glucides:** 26 g **fibres:** 4 g
équivalents: 2 LF • 1 GRAS • **source de calcium et de fer** • **bonne source de vitamines A et C**

1 PORTION		2 PORTIONS
125 ml (½ tasse)	Oignon émincé	250 ml (1 tasse)
10 ml (2 c. à thé)	Huile d'olive	20 ml (4 c. à thé)
1	Bulbe de céleri-rave, épluché et coupé en dés	2
1	Pomme(s) en dés	2
500 ml (2 tasses)	Bouillon de légumes	1 L (4 tasses)
Au goût	Thym, sel et poivre	Au goût
60 ml (¼ tasse)	Lait 1 %	125 ml (½ tasse)

- Dans une casserole, faire revenir l'oignon dans l'huile.
- Ajouter le céleri-rave et la pomme, faire revenir.
- Ajouter le bouillon et le thym, saler et poivrer. Laisser mijoter 25 minutes.
- Réduire en purée au mélangeur et ajouter le lait.

Les grignotines de pois chiches grillés

énergie: 190 kcal **lipides:** 6 g **protéines:** 8 g **glucides:** 26 g **fibres:** 4 g
équivalents: 1 PC – 0,75 VS – 0,75 GRAS • **bonne source de fer**

1 PORTION 4 collations de 50 ml (env. ¼ tasse)		2 PORTIONS 8 collations de 50 ml (env. ¼ tasse)
1 boîte de 540 ml	Pois chiches en conserve, rincés et égouttés	2 boîtes de 540 ml
15 ml (1 c. à soupe)	Huile d'olive	30 ml (2 c. à soupe)
5 ml (1 c. à thé)	Cumin ou cari en poudre	10 ml (2 c. thé)
1 ml (¼ c. à thé)	Piment de Cayenne	2,5 ml (½ c. à thé)
Au goût	Sel	Au goût

- Préchauffer le four à 220 °C (425 °F).
- Étaler les pois chiches sur une plaque de cuisson avec rebord. Mettre au four pour 20 minutes pour les assécher.
- Sortir du four et ajouter l'huile et les épices. Mélanger.
- Baisser le four à 200 °C (400 °F) et remettre les pois chiches au four de 10 à 15 minutes, jusqu'à ce qu'ils soient bien dorés et croustillants. Les surveiller de près puisqu'ils passent facilement de dorés à brûlés.

Risotto aux crevettes

énergie: 330 kcal **lipides:** 7 g **protéines:** 21 g **glucides:** 45 g **fibres:** 3 g
équivalents: 1 VS • 1 PC • 1 LF • 1 GRAS • **source de calcium et de vitamine C**
• **bonne source de vitamine A et de fer**

1 PORTION		2 PORTIONS
125 ml (½ tasse)	Asperges coupées en tronçons	250 ml (1 tasse)
5 ml (1 c. à thé)	Huile d'olive	10 ml (2 c. à thé)
15 ml (1 c. à soupe)	Oignon haché	30 ml (2 c. à soupe)
50 ml (3 c. à soupe + 1 c. à thé)	Riz arborio cru	100 ml (⅓ tasse + 4 c. à thé)
30 ml (2 c. à soupe)	Vin blanc	60 ml (¼ tasse)
140 ml (½ tasse + 1 c. à soupe)	Bouillon de légumes, chaud	280 ml (1 tasse + 2 c. à soupe)
60 g (environ 8 de 7 g chacune)	Crevettes crues	120 g (environ 16 de 7 g chacune)
15 ml (1 c. à soupe)	Parmesan	30 ml (2 c. à soupe)
Au goût	Sel et poivre	Au goût

- Faire cuire les asperges dans une casserole d'eau bouillante durant 6 minutes. Égoutter et réserver.
- Dans une petite casserole, sur feu vif, chauffer la moitié de l'huile et faire revenir l'oignon quelques minutes.
- Ajouter le riz et poursuivre la cuisson jusqu'à ce que le riz devienne nacré.
- Déglacer avec le vin blanc et laisser réduire sur feu moyen. Sans cesser de remuer, verser une louche de bouillon chaud et laisser le riz l'absorber avant de verser une autre louche. Poursuivre de la même façon avec le reste du bouillon. Le riz sera al dente après environ 18 minutes de cuisson.
- Dans une poêle, chauffer l'huile restante et faire cuire les crevettes de 3 à 4 minutes.
- Ajouter les crevettes et les tronçons d'asperge au risotto, puis le parmesan. Mélanger et servir.

VARIANTES Remplacer les crevettes par des dés de poulet, et les asperges par des lamelles de champignons cuits. Pour un mélange plus « aérien », ajouter 15 ml (1 c. à soupe) de ricotta légère avant de servir.

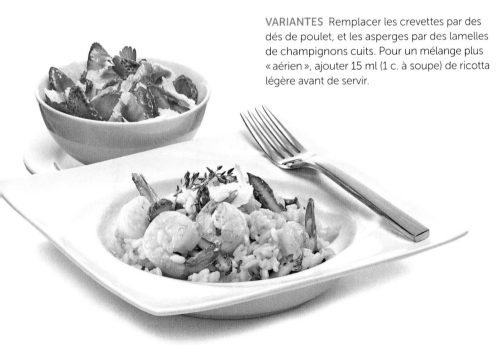

DÉJEUNER
Muffin matin (p. 167)
Thé ou café
125 ml (½ tasse) de jus d'orange

COLLATION AM
100 g de yogourt vanille 0-2 % m.g.
125 ml (½ tasse) de framboises
1 clémentine

DÎNER
★ Potage de céleri-rave
3 craquelins (15 g) de type Melba
80 ml (⅓ tasse) de fromage cottage 1 % m.g.
125 ml (½ tasse) de tomates cerises
2 craquelins (10 g) de type Melba
125 ml (½ tasse) de bleuets

COLLATION PM
★ Les grignotines de pois chiches grillés

SOUPER
★ Salade de fraises et copeaux de parmesan (p. 170)
★ Risotto aux crevettes
180 ml (¾ tasse) de lait 1 % m.g.
1 rôtie de grains entiers
5 ml (1 c. à thé) de margarine non hydrogénée

COLLATION SOIR
1 pouding au tapioca format individuel (113 g)

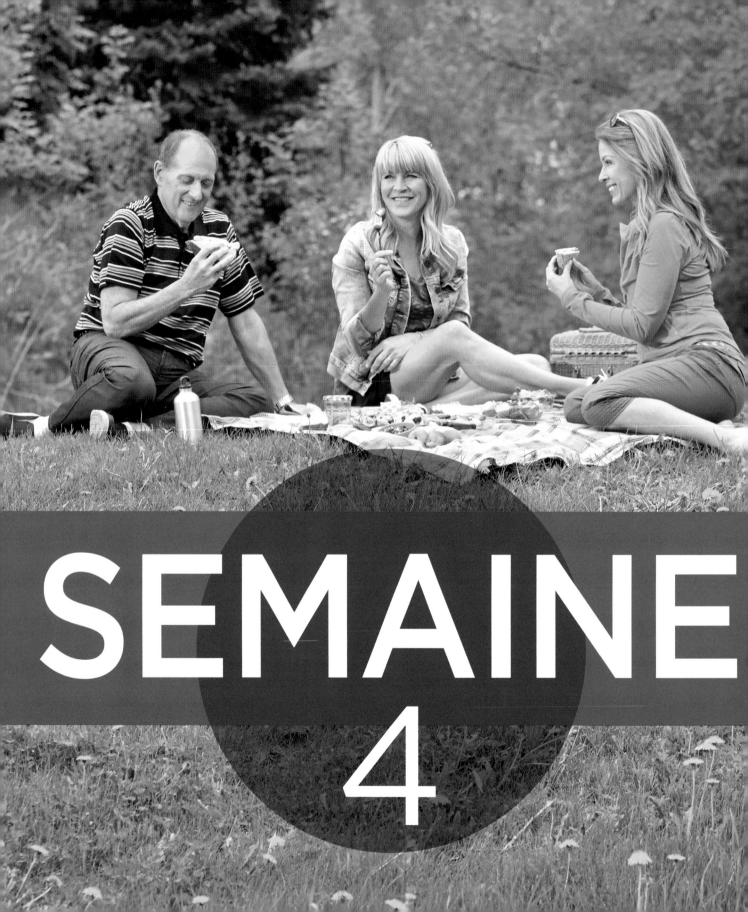

SEMAINE
4

LES TÉMOIGNAGES

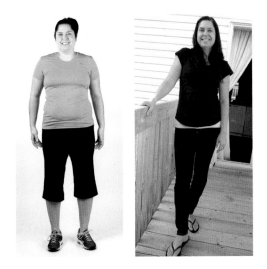

KARINE ST-VINCENT

J'avais abandonné. Abandonné l'espoir qu'un jour je retrouverais mon poids d'avant mes grossesses! Je resterais prisonnière à tout jamais de ce corps qui ne m'appartenait plus.

Les entraînements, le calcul des calories, les restrictions, rien n'y faisait. Les livres *Kilo Cardio*? Allons donc! Mais, plusieurs mois plus tard, des dizaines de kilos perdus, une santé retrouvée, je dois me rendre à l'évidence: oui, ça fonctionne. Suivre le livre est un jeu d'enfant, les recettes sont simples et je n'ai pas ressenti la faim. J'ai repris le contrôle de mon alimentation et de ma vie. Je l'ai fait pour moi, mais surtout pour mes enfants. Aujourd'hui, ils peuvent compter sur une maman en forme, toujours prête à vivre une nouvelle aventure. Ils savent aussi que nous avons tous cette force intérieure qui nous permet de réussir l'impossible. Les grandes réalisations appartiennent à ceux qui se lèvent et qui font tout pour y arriver. Je suis maintenant maître de mon destin!

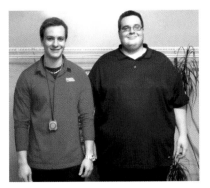

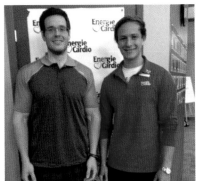

CARL DAVIS

Le 3 mai 2012, j'ai changé ma vie en entrant pour la première fois au centre Énergie Cardio. À 220 kg (487 lb), je portais des chemises 6XL et du 62 de pantalon. Au départ, je ne pouvais pas tout faire dans le gym. Les machines étaient trop petites pour ma corpulence et les tapis roulants bloquaient si je faisais davantage que de la simple marche. J'ai alors compris pourquoi un médecin m'avait proposé la chirurgie bariatrique, suggérant que de perdre du poids sainement serait peut-être trop difficile pour moi...

Un peu plus de deux ans plus tard, grâce à des entraînements réguliers et à un plan alimentaire (j'alternais les recettes des livres *Kilo Cardio 1* et *Kilo Cardio 2*), je pèse 107,5 kg (237 lb), je porte des chemises L et du 36 de pantalon! Je peux maintenant faire tout ce que je m'empêchais autrefois de faire à cause de mon imposant surpoids. Je dois dire qu'à 220 kg (487 lb), je n'avais pas totalement conscience de l'ampleur des limites que je m'imposais. Toutes les choses simples du quotidien, comme conduire une voiture ou sortir avec des amis, étaient devenues compliquées. Maintenant que j'ai perdu 113,4 kg (250 lb), je m'aperçois que je ne vivais pas pleinement. Car, aujourd'hui, des limites, je n'en ai plus aucune!

Motivitamine de Guy!

JE LE FAIS POUR MOI, UNIQUEMENT POUR MOI!

LES CONSEILS DE JOSÉE

LE SOMMEIL, AMI DU POIDS SANTÉ !

Vous avez peut-être tout essayé pour vous détendre avant d'aller au lit et pour mieux dormir, mais saviez-vous que l'activité physique régulière est un élément clé pour favoriser un meilleur sommeil ?

D'accord, me direz-vous, mais *quel est le lien entre le sommeil et le contrôle du poid*s ? Eh bien, clairement, il y en a un !

Selon plusieurs études, le sommeil exerce une influence marquée sur les habitudes alimentaires. On remarque une meilleure discipline concernant les repas et des choix alimentaires plus sains chez la majorité des individus dont le sommeil est adéquat. À l'opposé, le manque de sommeil entraînerait une plus forte consommation d'aliments riches en calories et donc à haute valeur énergétique[1, 2].

Le sommeil permet de surcroît la régularisation des cycles d'hormones, comme la leptine et la ghréline, qui influencent l'appétit[3]. On sait maintenant que, si les heures de sommeil sont suffisantes, le taux de ces deux hormones sera idéal, ce qui permettra notamment de diminuer les risques de fringales et de rages de sucre. Encore plus impressionnant : certaines études ont même démontré que le simple fait de dormir suffisamment contribue à maintenir la masse musculaire existante, favorisant ainsi un métabolisme de base plus élevé.

Quant au moment idéal pour faire de l'exercice, cela varie énormément d'un individu à l'autre. Si on veut favoriser un meilleur sommeil, il faut idéalement s'abstenir de faire un exercice vigoureux et prolongé dans les trois à quatre heures qui précèdent l'heure du coucher. L'adrénaline et les endorphines auront un effet trop stimulant sur votre cerveau et votre organisme. Plutôt que de vous apporter le calme et la paix d'esprit, il risque de faire rouler votre tête à 100 à l'heure. Vous aurez des idées, vous trouverez des solutions, vous voudrez même vous lever et prendre des notes ! Et le sommeil mettra du temps à se manifester...

L'heure idéale dépend largement de votre horaire. Il faut choisir un moment pour l'exercice qui VOUS convient. Si vous devez faire trop de changements et d'ajustements à votre agenda, vous risquez de décrocher. Que ce soit tôt le matin ou en fin de journée, les effets positifs seront tous présents et, oui, vous brûlerez autant de graisse... Je vous suggère simplement de ne pas trop rapprocher votre moment d'exercices de votre heure de coucher.

Pour favoriser un meilleur sommeil, tentez de faire trois ou quatre bonnes séances d'entraînement par semaine. L'intensité dépend de vous. Souvenez-vous que la marche fait partie de ces moyens qui s'offrent à vous pour mieux dormir, bouger plus et améliorer votre santé !

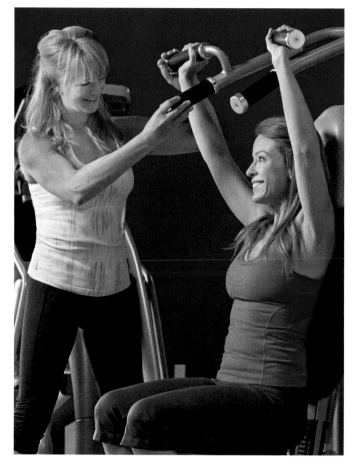

1. Nishiura, C., J. Noguchi et H. Hashimoto. « Dietary Patterns Only Partially Explain the Eff of Short Sleep Duration on the Inc of Obesity », *Sleep*, (2010, vol. 33, n° 6).

2. Weiss, A., F. Xu, A. Storfer-Isser, A. Thomas, C. E. Levers-Landis et S. Redline. « The Association of Sleep Duration With Adolescents' Fat and Carbohydrate Consumption », *Sleep*, 2010, vol. 33, n° 9.

3. Nedeltcheva, A. V., J. M. Kilkus, J. Imperial, D. A. Schoeller. et P. D. Penev. « Insufficient Sleep Undermines Dietary Efforts to Reduce Adiposity », *Annals of Internal Medicine*, 2010, vol. 153, n° 7.

LE PROGRAMME D'ENTRAÎNEMENT

On s'entraîne... dans sa chambre à coucher !

1. Renforcement musculaire – membres supérieurs

TRAVAIL DES TRICEPS AVEC UN GROS LIVRE

Placez-vous debout, le pied gauche un pas devant le pied droit. Fléchissez légèrement le genou gauche et gardez le dos dans le prolongement de la jambe droite. Le bras droit est tiré légèrement vers l'arrière et le coude est fléchi. Dans la main droite, tenez un livre relativement lourd et faites une extension du bras vers l'arrière, puis revenez lentement, sans abaisser le coude. Faites de 10 à 15 répétitions lentes. Refaites l'exercice avec le bras gauche.

Variante : utilisez un haltère ou tout autre objet ayant un certain poids. L'objet doit être suffisamment lourd pour que les dernières répétitions soient difficiles.

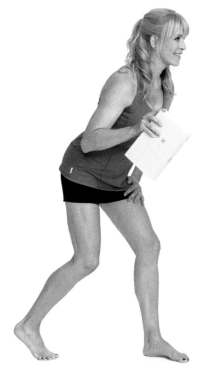
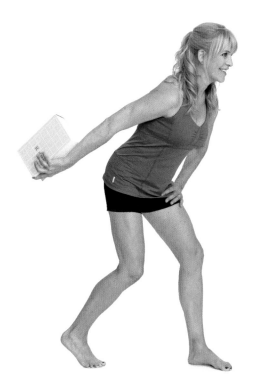

2. Renforcement musculaire – membres inférieurs

CUISSES ET FESSIERS SUR LE BORD DU LIT

Assoyez-vous sur le bord de votre lit, dos bien droit. Les bras étendus devant vous, inclinez le tronc vers l'avant et relevez-vous complètement, sans vous aider de vos bras. Fléchissez les genoux comme pour vous rasseoir, mais ne faites que frôler le lit de vos fessiers avant de vous relever, toujours sans appui des bras. Répétez de 10 à 15 fois. Un excellent exercice à faire tous les matins au lever !

Variante : utilisez une chaise plutôt qu'un lit.

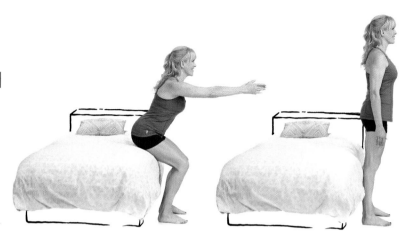

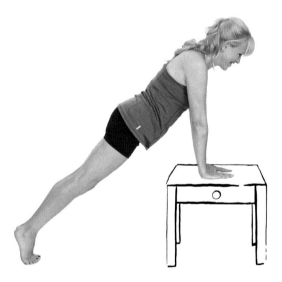

3. Renforcement musculaire – abdos/dos

PLANCHE SUR LA TABLE DE CHEVET

Placez-vous debout à environ 60 cm (24 po) – ou un grand pas – d'une table de chevet. Déposez-y les mains en dépassant légèrement la largeur des épaules ; ne bloquez pas les coudes. Rentrez le ventre et imaginez que vous serrez une vis dans votre nombril. En tout temps, la tête, le tronc et les jambes demeurent alignés. Maintenez cette position pendant au moins 10 secondes et augmentez graduellement la durée pour atteindre 60 secondes. Pour plus d'intensité, éloignez les pieds de la table ou utilisez une table plus basse. Plus l'angle formé par votre corps et le sol sera fermé, plus la difficulté sera grande.

Variantes : utilisez une chaise droite ou faites la planche au sol.

4. Équilibre

ÉQUILIBRE DYNAMIQUE AVEC UN COUSSIN

Prenez un coussin dans la main droite. Debout, fléchissez la jambe droite vers l'arrière et tenez-vous en équilibre sur le pied gauche. Pliez le genou gauche en gardant l'alignement avec le pied et déposez le coussin au sol, puis reprenez le coussin et relevez-vous, toujours en équilibre sur une jambe. Refaites l'enchaînement sur l'autre pied. Répétez 3 fois de chaque côté.

Variante : remplacez le coussin par n'importe quel objet léger.

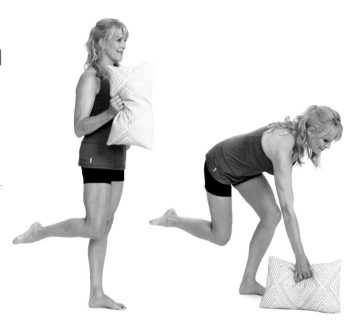

5. Souplesse

ÉTIREMENT DES FESSIERS AU LIT

Couchez-vous sur le dos, jambes allongées. Fléchissez le genou droit de façon à amener le pied droit près du genou gauche. De la main gauche, tenez votre genou droit et abaissez-le vers le matelas, par-dessus la jambe gauche. Seul le bassin doit bouger ; les deux épaules ainsi que le bras droit restent plaqués contre le matelas. Tenez de 15 à 30 secondes, en respirant profondément. À l'expiration, essayez d'amener le genou un peu plus loin, sans toutefois détacher l'épaule droite du matelas. Revenez au centre et allongez la jambe droite. Faites le même mouvement avec la jambe gauche.

Variantes : vous pouvez effectuer cet étirement au sol, sur un tapis de yoga ou simplement sur le tapis du salon, et même à l'extérieur, sur la pelouse !

LES CONSEILS D'ISABELLE

LE *SNACKING* INTELLIGENT

On aime tous grignoter. C'est souvent en après-midi et en soirée que l'on craque pour des grignotines… pas toujours les plus saines. Certains préfèrent les petites douceurs, d'autres les *snacks* salés. Quand on a un objectif de perte de poids, ces calories superflues alourdissent le bilan calorique de la journée. À l'occasion, on peut toutefois se permettre quelques gâteries.

Les meilleurs choix

Côté sucré

▶ **Chocolat noir**

Le chocolat noir est riche en flavonoïdes, des antioxydants qui procurent plusieurs bénéfices. Bon pour le cœur, la prévention du cancer et le moral, le chocolat fait partie des plaisirs de la vie. Sauf qu'on évitera de manger la barre de 100 g qui fournit plus de 500 Calories, ce qui ne peut que nuire à notre régime ! Pourquoi ne pas se gâter avec 2 ou 3 carrés (20 à 30 g) ?

- 2 morceaux (20 g) de chocolat noir à 70 % de cacao : 107 Calories
- 3 morceaux (30 g) de chocolat noir à 70 % cacao : 160 Calories

▶ **Canneberges enrobées de chocolat**

Les canneberges fournissent des proanthocyanidines, lesquelles contribuent à réduire le risque d'infection urinaire. Elles sont riches en composantes antioxydantes et contribuent à la santé globale. Quelques canneberges enrobées de chocolat noir, c'est tellement bon !

- 30 ml (2 c. à soupe), soit 22 g de canneberges enrobées : 105 Calories

▶ **Amandes enrobées de chocolat**

Les études portant sur les bienfaits des amandes sont nombreuses. Avec leur contenu en bons gras, les amandes sont saines pour le cœur. À l'instar des canneberges, les amandes enrobées de chocolat noir sont aussi savoureuses que nutritives.

- 30 ml (2 c. à soupe), soit 22 g d'amandes enrobées : 130 Calories

▶ **Biscuits avoine et chocolat**

Au Québec, on aime les biscuits. Puisque les choix santé, dépourvus d'huile de palme et de palmiste, sont peu nombreux, on prend son temps à l'épicerie pour bien les sélectionner. Bien sûr,

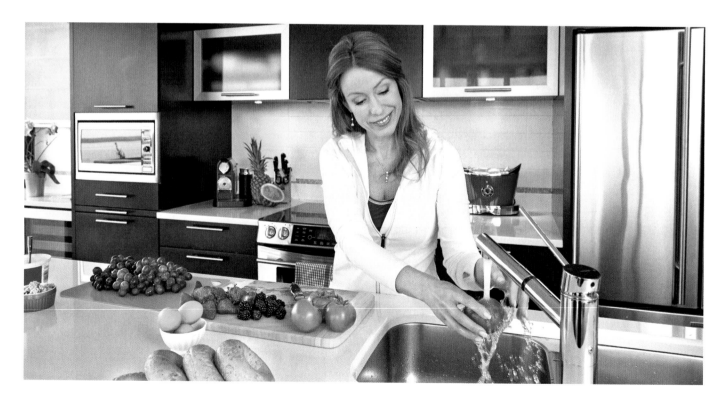

quand on fait ses propres biscuits, on a un contrôle optimal sur la liste d'ingrédients.

- 2 biscuits avoine et chocolat (30 g) : 140 Calories

▶ Barre tendre chocolatée

Du côté des barres tendres, les meilleurs choix apporteront moins de 8 g de sucre et plus de 4 g de fibres par portion. Parmi les bons choix, on trouve quelques barres chocolatées dépourvues d'huile de palme.

- 1 barre de 35 g : 130 Calories

▶ Croustilles de pommes séchées

Elles ne contiennent que des pommes et elles plaisent tant aux grands qu'aux petits ! Craquantes sous la dent, elles raviront les amateurs de croustilles qui ont aussi la dent sucrée.

- 14 croustilles (22 g) de pommes séchées : 90 Calories

▶ 1 boule de yogourt glacé

Il est facile de succomber aux plaisirs glacés. Pour minimiser l'apport calorique, on opte pour le yogourt ou le sorbet.

- 1 boule de yogourt glacé de 125 ml (½ tasse) : 120 calories
- 1 boule de sorbet de 125 ml (½ tasse) : 100 Calories

Côté salé

▶ Croustilles de pita

Si on peut faire soi-même ses propres croustilles en taillant un pita de blé entier en pointes et en l'aromatisant avec des herbes et de l'huile d'olive (cuire 8 minutes à 180 °C [350 °F]), on en trouve aussi des toutes prêtes en épicerie. Elles ajoutent de la variété au menu et sont délicieuses nappées de salsa maison.

- 8 croustilles (20 g) : 90 Calories + l'équivalent de 1 produit céréalier

▶ Craquelins de blé entier

Les choix sont nombreux au rayon des craquelins ! Les meilleurs sont à 100 % de grains entiers et affichent une liste d'ingrédients courte (blé entier, huile et sel de mer, par exemple). Il existe plusieurs variantes aromatisées qui se dégustent comme des croustilles (fromage, fines herbes, salsa, etc.).

- 10 craquelins (20 g) : 90 Calories + l'équivalent de 1 produit céréalier

▶ Croustilles de riz

Les croustilles de riz offrent une autre variante aux personnes qui aiment les grignotines salées croustillantes.

- 7 croustilles (20 g) : 100 Calories + l'équivalent de 1 produit céréalier

▶ Maïs soufflé

Voilà enfin une collation où l'on peut se permettre du volume, pour peu de calories. On savoure plus longtemps tout en bénéficiant des grains entiers du maïs. On prend les options légères du commerce ou on le fait éclater soi-même.

- 750 ml (3 tasses) de maïs éclaté nature : 90 Calories + l'équivalent de 1 produit céréalier

▶ Bretzels

Moins gras que les croustilles de pommes de terre, les bretzels plaisent aux amoureux du sel. Ils apportent surtout des glucides.

- 15 bretzels (25 g) : 100 Calories + un peu plus d'un équivalent de produit céréalier

▶ Olives

Bien qu'elles soient riches en gras, les olives sont composées majoritairement de bons gras mono-insaturés. Elles sont saines pour le cœur.

- 8 olives colossales : 100 Calories

▶ Arachides

Cette légumineuse appréciée de tous se grignote aisément en collation. Elle contient de la vitamine E, du resvératrol (un antioxydant) et des fibres.

- 30 ml (2 c. à soupe) d'arachides : 110 Calories

▶ Pourquoi pas les croustilles de chou frisé (*kale*) ?

Le chou frisé, très nutritif, est riche en antioxydants. Pourquoi ne pas en faire des croustilles savoureuses et vitaminées ? Il suffit de couper les feuilles en lanières, de les mélanger à de l'huile d'olive et à des aromates de son choix (fleur de sel, cumin, etc.) et de faire chauffer au four à 150 °C (300 °F) de 13 à 16 minutes.

Ce n'est pas parce que vous êtes au régime que vous ne pouvez plus vous gâter avec certains aliments que vous affectionnez particulièrement ! Mais peu importe son choix de petit plaisir, il ne faut jamais oublier que les calories s'additionnent à celles des repas. Elles peuvent représenter un ajout à l'occasion, un vendredi soir par exemple. Il suffit d'en prendre une portion raisonnable, comme celles suggérées plus haut dans cette capsule.

Une sortie au cinéma ?

Il est sage de prendre un repas avant sa sortie au cinéma, question de mieux résister aux nombreuses tentations. Si vous succombez malgré tout, le meilleur choix consiste en un petit format de maïs soufflé sans ajout de beurre.

1300, 1500 OU 1800 CALORIES?

Le menu de base à **1300** Calories est représenté en noir.

Pour suivre le menu à **1500** Calories, vous devez ajouter les aliments inscrits en bleu au menu de base.

Pour suivre le menu à **1800** Calories, vous devez ajouter les aliments énumérés en bleu ET en rouge au menu de base.

lundi • jour 1

DÉJEUNER

250 ml (1 tasse) de céréales de son de type Bran Flakes

250 ml (1 tasse) de lait 1 % m.g.

125 ml (½ tasse) de framboises

Thé ou café

10 ml (2 c. à thé) de noix de Grenoble

15 ml (1 c. à soupe) de céréales granola ou muesli

COLLATION AM

125 ml (½ tasse) de fraises

100 g de yogourt grec vanille 0-2 % m.g.

125 ml (½ tasse) de fraises

DÎNER

Sandwich de hummus aux légumes grillés (p. 168)

1 jus de légumes réduit en sodium (162 ml)

1 fromage léger en portion individuelle (20 g)

200 ml de boisson de soya vanille

COLLATION PM

Les grignotines de pois chiches grillés (p. 80) (50 ml [env. ¼ tasse])

SOUPER

Potage de céleri-rave (p. 80)

★ Saumon moutarde et érable (p. 93)

125 ml (½ tasse) de courgette vapeur

2 craquelins de seigle (20 g)

2 craquelins de seigle (20 g)

COLLATION SOIR

100 g de yogourt grec aux fruits 0-2 % m.g.

1 kiwi

mardi • jour 2

DÉJEUNER

1 rôtie de grains entiers

15 ml (1 c. à soupe) de fromage à la crème léger

½ banane

Thé ou café

100 g de yogourt grec vanille 0-2 % m.g.

1 rôtie de grains entiers

15 ml (1 c. à soupe) de fromage à la crème léger

COLLATION AM

200 ml de boisson de soya vanille

1 clémentine

DÎNER

Salade d'épinards au saumon (p. 165)

½ pain mince

30 g de fromage léger < 18 % m.g.

COLLATION PM

250 ml (1 tasse) de crudités

30 ml (2 c. à soupe) de hummus

½ pain mince

SOUPER

★ Pâtes à la ricotta (p. 94)

125 ml (½ tasse) de framboises

125 ml (½ tasse) de framboises

250 ml (1 tasse) de lait 1 % m.g.

COLLATION SOIR

100 g de yogourt grec vanille 0-2 % < m.g.

½ banane

mercredi • jour 3

DÉJEUNER

Gruau (1 sachet)

250 ml (1 tasse) de lait 1 % m.g.

½ banane

Thé ou café

15 ml (1 c. à soupe) de canneberges séchées

15 ml (1 c. à soupe) de noix de Grenoble

5 ml (1 c. à thé) de sirop d'érable

COLLATION AM

1 clémentine

7 noix d'acajou

200 ml de boisson de soya vanille

DÎNER

Salade de pâtes au thon (p. 165)

125 ml (½ tasse) de poivron rouge

125 ml (½ tasse) de fraises

COLLATION PM

1 pomme

125 ml (½ tasse) de fromage cottage 1 % m.g.

SOUPER

★ Endives au jambon (p. 95)

½ pain mince

125 ml (½ tasse) de lait 1 % m.g.

15 raisins

½ pain mince

125 ml (½ tasse) de lait 1 % m.g.

COLLATION SOIR

100 g de yogourt grec vanille 0-2 % m.g.

1 carré (10 g) de chocolat noir (70 % cacao)

½ banane

jeudi • jour 4

DÉJEUNER

1 pain mince

15 ml (1 c. à soupe) de fromage à la crème léger

15 raisins

Thé ou café

100 g de yogourt vanille 0-2 % m.g.

COLLATION AM

1 compote de fruits sans sucre ajouté (113 g)

15 ml (1 c. à soupe) de noix de Grenoble

DÎNER

½ pain pita de blé entier avec 30 ml (2 c. à soupe) de hummus

1 œuf à la coque

60 ml (¼ tasse) de fromage cottage 1 % m.g.

125 ml (½ tasse) de tomates cerises

250 ml (1 tasse) de concombre

1 pomme

½ pain pita de blé entier

30 g de fromage léger < 18 % m.g.

COLLATION PM

1 pouding au tapioca en format individuel (113 g)

SOUPER

★ Parmentier revisité (p. 96)

Salade endives et noix (p. 170)

1 clémentine

1 clémentine

COLLATION SOIR

125 ml (½ tasse) de lait 1 % m.g.

125 ml (½ tasse) de lait 1 % m.g.

2 biscuits secs/arrowroot

vendredi • jour 5

DÉJEUNER

1 rôtie de grains entiers

10 ml (2 c. à thé) de beurre d'arachide

125 ml (½ tasse) de jus d'orange

Thé ou café

1 rôtie de grains entiers

10 ml (2 c. à thé) de beurre d'arachide

COLLATION AM

125 ml (½ tasse) de fraises

80 ml (⅓ tasse) de fromage cottage 1 % m.g.

125 ml (½ tasse) de fraises

DÎNER

Salade piémontaise légère (p. 167)

1 jus de légumes réduit en sodium (162 ml)

125 ml (½ tasse) de carotte

1 clémentine

2 craquelins (10 g) de type Melba

30 g de fromage léger < 18 % m.g.

1 clémentine

COLLATION PM

100 g de yogourt grec aux fruits 0-2 % m.g.

SOUPER

★ Burger de dinde (p. 97)

★ Frites de patate douce (p. 97)

125 ml (½ tasse) de courgette vapeur

½ pain mince (pour fermer le burger)

COLLATION SOIR

125 ml (½ tasse) de lait 1 % m.g.

7 noix d'acajou

samedi • jour 6

DÉJEUNER

★ Tortilla aux œufs brouillés (p. 98)

1 tranche de fromage suisse léger (20 g)

½ banane

Thé ou café

COLLATION AM

100 g de yogourt grec vanille 0-2 % m.g.

7 noix d'acajou

DÎNER

★ Croqu'au thon (p. 98)

125 ml (½ tasse) de concombre

125 ml (½ tasse) de tomates cerises

1 tranche de fromage suisse léger (20 g)

15 raisins

200 ml de boisson de soya vanille

COLLATION PM

125 ml (½ tasse) de carottes

30 ml (2 c. à soupe) de hummus

4 craquelins (20 g) de type Melba

SOUPER

★ Filet de porc aux pruneaux (p. 99)

125 ml (½ de tasse) de quinoa

250 ml (1 tasse) de courgette vapeur

80 ml (⅓ tasse) de quinoa

1 compote de fruits sans sucre ajouté (113 g)

COLLATION SOIR

1 clémentine

125 ml (½ tasse) de lait 1 % m.g.

125 ml (½ tasse) de lait 1 % m.g.

dimanche • jour 7

DÉJEUNER

★ Grilled cheese (p. 100)

Thé ou café

100 g de yogourt grec vanille 0-2 % m.g.

COLLATION AM

125 ml (½ tasse) de fraises

30 ml (2 c. à soupe) de noix de Grenoble

1 pouding au tapioca en format individuel (113 g)

DÎNER

★ La salade de Lise (p. 101)

80 ml (⅓ tasse) de fromage cottage 1 % m.g.

★ Muffin choco-banane de Christina (p. 100)

1 jus de légumes réduit en sodium (162 ml)

2 craquelins (10 g) de type Melba

COLLATION PM

200 ml de boisson de soya vanille

1 kiwi

SOUPER

★ Poulet à la basquaise (p. 101)

1 petite pomme de terre au four (75 g)

250 ml (1 tasse) de laitue au choix

15 ml (1 c. à soupe) de vinaigrette légère

1 petite pomme de terre au four (75 g)

COLLATION SOIR

15 raisins

125 ml (½ tasse) de lait 1 % m.g.

1 carré (10 g) de chocolat noir (70 % cacao)

LISTE D'ÉPICERIE

ATTENTION : Ne pas additionner les ingrédients d'une même case. Si la couleur de votre menu n'apparaît pas dans la liste, utilisez les quantités du menu dont l'apport calorique est inférieur au vôtre

LÉGUMES

	✓ 1 PORTION	✓ 2 PORTIONS
Banane	3 / 4	6 / 8
Carotte	250 ml (1 t.)	500 ml (2 t.)
Citron, gros	1	2
Chou-fleur	1	1
Concombre	2	4
Courgette	2	4
Crudités	250 ml (1 t.)	500 ml (2 t.)
Échalote française	1	2
Endive	3	4
Épinards (jeunes)	625 ml (2 ½ t.)	1,25 L (5 t.)
Jus de légumes réduit en sodium (162 ml)	2 / 3	4 / 6
Laitue au choix	250 ml (1 t.)	500 ml (2 t.)
Oignon	1	2
Patate douce	1	2
Poivron rouge	2	4
Pomme de terre	4 / 5	8 / 10
Roquette	250 ml (1 t.)	500 ml (2 t.)
Tomate	2	4
Tomate cerise	250 ml (1 t.)	500 ml (2 t.)
Tomate en dés, en conserve	125 ml (½ t.)	250 ml (1 t.)

FRUITS

	✓ 1 PORTION	✓ 2 PORTIONS
Banane	3 / 4	6 / 8
Citron, gros	1	2
Clémentine	4 / 6 / 8	8 / 12 / 16
Compote de fruits sans sucre ajouté format de 113 g	1 / 2	2 / 4
Fraise	375 ml (1 ½ t.) / 750 ml (3 t.)	750 ml (3 t.) / 1,5 L (6 t.)
Framboise	250 ml (135 g) / 375 ml (205 g)	500 ml (270 g) / 750 ml (405 g)

FRUITS (SUITE)

	✓ 1 PORTION	✓ 2 PORTIONS
Jus d'orange	135 ml	270 ml
Kiwi	2	4
Orange	1	2
Pomme	1 / 2	2 / 4
Pruneau	3	6
Raisin	15 (125 ml) / 60 (500 ml)	30 (250 ml) / 120 (1 L)

LAIT ET SUBSTITUTS

	✓ 1 PORTION	✓ 2 PORTIONS
Boisson de soya vanille format de 200 ml	2 / 3 / 5	4 / 6 / 10
Fromage cottage 1% m.g.	345 ml (1 ⅓ t.)	690 ml (2 ⅔ t.)
Fromage féta léger	30 g	60 g
Fromage léger < 18% m.g.	60 g	120 g
Fromage léger format de 20 g	1	2
Fromage parmesan	15 ml (1 c. à s.)	30 ml (2 c. à s.)
Fromage ricotta < 5% m.g.	30 ml (2 c. à s.)	60 ml (¼ t.)
Fromage suisse léger, en tranches de 20 g	3	6
Lait 1% m.g	2 L (8 t.) / 3 L (12 t.)	3 L (12 t.) / 5 L (20 t.)
Yogourt nature 1% m.g. format de 100 g	1	2
Yogourt grec aux fruits 0-2% m.g. format de 100 g	1 / 2	2 / 4
Yogourt grec vanille 0-2% m.g. format de 100 g	4 / 7	8 / 14

PRODUITS CÉRÉALIERS

	✓ 1 PORTION	✓ 2 PORTIONS
Craquelin de type Melba (5 g)	4 / 8	8 / 16
Craquelin de seigle (10 g)	2 / 4	4 / 8
Gruau (sachet de 30 g)	1	2
Pain mince	3 / 3 / 4	5 / 6 / 8
Pain pita de grains entiers	1 / 1	1 / 2
Tortilla de blé entier	1	2
Tranches de pain de blé entier	7 / 8 / 9	14 / 16 / 18

VIANDES ET SUBSTITUTS

	✓ 1 PORTION	✓ 2 PORTIONS
Amande effilée	10 ml (2 c. à thé)	20 ml (4 c. à thé)
Bœuf haché extra-maigre	75 g	150 g
Dinde hachée	100 g	200 g
Hummus	120 g	240 g
Jambon en tranches de 20 g	160 g	320 g
Noix d'acajou	7 / 14 / 21	14 / 28 / 42
Noix de Grenoble	60 ml (¼ t.) / 125 ml (½ t.)	125 ml (½ t.) / 250 ml (1 t.)
Œuf	4	8
Porc (filet)	100 g	200 g
Poulet, haut de cuisse	100 g	200 g
Saumon	165 g	330 g
Thon en conserve (boîte de 85 g)	2	4

S'ASSURER D'AVOIR AU FRIGO, AU GARDE-MANGER OU AU JARDIN...

Basilic frais	Cornichons, vinaigre	Pépites de chocolat
Beurre de pomme	Fromage à la crème léger	Pouding au tapioca
Biscuits secs/arrowroot	Gruau à cuisson rapide	Sirop d'érable
Carrés de chocolat noir 70 % cacao	Olives noires	Vin rouge
Céréales granola ou muesli	Penne de blé entier	

LUNDI

Saumon moutarde et érable

énergie : 200 kcal **lipides :** 11 g **protéines :** 19 g **glucides :** 5 g **fibres :** 1 g
équivalents : 1 VS • **source de fer et de vitamine C**

1 PORTION		2 PORTIONS
15 ml (1 c. à soupe)	Moutarde de Dijon	30 ml (2 c. à soupe)
7,5 ml (½ c. à soupe)	Jus de citron	15 ml (1 c. à soupe)
2,5 ml (½ c. à thé)	Sirop d'érable	5 ml (1 c. à thé)
1 pincée	Origan séché	2,5 ml (½ c. à thé)
1 pincée	Estragon séché	2,5 ml (½ c. à thé)
165 g (réserver 75 g pour le lendemain)	Filet de saumon	330 g (réserver 150 g pour le lendemain)
Au goût	Sel et poivre	Au goût

- Préchauffer le four à 200 °C (400 °F).
- Mélanger la moutarde, le jus de citron, le sirop d'érable, l'origan et l'estragon. Badigeonner le filet de saumon de ce mélange.
- Cuire au four de 12 à 15 minutes.

À PRÉVOIR Faire cuire, dans un plat séparé, la portion de saumon pour le lendemain.

VARIANTE Remplacer la moutarde de Dijon par de la moutarde à l'ancienne.

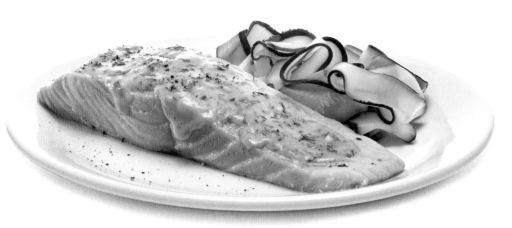

DÉJEUNER
250 ml (1 tasse) de céréales de son de type Bran Flakes

250 ml (1 tasse) de lait 1 % m.g.

125 ml (½ tasse) de framboises

Thé ou café

10 ml (2 c. à thé) de noix de Grenoble

15 ml (1 c. à soupe) de céréales granola ou muesli

COLLATION AM
125 ml (½ tasse) de fraises

100 g de yogourt grec vanille 0-2 % m.g.

125 ml (½ tasse) de fraises

DÎNER
Sandwich de hummus aux légumes grillés (p. 168)

1 jus de légumes réduit en sodium (162 ml)

1 fromage léger en portion individuelle (20 g)

200 ml de boisson de soya vanille

COLLATION PM
Les grignotines de pois chiches grillés (p. 80) (50 ml [env. ¼ tasse])

SOUPER
Potage de céleri-rave (p. 80)

★ Saumon moutarde et érable

125 ml (½ tasse) de courgette vapeur

2 craquelins de seigle (20 g)

2 craquelins de seigle (20 g)

COLLATION SOIR
100 g de yogourt grec aux fruits 0-2 % m.g.

1 kiwi

DÉJEUNER

DÉJEUNER

1 rôtie de grains entiers

15 ml (1 c. à soupe) de fromage à la crème léger

½ banane

Thé ou café

100 g de yogourt grec vanille 0-2 % m.g.

1 rôtie de grains entiers

15 ml (1 c. à soupe) de fromage à la crème léger

COLLATION AM

200 ml de boisson de soya vanille

1 clémentine

DÎNER

Salade d'épinards au saumon (p. 165)

½ pain mince

30 g de fromage léger < 18 % m.g.

COLLATION PM

250 ml (1 tasse) de crudités

30 ml (2 c. à soupe) de hummus

½ pain mince

SOUPER

★ Pâtes à la ricotta

125 ml (½ tasse) de framboises

125 ml (½ tasse) de framboises

250 ml (1 tasse) de lait 1 % m.g.

COLLATION SOIR

100 g de yogourt grec vanille 0-2 % m.g.

½ banane

Pâtes à la ricotta

énergie: 320 kcal **lipides:** 10 g **protéines:** 15 g **glucides:** 43 g **fibres:** 5 g
équivalents: 2,5 PC • 1,5 LF • 1 GRAS • 0,5 LS • **source de vitamine C** • **bonne source de fer et de calcium** • **excellente source de vitamine A**

1 PORTION		2 PORTIONS
250 ml (1 tasse), soit 500 ml (2 tasses), cuits	Penne crus	500 ml (2 tasses), soit 1 L (4 tasses), cuits
5 ml (1 c. à thé)	Huile d'olive	10 ml (2 c. à thé)
375 ml (1 ½ tasse), soit 125 ml (½ tasse), cuits	Épinards	750 ml (3 tasses), soit 250 ml (1 tasse), cuits
2,5 ml (½ c. à thé)	Ail écrasé	5 ml (1 c. à thé)
30 ml (2 c. à soupe)	Ricotta < 5 % m.g.	60 ml (¼ tasse)
15 ml (1 c. à soupe)	Parmesan râpé	30 ml (2 c. à soupe)

- Faire cuire les pâtes tel qu'indiqué sur l'emballage.
- Dans une poêle, faire chauffer l'huile. Y faire cuire les épinards jusqu'à ce qu'ils deviennent fondants.
- Ajouter l'ail, la ricotta et les pâtes. Saupoudrer de parmesan râpé.
- Mélanger et servir.

À PRÉVOIR Conserver la moitié des pâtes pour le lunch du lendemain.

VARIANTE L'association épinards-ricotta se marie aussi très bien avec un risotto. Dans ce cas, faites cuire votre risotto et ajoutez-y le mélange épinards-ricotta juste avant de servir. Ajoutez un peu de noix de muscade râpée.

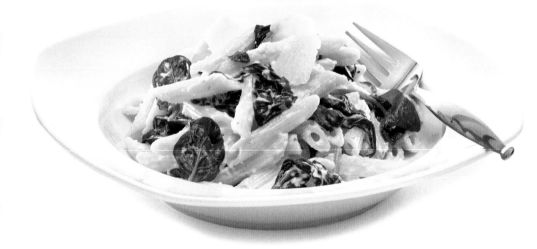

MERCREDI

Endives au jambon

énergie : 180 kcal **lipides :** 3,5 g **protéines :** 20 g **glucides :** 17 g **fibres :** 3 g
équivalents : 1 LF • 1 VS • 0,5 LS • **source de vitamines A et C** • **excellente source de calcium**

1 PORTION		2 PORTIONS
2	Endives	4
15 ml (1 c. à soupe)	Jus de citron	30 ml (2 c. à soupe)
10 ml (2 c. à thé)	Fécule de maïs	20 ml (4 c. à thé)
125 ml (½ tasse)	Lait 1 % m.g.	250 ml (1 tasse)
1 pincée	Muscade moulue	1 pincée
3 (20 g chacune)	Tranches de jambon	6 (20 g chacune)
15 ml (1 c. à soupe)	Fromage léger < 18 % m.g. râpé	30 ml (2 c. à soupe)
Au goût	Sel et poivre	Au goût

- Préchauffer le four à 180 °C (350 °F).
- Nettoyer les endives : retirer les feuilles flétries, couper la base et la vider en faisant un petit cône de 2,5 cm (1 po) de diamètre. Faire cuire 10 minutes à l'autocuiseur ou 30 minutes dans de l'eau bouillante salée additionnée du jus de citron.
- Dans une petite casserole, sur feu doux, délayer la fécule de maïs dans le lait froid, ajouter la muscade et cuire en remuant sans arrêt. Retirer du feu lorsque le mélange a épaissi.
- Enrouler les endives dans les tranches de jambon, les disposer dans un plat à gratin, napper de sauce et de fromage râpé.
- Cuire au four pendant environ 30 minutes.

ASTUCE On peut aussi cuire les endives à la vapeur 10 minutes, ou au micro-ondes 5 minutes dans un peu d'eau.

VARIANTE Pour un plat plus original, remplacez le jambon par du saumon fumé. Dans ce cas, ne cuire au four que 15 minutes.

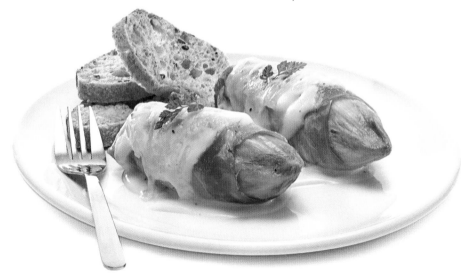

DÉJEUNER
Gruau (1 sachet)

250 ml (1 tasse) de lait 1 % m.g.

½ banane

Thé ou café

15 ml (1 c. à soupe) de canneberges séchées

15 ml (1 c. à soupe) de noix de Grenoble

5 ml (1 c. à thé) de sirop d'érable

COLLATION AM
1 clémentine

7 noix d'acajou

200 ml de boisson de soya vanille

DÎNER
Salade de pâtes au thon (p. 165)

125 ml (½ tasse) de poivron rouge

125 ml (½ tasse) de fraises

COLLATION PM
1 pomme

125 ml (½ tasse) de fromage cottage 1 % m.g.

SOUPER
★ Endives au jambon

½ pain mince

125 ml (½ tasse) de lait 1 % m.g.

15 raisins

½ pain mince

125 ml (½ tasse) de lait 1 % m.g.

COLLATION SOIR
100 g (3 ⅓ oz) de yogourt grec vanille 0-2 % m.g.

1 carré (10 g) de chocolat noir (70 % cacao)

½ banane

DÉJEUNER

1 pain mince

15 ml (1 c. à soupe) de fromage
à la crème léger

15 raisins

Thé ou café

100 g de yogourt
vanille 0-2 % m.g.

COLLATION AM

1 compote de fruits sans sucre
ajouté (113 g)

15 ml (1 c. à soupe) de noix de
Grenoble

DÎNER

½ pain pita de blé entier avec
30 ml (2 c. à soupe) de hummus

1 œuf à la coque

60 ml (¼ tasse) de fromage
cottage 1 % m.g.

125 ml (½ tasse) de tomates
cerises

250 ml (1 tasse) de concombre

1 pomme

½ pain pita de blé entier

30 g de fromage léger
< 18 % m.g.

COLLATION PM

1 pouding au tapioca en format
individuel (113 g)

SOUPER

★ Parmentier revisité

Salade endives et noix (p. 170)

1 clémentine

1 clémentine

COLLATION SOIR

125 ml (½ tasse) de lait 1 % m.g.

125 ml (½ tasse) de lait 1 % m.g.

2 biscuits secs/arrowroot

Parmentier revisité

énergie: 350 kcal **lipides:** 7 g **protéines:** 25 g **glucides:** 46 g **fibres:** 5 g
équivalents: 2 PC • 2 LF • 0,5 LS • **source de vitamine A** • **bonne source de calcium**
• **excellente source de fer et de vitamine C**

1 PORTION		2 PORTIONS
3, soit environ 300 g	Pommes de terre moyennes	6, soit environ 600 g
60 ml (¼ tasse)	Lait 1 % m.g. (pour la purée)	125 ml (½ tasse)
250 ml (1 tasse)	Chou-fleur en petits bouquets	500 ml (2 tasses)
7,5 ml (½ c. à soupe)	Fécule de maïs	15 ml (1 c. à soupe)
90 ml (6 c. à soupe)	Lait 1 % m.g. (pour la sauce)	180 ml (¾ tasse)
	Huile en aérosol	
30 ml (2 c. à soupe)	Oignon haché	60 ml (¼ tasse)
75 g	Bœuf haché extra-maigre, cru	150 g
5 ml (1 c. à thé)	Chapelure	10 ml (2 c. à thé)
Au goût	Sel et poivre	Au goût

- Préchauffer le four à 180 °C (350 °F).

- Détailler les pommes de terre en dés et les cuire à l'eau. En réduire la moitié en purée, avec le lait prévu à cet effet. Réserver.

- Cuire le chou-fleur et le réduire en purée. Réserver.

- Dans une petite casserole, sur feu doux, délayer la fécule de maïs dans le lait froid (pour la sauce) et cuire en remuant sans arrêt. Retirer du feu lorsque le mélange a épaissi et verser sur le chou-fleur. Bien mélanger.

- Dans une poêle vaporisée d'huile, sur feu moyen, faire revenir l'oignon pendant 2 minutes. Ajouter le bœuf haché et le faire cuire en l'émiettant. Réserver.

- Étaler le chou-fleur dans le fond d'un plat à gratin, déposer le bœuf cuit par-dessus, puis la purée de pommes de terre.

- Saupoudrer de chapelure et mettre au four 15 minutes.

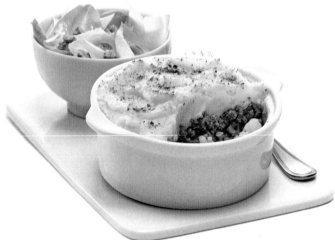

À PRÉVOIR Conserver la moitié des pommes de terre en dés, cuites, pour le lendemain.

VARIANTE Remplacer la purée de chou-fleur par de la purée de brocoli ou de carotte pour obtenir un plat plus coloré.

VENDREDI

Burger de dinde

énergie: 320 kcal **lipides:** 12 g **protéines:** 25 g **glucides:** 28 g **fibres:** 4 g
équivalents: 1 PC • 1 VS • 0,5 LF • 0,25 LS • **source de vitamines A et C** • **bonne source de calcium et de fer**

1 PORTION		2 PORTIONS
100 g	Dinde hachée, crue	200 g
¼	Oignon en dés	½
10 ml (2 c. à thé)	Relish sucrée	20 ml (4 c. à thé)
5 ml (1 c. à thé)	Moutarde de Dijon	10 ml (2 c. à thé)
30 ml (2 c. à soupe)	Fromage léger < 18 % m.g., râpé	60 ml (¼ tasse)
½	Pain mince à burger	1
15 ml (1 c. à soupe)	Ketchup	30 ml (2 c. à soupe)
2	Tranches de tomate	4
1	Feuille(s) de laitue	2
Au goût	Sel et poivre	Au goût

- Mélanger la dinde hachée avec l'oignon, la relish et la moutarde. Façonner une galette.
- Dans une poêle antiadhésive, faire cuire la galette. La retourner, ajouter le fromage râpé sur la face déjà cuite et poursuivre la cuisson jusqu'à ce qu'il fonde et que la galette soit cuite.
- Tartiner le demi-pain de ketchup, ajouter les rondelles de tomate, la feuille de salade et la galette de dinde.

VARIANTE Remplacer la dinde par du veau haché.

Frites de patate douce

énergie: 180 kcal **lipides:** 4,5 g **protéines:** 3 g **glucides:** 31 g **fibres:** 5 g
équivalents: 1,5 PC • 1 GRAS • **source de vitamine C et de fer** • **excellente source de vitamine A**

1 PORTION		2 PORTIONS
1, soit environ 150 g	Patate(s) douce(s) petite(s)	2, soit environ 300 g
5 ml (1 c. à thé)	Huile d'olive	10 ml (2 c. à thé)
2,5 ml (½ c. à thé)	Paprika	5 ml (1 c. à thé)
Au goût	Sel et poivre	Au goût

- Préchauffer le four à 200 °C (400 °F).
- Peler la patate douce et la couper en bâtonnets. Les déposer sur une plaque de cuisson.
- Ajouter l'huile d'olive et le paprika.
- Faire cuire au four de 20 à 25 minutes.

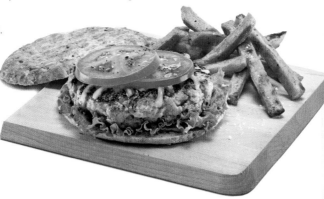

Tortilla aux œufs brouillés

énergie: 270 kcal **lipides:** 13 g **protéines:** 21 g **glucides:** 16 g **fibres:** 2 g
équivalents: 1 PC • 1,5 VS • **bonne source de vitamine A et de fer**

1 PORTION		2 PORTIONS
2	Œufs	4
1 ½ (20 g chacune)	Tranche(s) de jambon, en lamelles	3 (20 g chacune)
1	Tortilla(s) de blé entier	2

- Cuire les œufs brouillés à la poêle et ajouter le jambon.
- Garnir la tortilla de la préparation et rouler.

Croqu'au thon

énergie: 240 kcal **lipides:** 10 g **protéines:** 20 g **glucides:** 18 g **fibres:** 3 g
équivalents: 1 PC • 1 VS • 1,5 GRAS • **bonne source de calcium** • **excellente source de fer**

1 PORTION		2 PORTIONS
1 boîte de 85 g, soit 59 g, égoutté	Thon émietté en conserve, dans l'eau	1 boîte de 170 g, soit 120 g, égoutté
3	Olives noires, tranchées finement	6
10 ml (2 c. à thé)	Mayonnaise légère	20 ml (4 c. à thé)
1	Tranche(s) de pain de grains entiers	2
15 ml (1 c. à soupe)	Fromage léger < 18 % m.g., râpé	30 ml (2 c. à soupe)
Au goût	Sel et poivre	Au goût

- Faire chauffer le gril du four.
- Mélanger le thon avec les olives et la mayonnaise.
- Tartiner la tranche de pain de ce mélange.
- Garnir de fromage et passer sous le gril quelques minutes.

Filet de porc aux pruneaux

énergie: 260 kcal **lipides:** 9 g **protéines:** 23 g **glucides:** 22 g **fibres:** 2 g
équivalents: 1 VS • 1 LF • 1 GRAS • **source de vitamines A et C, et de fer**

1 PORTION		2 PORTIONS
5 ml (1 c. à thé)	Huile d'olive	10 ml (2 c. à thé)
1	Échalote(s) française(s), hachée(s)	2
100 g	Filet de porc	200 g
3	Pruneaux dénoyautés, hachés	6
60 ml (¼ tasse)	Vin rouge	125 ml (½ tasse)
60 ml (¼ tasse)	Bouillon de poulet	125 ml (½ tasse)
Au goût	Sel et poivre	Au goût

- Dans une petite poêle, faire chauffer l'huile et y faire revenir l'échalote française.
- Ajouter le filet de porc et le faire dorer, puis le retirer et le réserver. Ajouter les pruneaux dans la poêle.
- Déglacer avec le vin rouge, laisser réduire et ajouter le bouillon de poulet.
- Remettre le porc dans la poêle. Baisser le feu, couvrir et laisser mijoter de 10 à 12 minutes.

VARIANTE Remplacer les pruneaux par des abricots secs, et le vin rouge par du bouillon de poulet.

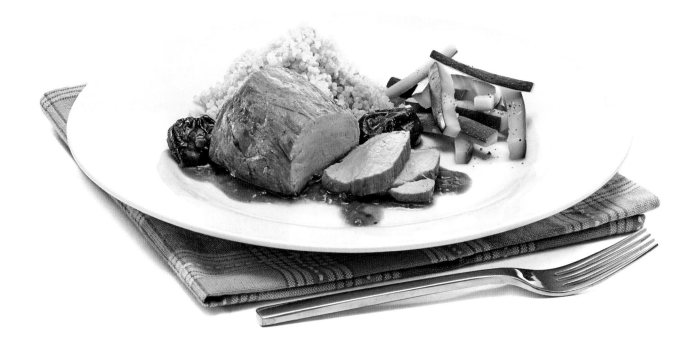

Grilled cheese

énergie : 300 kcal **lipides :** 7 g **protéines :** 12 g **glucides :** 46 g **fibres :** 5 g
équivalents : 2 PC • 1 GRAS • 0,5 LS • **source de vitamine A** • **bonne source de fer** • **excellente source de calcium**

1 PORTION		2 PORTIONS
2	Tranches de pain de grains entiers	4
5 ml (1 c. à thé)	Beurre ou margarine non hydrogénée (pour l'extérieur du pain)	10 ml (2 c. à thé)
30 ml (2 c. à soupe)	Beurre de pomme	60 ml (¼ tasse)
1 (20 g)	Tranche(s) de fromage suisse, léger	2 (20 g)

VARIANTE Remplacer le beurre de pomme par des pommes fraîches réduites ou de la compote de pommes.

- Tartiner un côté des tranches de pain avec le beurre et l'autre côté avec le beurre de pomme.
- Déposer le fromage suisse sur le côté beurre de pomme d'une tranche de pain, refermer le sandwich avec la deuxième tranche en mettant le côté beurre de pomme à l'intérieur et passer à la poêle chaude.

Muffin choco-banane de Christina

énergie : 180 kcal **lipides :** 3,5 g **protéines :** 6 g **glucides :** 30 g **fibres :** 3 g
équivalents : 1,5 PC • **source de calcium et de fer**

5 PORTIONS		10 PORTIONS
150 ml (⅔ tasse)	Farine de blé entier	300 ml (1 ¼ tasse)
1	Œuf(s)	2
80 ml (⅓ tasse)	Lait 1 % m.g.	160 ml (⅔ tasse)
80 ml (⅓ tasse)	Yogourt 0-2 % m.g.	160 ml (⅔ tasse)
60 ml (¼ tasse)	Gruau à cuisson rapide	125 ml (½ tasse)
2,5 ml (½ c. à thé)	Vanille liquide	5 ml (1 c. à thé)
2,5 ml (½ c. à thé)	Poudre à pâte	5 ml (1 c. à thé)
2,5 ml (½ c. à thé)	Bicarbonate de sodium	5 ml (1 c. à thé)
30 ml (2 c. à soupe)	Cassonade	60 ml (¼ tasse)
1	Banane(s), bien mûre(s)	2
30 g	Pépites de chocolat	60 g

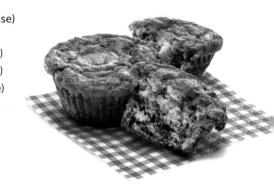

Préchauffer le four à 190 °C (390 °F).

- Au fouet, mélanger la farine et l'œuf, ajouter le lait et le yogourt. Mélanger jusqu'à ce que l'appareil soit lisse. Ajouter le gruau, la vanille, la poudre à pâte, le bicarbonate et la cassonade.
- Couper la banane en petits morceaux (ou l'écraser à la fourchette) et l'incorporer au mélange. Ajouter les pépites de chocolat et verser dans des moules à muffins.
- Faire cuire au four de 20 à 25 minutes.

À PRÉVOIR Conserver le reste des muffins pour une utilisation ultérieure (mettre 3 muffins au congélateur).

La salade de Lise

énergie: 200 kcal **lipides:** 11 g **protéines:** 3 g **glucides:** 23 g **fibres:** 4 g
équivalents: 2 LF • 2,5 GRAS • 0,5 LS • **source de vitamine A et de calcium** • **excellente source de vitamine C**

1 PORTION		2 PORTIONS
250 ml (1 tasse)	Roquette	500 ml (2 tasses)
1	Orange(s), en suprêmes	2
10 ml (2 c. à thé)	Pesto	20 ml (4 c. à thé)
30 g	Feta légère (13 % m.g.)	60 g
5 ml (1 c. à thé)	Noix de Grenoble hachées	10 ml (2 c. à thé)
5 ml (1 c. à thé)	Huile d'olive	10 ml (2 c. à thé)
Au goût	Sel et poivre	Au goût

- Étaler la roquette sur une assiette moyenne.
- Disposer, en cercle, les suprêmes d'orange sur la roquette.
- Étaler le pesto sur chaque suprême d'orange.
- Parsemer le tout de feta et de noix de Grenoble. Arroser d'huile d'olive (sans mélanger la salade).

Poulet à la basquaise

énergie: 240 kcal **lipides:** 10 g **protéines:** 22 g **glucides:** 16 g **fibres:** 4 g
équivalents: 2 LF • 1 GRAS • 1 VS • **source de calcium** • **bonne source de vitamine A et de fer**
• **excellente source de vitamine C**

1 PORTION		2 PORTIONS
5 ml (1 c. à thé)	Huile d'olive	10 ml (2 c. à thé)
100 g	Hauts de cuisse de poulet, désossés	200 g
60 ml (¼ tasse)	Oignon émincé	125 ml (½ tasse)
½	Poivron rouge, en lanières	1
125 ml (½ tasse)	Tomates en dés, en conserve	250 ml (1 tasse)
2,5 ml (½ c. à thé)	Ail haché	5 ml (1 c. à thé)
2,5 ml (½ c. à thé)	Thym, séché	5 ml (1 c. à thé)
1	Feuille de laurier	1
60 ml (¼ tasse)	Bouillon de poulet	125 ml (½ tasse)
Au goût	Sel et poivre	Au goût

- Dans une casserole, sur feu vif, faire chauffer l'huile.
- Faire colorer le poulet environ 2 minutes de chaque côté, puis le retirer de la casserole.
- Dans la même casserole, faire suer l'oignon quelques instants, puis ajouter le poivron rouge et faire revenir de 3 à 4 minutes.
- Remettre le poulet dans la casserole, ajouter les tomates, l'ail, le thym et le laurier. Bien mélanger.
- Ajouter le bouillon de poulet, couvrir et continuer la cuisson à feu doux durant 20 minutes.

VARIANTE Ajouter des courgettes et des olives noires.

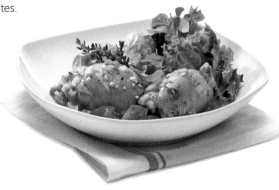

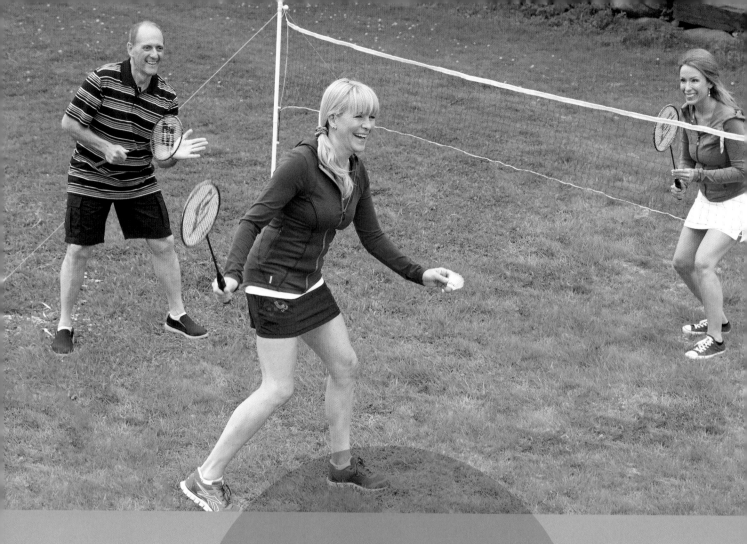

SEMAINE
5

LES CONSEILS DE GUY

TOUT VA BIEN!

Déjà quatre semaines complétées. Bravo ! Je suis certain que tout va bien. Vous adorez les recettes, l'entraînement vous fait beaucoup de bien, tant physiquement que mentalement, et vous ressentez des effets positifs de votre perte de poids. Vos vêtements commencent à être moins serrés. Votre pèse-personne vous fait sourire et votre miroir est devenu votre meilleur ami parce que vous aimez bien vous regarder pour voir si ça paraît que vous avez perdu du poids ! Ça, ce sont les aspects positifs de la chose.

Par contre, je dois aussi vous mettre en garde contre les ennemis qui vous guettent. Je n'ai aucunement l'intention vous raconter des histoires et je me dois d'être sincère avec vous. Il est fort possible que vous viviez bientôt certaines périodes de découragement. Pour avoir accompagné des dizaines de personnes dans un tel cheminement, je sais que les semaines cinq et six sont des semaines charnières. C'est là que ça passe ou ça casse, comme on dit.

VOS ENNEMIS

Soyons francs. Il est impossible d'accomplir quelque chose de grand (perdre du poids et le maintenir, c'est effectivement quelque chose de grand) sans qu'il y ait d'obstacles. Si c'était facile de maigrir, ça ferait longtemps que vous auriez réglé votre problème d'embonpoint et vous ne seriez pas en train de me lire. Il est d'autant plus important de se préparer à ces périodes houleuses.

Il faut d'abord accepter que des obstacles « psychologiques » se dresseront sur votre parcours vers votre poids santé. Mais surtout, il est primordial de connaître les adversaires que vous devrez fort probablement affronter.

L'ennemi n° 1: vos excuses

Eh oui ! vos vieilles excuses auront tendance à ressurgir bientôt. Je vous invite d'ailleurs à retourner les voir à la page 20. Elles ont constitué vos principaux obstacles pendant des années... allez-vous encore leur abandonner le contrôle de votre vie ? Bien sûr que non, n'est-ce pas ? Alors détruisez-les de nouveau.

Motivitamine de Guy !

MA FORCE MENTALE EST À SON MAXIMUM, RIEN NE PEUT ÉBRANLER MA DÉTERMINATION.

Mais elles ne s'arrêteront pas là. Parce que vous êtes en période de changement d'habitudes de vie, votre « mental » aura tendance à en créer de nouvelles. Voici celles dont vous devrez particulièrement vous méfier.

Je ne suis pas capable ! Je manque de motivation !

Mais oui, vous êtes capable. Tout le monde est capable. Si d'autres l'ont fait, vous le pouvez vous aussi.

Je n'ai pas le temps de m'entraîner !

Tout est une question de priorité, de planification et de discipline. Du temps, ça ne se trouve pas, ça se prend ! Prenez le temps de vous entraîner, c'est un merveilleux cadeau à vous faire.

Je vis une période difficile au travail ou dans ma vie !

Nous en vivons tous à l'occasion. Raison de plus pour ne pas vous créer une nouvelle difficulté dans votre vie en abandonnant vos bonnes habitudes.

J'ai été malade dernièrement !

Nous le sommes tous à l'occasion. D'une part, je ne vois pas comment le fait d'être malade vous inciterait à manger plus. C'est plutôt le contraire : la maladie entraîne souvent une perte d'appétit. D'autre part, elle vous aura probablement fait sauter une ou deux séances d'entraînement, soit. Il suffit de reprendre exactement là où vous avez laissé. Ce ne sont pas quelques jours sans entraînement qui vont annuler quatre semaines d'efforts !

Je suis ménopausée !

Il est vrai que la ménopause entraîne un ralentissement de votre métabolisme de l'ordre d'environ 150 Calories par jour. Si vous écoutez vos signaux de faim, vous réaliserez que votre appétit diminue en conséquence. En diminuant votre apport calorique ou en augmentant votre dépense énergétique d'environ 150 Calories par jour, la ménopause n'aura aucune influence sur votre poids. Beaucoup y parviennent, vous êtes capable !

Je ne vais quand même pas compter mes calories toute ma vie !

Votre corps le fait bien, lui. Il compte les calories que vous mangez et buvez chaque jour et répond par une perte ou une prise de poids. C'est une simple habitude à prendre. Avec le temps, vous connaîtrez la valeur calorique des aliments que vous consommez le plus et le calcul se fera le plus simplement du monde. Il existe aussi plusieurs sites Internet ou applications disponibles sur votre téléphone intelligent qui peuvent vous aider à le faire. De plus, tous les aliments emballés affichent le nombre de calories par portion. Très facile alors de calculer !

Je mange mes émotions !

Entre vous et moi, les émotions ne font pas engraisser. C'est manger lorsque vous vivez des émotions qui fait engraisser. Décidez de changer. Si vous remplacez votre habitude de manger par celle de marcher quand vous vivez des émotions difficiles, ça fera toute la différence.

J'accepte mes rondeurs et je suis bien dans ma peau !

En êtes-vous vraiment certain ? Si c'est le cas, pourquoi avez-vous acheté *Kilo Cardio 3* ? Arrêtez de vous raconter des histoires. Comme tous ceux qui ont du poids en trop, vous seriez plus heureux et plus en santé en maigrissant. L'affirmer clairement et l'accepter sincèrement sont sûrement les meilleures façons de poursuivre votre démarche santé. N'abandonnez pas, vous êtes capable !

Pourquoi ne pas accepter que toutes ces « raisons » ne sont que des excuses que vous inventez parce que vous ne voyez pas encore que les bénéfices de votre perte de poids sont beaucoup plus grands que les efforts que vous devez faire pour y arriver ?

Ennemi n° 2 : la perte de motivation

Lorsque vous manquez de motivation, vous voyez les difficultés plutôt que les bénéfices. Vous voyez la montagne à gravir plutôt que le paysage à contempler.

La motivation, ce n'est qu'un état d'esprit, une façon de voir les choses, une manière de penser. L'inconvénient, avec la motivation, c'est qu'elle fluctue constamment selon notre énergie, nos pensées et les facteurs extérieurs.

Je vous l'accorde, ce n'est pas évident de vous faire « ressentir des bénéfices » en quelques lignes dans un livre. Mais je vous dirai ceci : parlez avec n'importe quelle personne qui a perdu du poids et qui ne l'a pas repris et demandez-lui si elle regrette les efforts qu'elle a dû faire pour y arriver. **Vous ne trouverez personne qui affirmera regretter ces efforts !**

Personne ne regrette les efforts investis parce que les avantages sont tellement grands qu'on en vient à oublier les petits inconvénients.

Pour demeurer motivé, il faut vous mettre mentalement dans la situation visée plutôt que dans la situation actuelle. C'est ce que font tous les athlètes pendant leur entraînement. La jeune chanteuse qui veut devenir une star. L'entrepreneur qui veut devenir prospère.

Qu'est-ce qui est le plus difficile : vous voir comme vous aimeriez être ou endurer la situation dans laquelle vous êtes et qui vous exaspère ? Il n'y a que vous qui puissiez répondre à cette question.

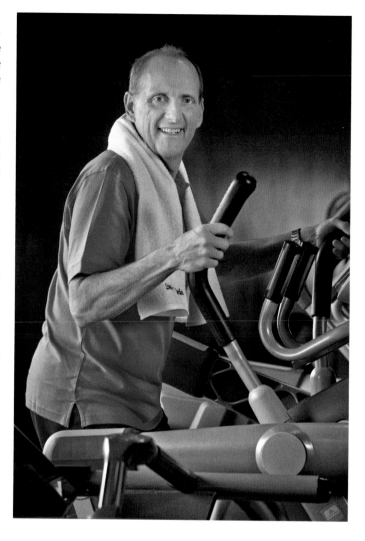

CONTRÔLEZ VOTRE MENTAL. TROUVEZ-VOUS DES SLOGANS QUI VOUS MOTIVENT. LISEZ DES PHRASES QUI VOUS INTERPELLENT. REGARDEZ DES PHOTOS QUI VOUS INSPIRENT. SUIVEZ UN MENTOR QUI A RÉUSSI. FAITES ÉQUIPE AVEC QUELQU'UN. AFFICHEZ VOTRE OBJECTIF SANTÉ BIEN EN VUE. VISUALISEZ-VOUS PLUS MINCE. RELISEZ LES RAISONS QUI VOUS MOTIVENT À PERDRE DU POIDS. ETC.

Ennemi n° 3 : la tricherie alimentaire

Voilà un ennemi de taille. Le goût, les habitudes alimentaires, les portions, etc. : chacun de nous a son petit péché mignon. Pour plusieurs, c'est le salé, pour d'autres, moi par exemple, ce sont les desserts. D'autres encore aiment grignoter entre les repas, en regardant la télé par exemple, ou même pendant la nuit. Il y a aussi ceux qui font grimper le nombre de calories quotidiennes consommées avec de la bière, du vin ou tout autre liquide calorique. Et il y a ceux qui ne sont pas capables de contrôler leurs portions. Il faut absolument que l'assiette déborde pour qu'ils soient heureux. Bref, ce sont de telles mauvaises habitudes qui vous ont rendu comme vous êtes maintenant.

L'inconvénient avec les mauvaises habitudes, c'est que dès qu'on rencontre une difficulté, on a tendance à s'y réfugier. Et là, tout bascule et on doit revenir à la case départ.

Les seuls remèdes à vos mauvaises habitudes sont la détermination et la discipline.

Votre détermination

Gardez votre objectif et votre plan d'action bien clairs en tête et ne laissez rien vous en distraire. Écrivez votre objectif de poids et affichez-le dans un endroit bien en vue. Ayez toujours à portée de main une photo de vous au poids que vous voulez atteindre ou, si vous n'en avez pas, une photo de vous au poids que vous ne voulez plus avoir. Pesez-vous régulièrement. Beaucoup de gens obèses m'ont affirmé que dès qu'ils oublient de se peser, la détermination s'estompe et ils reviennent à leurs mauvaises habitudes. J'ai une théorie à ce sujet : plus le pèse-personne est loin, plus les kilos se rapprochent ! Faites ce qu'il faut pour rester concentré sur votre objectif santé.

Votre discipline

Pour régler vos manques de discipline, aidez-vous un peu. Dans la mesure du possible, videz votre garde-manger et votre réfrigérateur de tout ce qui pourrait vous faire succomber. Il ne faut pas tenter le diable ! À l'épicerie, évitez les allées trop tentantes et ne faites jamais vos emplettes le ventre vide. Optez pour des assiettes de plus petit format. Mettez vos périodes d'entraînement à l'agenda : elles sont aussi importantes qu'un rendez-vous chez le médecin ou le dentiste. Trouvez-vous des aliments coupe-faim : fruits, légumes crus, yogourts faibles en gras, etc. Si l'envie de manger vous démange à ce point, au moins vous vous sustenterez avec un aliment faible en calories et vous ne ralentirez pas votre cadence de perte de poids.

Finalement, dites-vous que tous ceux qui ont perdu du poids sont passés par les mêmes envies de tricher que vous… et ils les ont surmontées. Si des gens ont été capables de réussir, vous le pouvez vous aussi !

Ennemi n° 4 : le contentement

Le contentement est un ennemi vraiment insidieux. Il se présente sous forme de récompense : « J'ai perdu 9 kg (20 lb), je vais prendre une petite pause ! » ou encore « Je me suis entraîné très fort cette semaine, je vais m'offrir une bonne bouffe en fin de semaine. »

Beaucoup d'entre nous ont tendance à raisonner ainsi. C'est comme prendre une pause mentale pour se faire plaisir avant de reprendre la discipline. Le hic : allez-vous vraiment retrouver votre discipline ?

Je n'ai rien contre la pratique qui consiste à faire attention la semaine et à relâcher la fin de semaine ! Mais ça, c'est en période de maintien.

Si vous êtes en période de perte de poids, je vous recommande d'éviter à tout prix de tomber dans le piège du contentement. Beaucoup ne s'en sortent pas et finissent par dire : « J'aurais encore 6,8 kg (15 lb) à perdre, mais j'ai de la difficulté à me remotiver ! »

C'est certain que c'est difficile de s'y remettre lorsqu'on perd son élan. L'idéal, c'est de *ne pas* faire de pause récompense tant que votre véritable objectif ne sera pas atteint. Et ce, même durant le temps des fêtes, les vacances, les partys de bureau, etc. Si vous voulez vous récompenser, trouvez autre chose ! Un nouveau vêtement, une manucure, un nouveau CD, un week-end au chalet, un après-midi de congé, une soirée au cinéma… Mais restez loin du garde-manger et continuez à vous entraîner ! C'est peut-être difficile, mais ça l'est beaucoup moins que d'abandonner son objectif.

Encore une fois, je vous jure que JAMAIS vous ne regretterez les efforts (est-ce que ce sont vraiment des efforts ?) que vous faites en ce moment. Par contre, si vous abandonnez, il est pratiquement certain que vous le regretterez tôt ou tard.

Motivitamine de Guy !

ALLEZ, TENEZ BON ! ABATTEZ VOS ENNEMIS « MENTAUX » ET CONTINUEZ !

On se retrouve à la fin de votre programme !

LES CONSEILS DE JOSÉE

FAIRE DE L'EXERCICE
POUR LA BONNE RAISON !

Et si on en faisait simplement parce que... ça fait du bien ?

Je reçois beaucoup de courriels. Un bon matin, je lis cette lettre désespérée d'une dame qui souffre d'obésité morbide et est très malade, conséquence directe et indirecte de son imposant surpoids. Elle cherche depuis longtemps un moyen de s'en sortir et son discours est d'une tristesse inouïe.

En plus de son diabète, de sa maladie cardiaque et de son arthrite, elle souffre d'anxiété grave. Monter une marche d'escalier est pour elle une source de grande peur... Le moindre sentiment d'effort lui donne l'impression qu'elle va mourir.

Après quelques échanges, elle m'annonce, quelques mois plus tard, qu'elle entreprendra un programme de marche le lundi suivant ! (Ça commence toujours le lundi, ces nouvelles habitudes, non ?) Son plan est simple : elle a décidé de marcher... « une maison à la fois » !

▶ Jour 1, elle marche jusque chez le premier voisin et revient, téléphone bien en main. De retour à la maison, elle écrit une note sur son frigo : 902 (ça, c'est son adresse) à 904 ;
▶ Jour 2, elle marche jusque chez le deuxième voisin, et ajoute sur son frigo : 902 à 906 ;
▶ Jour 3, elle parcourt trois maisons : 902 à 908...

Je pense que vous avez compris son plan. Surprenant, différent, mais, reconnaissons-le, brillant ! C'était SON idée... SON initiative. Et c'était ce qu'elle se sentait prête à faire !

Et les résultats ont progressivement suivi. Au bout de 1 an, madame Dumas avait déjà transformé sa vie : 52 semaines, 22,6 kg (50 lb) en moins. Et au bout de 2 ans : 104 semaines et 49,8 kg (110 lb) en moins.

Elle m'a un jour écrit ceci : « Tu sais, Josée, maintenant, je ne peux plus me passer de ma marche quotidienne. J'ai compris une chose pas compliquée : marcher me fait du bien ! Le poids que j'avais et celui que j'ai toujours à perdre étaient ma première motivation, mais, maintenant, je le fais pour ma tête... pour le plaisir. C'est devenu une sorte de drogue ! Tu comprends ? »

Oui, madame Dumas, j'ai compris grâce à vous quelque chose d'essentiel. Faire de l'exercice, parce que ÇA FAIT DU BIEN ! Juste ça ! Qui n'est pas rentré d'une marche en lançant ces quatre mots bien sentis ? Qui n'a pas pénétré dans le vestiaire du centre de conditionnement physique, après un bon entraînement, en exprimant cette toute petite phrase : *ça fait du bien !*

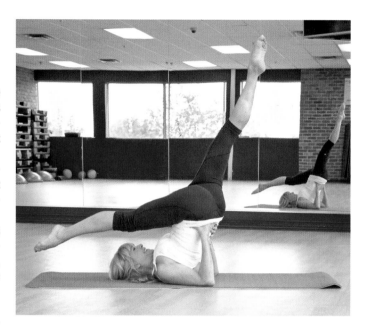

Et si c'était la meilleure raison de faire de l'exercice ? Et si, dorénavant, on s'attardait vraiment à cette vérité en la plaçant au sommet de nos objectifs d'entraînement ? Parce qu'il faut comprendre les sous-entendus de l'expression *ça fait du bien*... « Ça fait du bien », ça peut vouloir dire :

* « Je suis fier de moi. »
* « Je me sens mieux dans ma peau. »
* « J'ai accompli quelque chose. »
* « Je me respecte. »
* « Ça me remonte le moral. »
* « Je me sens plus autonome. »
* « J'ai un soudain regain d'énergie. »
* « Je me sens tout à coup moins stressé. »
* « Je peux me prendre en main. »
Etc. !

Repensez à vos priorités. Demandez-vous ce que l'exercice peut vous apporter de plus immédiat qu'une perte de poids et, si la réponse ne vient pas, la prochaine fois que vous délacerez vos espadrilles, dites haut et fort : « Wow... ça fait du bien ! » Vous aurez alors le goût de répéter l'expérience. Et il est là, le secret : le contrôle du poids par l'exercice repose sur l'assiduité, et si le plaisir est de la partie, vous persévérerez !

LE PROGRAMME D'ENTRAÎNEMENT

On s'entraîne... autour de la terrasse

1. Renforcement musculaire – membres supérieurs

POMPES DANS L'ESCALIER

Debout devant l'escalier, déposez les mains à plat sur la marche qui vous convient le mieux (plus elle est basse, plus l'exercice sera intense). Gardez le dos bien droit et la tête dans son prolongement et descendez en fléchissant les bras, puis remontez sans bloquer les coudes. Faites au moins 6 répétitions et essayez d'en ajouter au fil des jours. Les dernières doivent être difficiles.

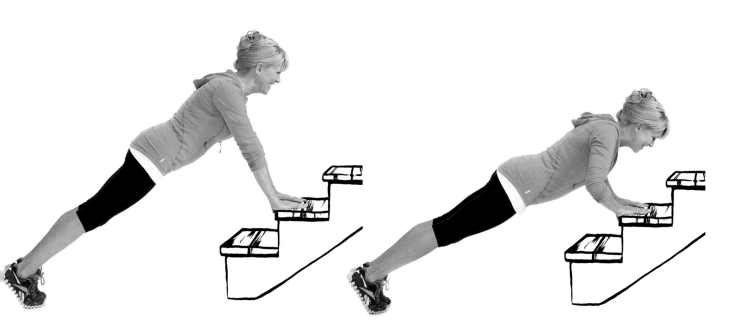

2. Renforcement musculaire – membres inférieurs

FENTES ARRIÈRE POUR LES FESSIERS ET LES CUISSES

Placez-vous debout face à l'escalier, sur la marche la plus basse. Mains sur les hanches, faites une grande fente arrière avec la jambe droite : le dos est bien droit ; la tête est haute ; l'angle du genou avant est idéalement à 90 degrés et le genou arrière est directement sous la hanche. Puis, poussez avec la jambe arrière pour vous propulser sur la marche, à votre position de départ. Refaites l'exercice avec l'autre jambe. Faites 20 répétitions, soit 10 de chaque côté, en alternance.

Variante : exécutez ce mouvement avec des haltères de 2 à 3,5 kg (5 à 8 lb) dans les mains.

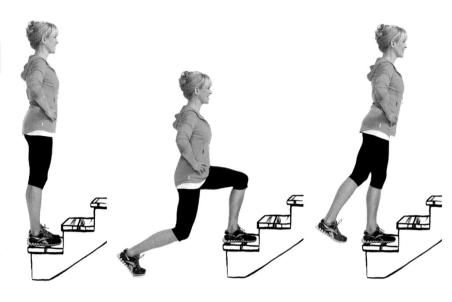

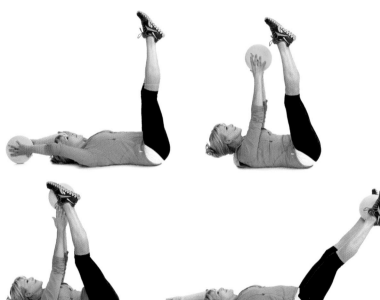

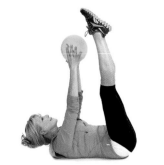

3. Renforcement musculaire – abdos/dos

LE JEU DU BALLON

Allongez-vous sur le dos sur la pelouse ou sur une chaise longue (à plat), genoux fléchis et plante des pieds contre le sol.

a) Bras pratiquement tendus, tenez un ballon loin derrière votre tête. Soulevez la tête et ramenez le ballon au-dessus de votre poitrine.

b) Au même moment, étirez et soulevez vos jambes vers le ciel et allez placer le ballon entre vos chevilles.

c) Avec le ballon maintenant entre vos chevilles, abaissez vos jambes vers le sol, en contrôlant le mouvement, en même temps que vous ramenez les mains au point de départ, loin derrière la tête.

d) De la même façon, ramenez le ballon au-dessus de vos hanches et reprenez-le entre vos mains.

e) Retournez à la position de départ.

Effectuez cet enchaînement de façon bien lente et contrôlée. Faites quelques répétitions.

Variante : faites le même exercice au sol avec un coussin ou tout objet léger.

4. Équilibre

ABDUCTION DES JAMBES EN ÉQUILIBRE

Debout, pieds à la largeur des épaules, pliez les genoux et inclinez le tronc vers l'avant comme si vous alliez vous asseoir (squat). Dépliez les genoux et, en équilibre sur la jambe gauche, soulevez la droite de côté en conservant le genou et les orteils vers l'avant. Restez sur la jambe d'appui pendant 4 secondes, puis revenez en squat. Inversez le mouvement. Faites de 10 à 15 répétitions de chaque côté.

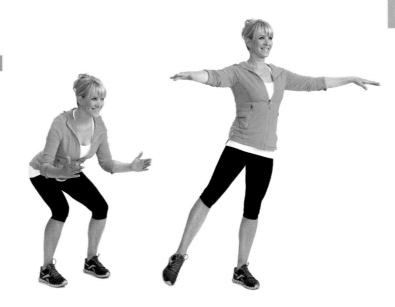

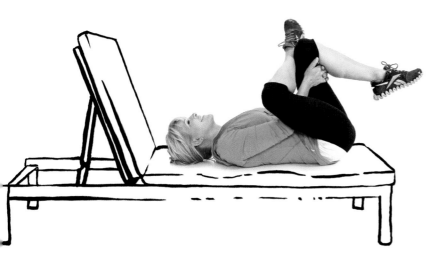

5. Souplesse

DU DOS

Allongé au sol ou sur votre chaise longue préférée, genoux fléchis, déposez la cheville droite sur la cuisse gauche, au-dessus du genou. Croisez les mains sous la cuisse gauche et tirez doucement pour sentir l'étirement dans la fesse. Maintenez la position de 20 à 30 secondes. Refaites l'exercice avec l'autre jambe.

LES CONSEILS D'ISABELLE

VIN ET CIE

Le vin et les autres boissons alcoolisées font partie des plaisirs de la vie. Lorsqu'elles suivent un plan alimentaire, plusieurs personnes trouvent difficile de délaisser leur verre de vin, surtout le week-end... Qu'à cela ne tienne, il suffit de bien choisir sa consommation pour pouvoir se faire plaisir sans affecter sa perte de poids.

Alcool et santé

L'alcool, en quantité modérée, est reconnu comme bénéfique à la santé cardiaque. À l'instar de l'activité physique, il a la capacité d'augmenter le bon cholestérol sanguin (HDL). Si on peut attribuer ce bénéfice à toutes formes d'alcool (bière, vin et spiritueux), le vin, avec son contenu en polyphénols, a certes une valeur ajoutée. Le vin rouge, particulièrement s'il est issu du cépage pinot noir, est le plus riche en composés phénoliques.

Rappelons que les personnes qui ont des triglycérides sanguins élevés et les femmes enceintes devraient éviter l'alcool. L'alcool en excès est aussi associé à une augmentation du risque de plusieurs types de cancer, dont ceux du sein, de la bouche, du larynx, de l'œsophage et du foie. Ainsi, si l'alcool a plusieurs vertus, sa relation avec la santé varie selon la dose. Un peu c'est bien, trop c'est dangereux...

Le vin : le choix sage

Le vin reste, de toutes les boissons alcoolisées, le meilleur choix. Il apporte de précieux antioxydants qui améliorent la santé cardiovasculaire. Les experts en santé cardiaque recommandent de 7 à 9 verres de vin (de 150 ml [5 oz] chacun) par semaine pour les femmes, et de 14 à 17 pour les hommes. Or, si une femme opte pour le maximum, ce sont, mine de rien, près de 1000 Calories qui s'ajouteront à son bilan hebdomadaire...

Dans le cadre d'un régime amaigrissant, je propose donc un compromis : se permettre 1 verre de vin avec son repas deux fois par semaine, davantage (2 verres) si on a eu une activité physique très intense au cours de la journée.

Nouveauté : le marché des bières faibles en calories

Les bières légères et réduites en glucides offrent une belle solution de rechange aux bières régulières, permettant de profiter d'une boisson rafraîchissante sans ingurgiter trop de calories. Plus légères au goût, ces bières plaisent aussi souvent aux femmes. Les bières sans alcool sont également prisées et leur apport calorique est fort acceptable.

Les « drinks de filles »

Les cocktails sucrés plaisent assurément à plusieurs femmes, qui apprécient leur goût agréable et leurs couleurs attrayantes. Ces jolies boissons n'en sont pas moins très caloriques. Non sucré mais tout aussi rafraîchissant, le Bloody Mary est un cocktail plus intéressant, car sa composition est peu calorique.

Liste de boissons avec leur teneur en calories

Type de boisson	Portion	Calories
Bière légère (4 %)	341 ml (une bouteille)	109
Bière Molson Canadian 67 (3 %)	341 ml (une bouteille)	67
Bière réduite en glucides (3 à 4 %)	341 ml (une bouteille)	90
Bière régulière (5 %)	341 ml (une bouteille)	145
Bière sans alcool	330 ml (une bouteille)	60
Bloody Mary	360 ml (12 oz)	125
Champagne	150 ml (5 oz)	120
Cosmopolitain	135 ml (4,5 oz)	200
Crème irlandaise (Bailey's)	105 ml (3,5 oz)	332
Daiquiri aux fraises	135 ml (4,5 oz)	251
Dry martini	135 ml (4,5 oz)	243
Long Island Iced Tea	360 ml (12 oz)	500
Pina Colada	135 ml (4,5 oz)	245
Vin blanc	125 ml (4 oz)	83
	150 ml (5 oz)	100
Vin rosé	125 ml (4 oz)	88
	150 ml (5 oz)	105
Vin rouge	125 ml (4 oz)	92
	150 ml (5 oz)	110

L'APÉRO GAGNANT

L'apéro est une habitude de plus en plus répandue. On prend un verre de vin ou une bière, entouré d'amis ou de membres de sa famille, et on déguste quelques canapés. Or, l'alcool, pris à jeun, a tendance à stimuler l'appétit... À surveiller, donc, en période d'amaigrissement ! Des études ont démontré que l'on peut ingérer jusqu'à 200 Calories de plus si on a accès à un buffet après avoir pris un apéro...

Il faut aussi surveiller ce que l'on mange en buvant son apéritif. Les calories montent rapidement et peuvent freiner la perte de poids. En discutant, on mange souvent sans être véritablement conscient de tout ce que l'on peut avaler en termes d'aliments !

Quelques exemples

▶ Rondelles d'oignons frits (170 g) : 610 Calories

▶ Bruschetta (240 g) : 530 Calories

▶ Frites (182 g) : 520 Calories

▶ Calmars frits (190 g) : 410 Calories

▶ Pain à l'ail gratiné (153 g) : 390 Calories

▶ Ailes de poulet (8 ailes) : 330 Calories

▶ Croustilles (50 g) : 250 Calories

▶ Arachides salées (60 ml [¼ tasse]) : 220 Calories

Les meilleurs choix resteront le duo prosciutto-melon, l'entrée de tomates-bocconcini, les brochettes crevettes-ananas, les crudités avec la trempette au de yogourt grec…

Si on a grignoté autour de 500 Calories à l'apéro en plus des calories contenues dans la boisson, on prendra un souper très léger de type soupe minestrone, question d'éviter de terminer la journée avec un bilan énergétique très élevé. On peut aussi tout simplement prendre un yogourt grec saupoudré de graines de chia ou de graines de lin moulues pour terminer la soirée.

Sommeil et alcool

Au-delà d'un certain nombre de consommations, l'alcool affecte la qualité du sommeil : le sommeil récupérateur diminue pour faire place à un sommeil plus léger. La fatigue du matin fragilise le bon contrôle alimentaire. Plus fatigué, on a tendance à manger davantage, surtout des aliments riches en glucides (pain, craquelins, barres tendres, biscuits, etc.). Il est sage d'être conscient de l'effet de l'alcool sur son propre sommeil et son comportement alimentaire. Quand on sait que les fringales sont très présentes le lendemain d'une soirée plus arrosée, on reste modéré dans sa consommation, question d'atteindre son objectif plus facilement.

Rappelons aussi que l'alcool est un diurétique : il faut donc augmenter sa consommation d'eau en conséquence. L'idéal est d'alterner une consommation alcoolisée et un grand verre d'eau, puis de boire un dernier verre d'eau avant d'aller au lit… Du coup, on évitera également les maux de tête du lendemain !

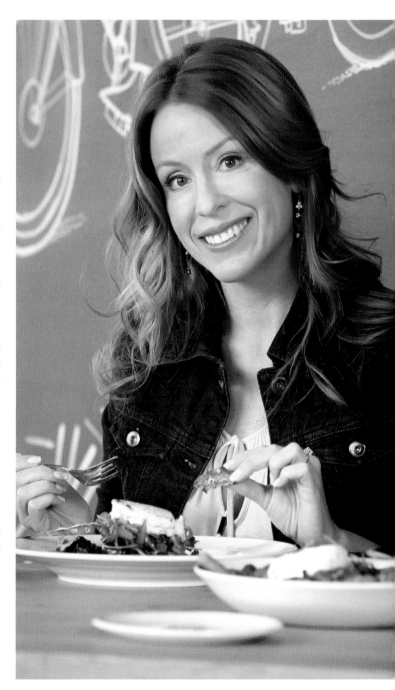

1300, 1500 OU 1800 CALORIES ?

Le menu de base à **1300** Calories est représenté en noir.

Pour suivre le menu à **1500** Calories, vous devez ajouter les aliments inscrits en bleu au menu de base.

Pour suivre le menu à **1800** Calories, vous devez ajouter les aliments énumérés en bleu ET en rouge au menu de base.

lundi • jour 1

DÉJEUNER

Gruau (1 sachet)

250 ml (1 tasse) de lait 1 % m.g.

10 ml (2 c. à thé) de noix de Grenoble

1 clémentine

Thé ou café

15 ml (1 c. à soupe) de canneberges séchées

15 ml (1 c. à soupe) de noix de Grenoble

125 ml (½ tasse) de jus d'orange

COLLATION AM

7 noix d'acajou

1 pomme

125 ml (½ tasse) de fromage cottage 1 % m.g.

DÎNER

Pita au tofu (p. 168)

125 ml (½ tasse) de carotte et céleri

1 jus de légumes réduit en sodium (162 ml [⅔ tasse])

100 g de yogourt grec aux fruits 0-2 % m.g.

125 ml (½ tasse) de carotte et céleri

COLLATION PM

2 craquelins de seigle (20 g)

1 tranche de fromage suisse léger (20 g)

SOUPER

★ La salade d'orzo de Cindy (p. 115)

125 ml (½ tasse) de bleuets

125 ml (½ tasse) de lait 1 % m.g.

4 craquelins (20 g) de type Melba

COLLATION SOIR

200 ml de boisson de soya vanille

2 figues séchées

2 biscuits secs/arrowroot

mardi • jour 2

DÉJEUNER

1 rôtie de grains entiers

10 ml (2 c. à thé) de fromage à la crème léger

1 orange

125 ml (½ tasse) de lait 1 % m.g.

Thé ou café

1 rôtie de grains entiers

10 ml (2 c. à thé) de fromage à la crème léger

COLLATION AM

15 ml (1 c. à soupe) de noisettes

15 ml (1 c. à soupe) de raisins secs

15 ml (1 c. à soupe) de raisins secs

15 ml (1 c. à soupe) de noisettes

DÎNER

Sandwich au thon et aux tomates séchées (p. 168)

125 ml (½ tasse) de poivron

30 g de fromage léger < 18 % m.g.

1 clémentine

125 ml (½ tasse) de poivron

1 jus de légumes réduit en sodium (162 ml)

COLLATION PM

30 g de chèvre mou < 20 % m.g.

2 craquelins (10 g) de type Melba

1 craquelin (5 g) de type Melba

SOUPER

★ Nouilles au poulet (p. 116)

125 ml (½ tasse) de fraises

100 g de yogourt grec aux fruits 0-2 % m.g.

180 ml (¾ tasse) de tomates cerises

COLLATION SOIR

180 ml (¾ tasse) de lait 1 % m.g.

125 ml (½ tasse) de bleuets

1 carré (10 g) de chocolat noir (70 % cacao)

mercredi • jour 3

DÉJEUNER

250 ml (1 tasse) de céréales de son type Bran Flakes

250 ml (1 tasse) de lait 1 % m.g.

125 ml (½ tasse) de fraises

Thé ou café

15 ml (1 c. à soupe) de canneberges séchées

7 noix d'acajou

COLLATION AM

100 g de yogourt grec aux fruits 0-2 % m.g.

DÎNER

Salade de poulet aux figues (p. 166)

Muffin choco-banane de Christina (p. 100)

2 craquelins de seigle (20 g)

1 tranche de fromage suisse léger (20 g)

COLLATION PM

30 g de fromage léger < 18 % m.g.

15 ml (1 c. à soupe) de raisins secs

SOUPER

★ Le tilapia roulé d'Amélie (p. 117)

125 ml (½ de tasse) d'orzo

250 ml (1 tasse) de laitue au choix

15 ml (1 c. à soupe) de vinaigrette légère

★ Yogourt glacé et fruits (p. 117)

80 ml (⅓ tasse) d'orzo

COLLATION SOIR

200 ml de boisson de soya vanille

jeudi • jour 4

DÉJEUNER

1 rôtie de grains entiers

10 ml (2 c. à thé) de beurre d'arachide

125 ml (½ tasse) de bleuets

Thé ou café

125 ml (½ tasse) de lait 1 % m.g.

1 rôtie de grains entiers

10 ml (2 c. à thé) de beurre d'arachide

COLLATION AM

100 g de yogourt grec aux fruits 0-2 % m.g.

4 figues séchées

15 ml (1 c. à soupe) de noix de Grenoble

DÎNER

Sandwich pomme et suisse (p. 169)

125 ml (½ tasse) de tomates cerises

1 jus de légumes réduit en sodium (162 ml)

COLLATION PM

½ pomme

20 ml (4 c. à thé) de noisettes

SOUPER

★ Cari de crevettes (p. 118)

125 ml (½ tasse) de riz basmati

250 ml (1 tasse) de chou-fleur

100 g de yogourt grec aux fruits 0-2 % m.g.

125 ml (½ tasse) de riz basmati

1 poire

COLLATION SOIR

125 ml (½ tasse) de lait 1 % m.g.

vendredi • jour 5

DÉJEUNER

2 rôties de grains entiers

2 tranches de fromage suisse léger (40 g)

125 ml (½ tasse) de jus d'orange

Thé ou café

100 g de yogourt grec aux fruits 0-2 % m.g.

COLLATION AM

1 clémentine

7 noix d'acajou

1 clémentine

DÎNER

Salade de riz aux lentilles (p. 166)

180 ml (¾ tasse) de carotte et céleri

2 craquelins de seigle (20 g)

30 g de fromage léger < 18 % m.g.

COLLATION PM

125 ml (½ tasse) de bleuets

15 ml (1 c. à soupe) de noisettes

60 ml (¼ tasse) de bleuets

SOUPER

★ Minipizzas (p. 119)

Ma salade césar (p. 169)

125 ml (½ tasse) de tomates cerises

COLLATION SOIR

180 ml (¾ tasse) de lait 1 % m.g.

2 biscuits secs/arrowroot

200 ml de boisson de soya vanille

samedi • jour 6

DÉJEUNER

★ Tortilla aux œufs brouillés et aux tomates séchées (p. 120)

250 ml (1 tasse) de lait 1 % m.g.

Thé ou café

1 clémentine

COLLATION AM

250 ml (1 tasse) de fraises

60 ml (¼ tasse) de fromage cottage 1 % m.g.

60 ml (¼ tasse) de fromage cottage 1 % m.g.

DÎNER

Salade de quinoa crémeux (p. 166)

1 orange

2 craquelins (10 g) de type Melba

125 ml (½ tasse) de poivron

1 jus de légumes réduit en sodium (162 ml)

1 craquelin (5 g) de type Melba

COLLATION PM

100 g de yogourt grec aux fruits 0-2 % m.g.

7 noix d'acajou

SOUPER

★ Mijoté de bœuf à la bière (p. 121)

250 ml (1 tasse) de laitue au choix

15 ml (1 c. à soupe) de vinaigrette légère

2 biscuits secs/arrowroot

★ Poire pochée aux épices (p. 120)

COLLATION SOIR

125 ml (½ tasse) de lait 1 % m.g.

dimanche • jour 7

DÉJEUNER

★ Pain doré croustillant (p. 122)

125 ml (½ tasse) de fraises

125 ml (½ tasse) de fromage cottage 1 % m.g.

Thé ou café

60 ml (¼ tasse) de fraises

60 ml (¼ tasse) de fraises

COLLATION AM

1 poire

7 noix d'acajou

DÎNER

★ Soupe indienne (p. 122)

½ pita

Muffin choco-banane de Christina (p. 100)

COLLATION PM

125 ml (½ tasse) de lait 1 % m.g.

SOUPER

★ Escalope de dinde à l'orange (p. 123)

★ Grains de blé aux canneberges (p. 123)

6 asperges vapeur

100 g de yogourt grec aux fruits 0-2 % m.g.

COLLATION SOIR

200 ml de boisson de soya vanille

LISTE D'ÉPICERIE

Ingrédients du menu de base à 1300 Calories / Ingrédients spécifiques au menu à 1500 Calories
Ingrédients spécifiques au menu à 1800 Calories
ATTENTION : Ne pas additionner les ingrédients d'une même case. Si la couleur de votre menu n'apparaît pas dans la liste, utilisez les quantités du menu dont l'apport calorique est inférieur au vôtre.

LÉGUMES

	✓ 1 PORTION	✓ 2 PORTIONS
Asperge	9	18
Brocoli	1	1
Carotte, moyenne	5	10
Céleri	2 branches / 3 branches	4 branches / 6 branches
Chou-fleur, gros	1	1
Jus de légumes réduit en sodium (162 ml)	1 / 2 / 4	2 / 4 / 8
Laitue au choix	750 ml (3 t.)	1,5 L (6 t.)
Laitue romaine	375 ml (1 ½ t.)	750 ml (3 t.)
Mini bokchoy	175 ml (env. ⅔ t.)	350 ml (env. 1 ⅓ t.)
Oignon	2	4
Panais, petit	1	2
Poivron rouge	2 / 3 / 4	4 / 6 / 8
Poivron jaune	2	4
Pomme de terre, moyenne	2	3
Tomate cerise	185 ml (¾ t.) / 490 ml (2 t.)	370 ml (1 ½ t.) / 980 ml (4 t.)

FRUITS

	✓ 1 PORTION	✓ 2 PORTIONS
Bleuet	435 ml (1 ¾ t.) / 625 ml (2 ½ t.)	870 ml (3 ½ t.) / 1,25 L (5 t.)
Citron	1	1
Clémentine	3 / 6	6 / 12
Figue séchée	8	16
Fraise	625 ml (2 ½ t.) / 685 ml (2 ¾ t.) / 750 ml (3 t.)	1,25 L (5 t.) / 1,37 L (5 ½ t.) / 1,5 L (6 t.)
Fruits surgelés	125 ml (½ t.)	250 ml (1 t.)
Jus d'orange	225 ml (env. 1 t.) / 350 ml (env. 1 ⅓ t.)	450 ml (1 ¾ t.) / 700 ml (env. 2 ⅔ t.)
Lime	1	1

FRUITS (SUITE)

	✓ 1 PORTION	✓ 2 PORTIONS
Orange	3	3
Poire	2 / 3	4 / 6
Pomme	2	3
Raisins secs	30 ml (2 c. à s.) / 45 ml (3 c. à s.)	60 ml (¼ t.) / 90 ml (6 c. à s.)

LAIT ET SUBSTITUTS

	✓ 1 PORTION	✓ 2 PORTIONS
Boisson de soya vanille format 200 ml	1 / 2 / 4	2 / 4 / 8
Fromage, chèvre mou < 21 % m.g.	50 g	100 g
Fromage cottage 1 % m.g.	185 ml (¾ t.) / 310 ml (1 ¼ t.) / 375 ml (1 ½ t.)	375 ml (1 ½ t.) / 625 ml (2 ½ t.) / 625 ml (2 ½ t.)
Fromage léger < 18 % m.g.	30 g / 60 g / 90 g	60 g / 120 g / 180 g
Fromage ricotta < 5 % m.g.	15 ml (1 c. à s.)	30 ml (2 c. à s.)
Fromage suisse léger en tranches de 20 g	7 / 8	14 / 16
Lait 1 % m.g	2 L (8 t.)	4 L (16 t.)
Yogourt nature 1 % m.g. format de 100 g	2	3
Yogourt grec aux fruits 0-2 % m.g. format de 100 g	5 / 7 / 9	10 / 14 / 18

PRODUITS CÉRÉALIERS

	✓ 1 PORTION	✓ 2 PORTIONS
Craquelin de seigle (10 g)	2 / 4 / 6	4 / 8 / 12
Craquelin de type Melba (5 g)	2 / 4 / 8	4 / 8 / 16

PRODUITS CÉRÉALIERS (SUITE)

	✓ 1 PORTION	✓ 2 PORTIONS
Gruau (sachet de 30 g)	1	2
Minipita	3	6
Pain pita de grains entiers	2	4
Tortilla de blé entier	1	2
Tranche de pain de blé entier	9 / 11	18 / 22

VIANDES ET SUBSTITUTS

	✓ 1 PORTION	✓ 2 PORTIONS
Amande effilée	10 ml (2 c. à thé)	20 ml (4 c. à thé)
Bœuf à braiser (type bourguignon)	200 g	400 g
Crabe, en conserve	60 g	120 g
Crevette tigrée	100 g	200 g
Escalope de dinde	100 g	200 g
Haricots edamame (fève de soya)	50 g	100 g
Lentille brune en conserve	125 ml (½ t.)	250 ml (1 t.)
Noisette	60 ml (¼ t.) / 80 ml (⅓ t.)	125 ml (½ t.) / 160 ml (⅔ t.)
Noix d'acajou	18 / 25 / 39	36 / 50 / 78
Noix de Grenoble	30 ml (2 c. à s.) / 45 ml (3 c. à s.)	60 ml (¼ t.) / 90 ml (6 c. à s.)
Œuf	3	6
Pois chiche conserve	375 ml (1 ½ t.)	750 ml (3 t.)
Poulet, poitrine	175 g	350 g
Thon en conserve (boîte de 85 g)	1	2
Tilapia	120 g	240 g
Tofu ferme	125 g	250 g

S'ASSURER D'AVOIR AU FRIGO, AU GARDE-MANGER OU AU JARDIN...

Aneth frais	Ciboulette fraîche	Lait de coco léger
Basilic frais	Coriandre fraîche	Olives noires
Beurre de pomme	Fromage à la crème léger	Orzo
Bière rousse	Germe de blé grillé	Pâte de cari rouge
Biscuits secs/arrowroot	Gingembre frais	Salsa (prête à consommer)
Carrés de chocolat noir 70 % cacao	Grains de blé pré-cuit	Tomates séchées

LUNDI

La salade d'orzo de Cindy

énergie: 250 kcal **lipides:** 6 g **protéines:** 14 g **glucides:** 34 g **fibres:** 2 g
équivalents: 2 PC • 0,75 VS • 1 LF • 1 GRAS • **source de fer et de vitamine A**
• **excellente source de vitamine C**

1 PORTION		2 PORTIONS
125 ml (½ tasse)	Orzo	250 ml (1 tasse)
5 ml (1 c. à thé)	Huile d'olive	10 ml (2 c. à thé)
5 ml (1 c. à thé)	Moutarde de Dijon	10 ml (2 c. à thé)
5 ml (1 c. à thé)	Jus de citron	10 ml (2 c. à thé)
5 ml (1 c. à thé)	Zeste de citron	10 ml (2 c. à thé)
60 ml (¼ tasse)	Poivron rouge en dés	125 ml (½ tasse)
60 ml (¼ tasse)	Poivron jaune en dés	125 ml (½ tasse)
1 boîte de 65 g	Crabe en conserve, égoutté et émietté	2 boîtes de 65 g
5 ml (1 c. à thé)	Aneth frais	10 ml (2 c. à thé)
5 ml (1 c. à thé)	Ciboulette hachée	10 ml (2 c. à thé)
Au goût	Sel et poivre	Au goût

- Cuire l'orzo dans une casserole d'eau bouillante jusqu'à ce que les grains soient tendres, mais encore al dente. Égoutter et laisser refroidir.
- Préparer la vinaigrette en fouettant l'huile d'olive, la moutarde, le jus et le zeste de citron.
- Mélanger l'orzo avec les poivrons, le crabe, l'aneth et la ciboulette.
- Ajouter la vinaigrette et bien enrober.

VARIANTE Remplacer le crabe
par des crevettes nordiques.

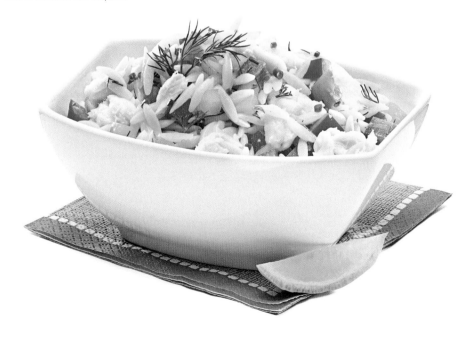

DÉJEUNER

Gruau (1 sachet)

250 ml (1 tasse) de lait 1 % m.g.

10 ml (2 c. à thé) de noix
de Grenoble

1 clémentine

Thé ou café

15 ml (1 c. à soupe) de
canneberges séchées

15 ml (1 c. à soupe) de noix
de Grenoble

125 ml (½ tasse) de jus d'orange

COLLATION AM

7 noix d'acajou

1 pomme

125 ml (½ tasse) de fromage
cottage 1 % m.g.

DÎNER

Pita au tofu (p. 168)

125 ml (½ tasse) de carotte
et céleri

1 jus de légumes réduit en
sodium (162 ml)

100 g de yogourt grec
aux fruits 0-2 % m.g.

125 ml (½ tasse) de carotte
et céleri

COLLATION PM

2 craquelins de seigle
(20 g)

1 tranche de fromage suisse
léger (20 g)

SOUPER

★ La salade d'orzo de Cindy

125 ml (½ tasse) de bleuets

125 ml (½ tasse) de lait 1 % m.g.

4 craquelins (20 g)
de type Melba

COLLATION SOIR

200 ml de boisson
de soya vanille

2 figues séchées

2 biscuits secs/arrowroot

DÉJEUNER

1 rôtie de grains entiers

10 ml (2 c. à thé) de fromage
à la crème léger

1 orange

125 ml (½ tasse) de lait 1 % m.g.

Thé ou café

1 rôtie de grains entiers

10 ml (2 c. à thé) de fromage
à la crème léger

COLLATION AM

15 ml (1 c. à soupe) de noisettes

15 ml (1 c. à soupe) de raisins secs

15 ml (1 c. à soupe) de raisins secs

15 ml (1 c. à soupe) de noisettes

DÎNER

Sandwich au thon et aux
tomates séchées (p. 168)

125 ml (½ tasse) de poivron

30 g de fromage léger
< 18 % m.g.

1 clémentine

125 ml (½ tasse) de poivron

1 jus de légumes réduit en
sodium (162 ml)

COLLATION PM

30 g de chèvre mou
< 20 % m.g.

2 craquelins (10 g)
de type Melba

1 craquelin (5 g) de type Melba

SOUPER

★ Nouilles au poulet

125 ml (½ tasse) de fraises

100 g de yogourt grec
aux fruits 0-2 % m.g.

180 ml (¾ tasse) de tomates
cerises

COLLATION SOIR

180 ml (¾ tasse) de lait 1 % m.g.

125 ml (½ tasse) de bleuets

1 carré (10 g) de chocolat noir
(70 % cacao)

Nouilles au poulet

énergie: 380 kcal **lipides:** 11 g **protéines:** 27 g **glucides:** 42 g **fibres:** 3 g
équivalents: 2 GRAS • 1 VS • 2 LF • 1,5 PC • **source de calcium** • **bonne source de fer**
• **excellente source de vitamines A et C**

1 PORTION		2 PORTIONS
5 ml (1 c. à thé)	Huile d'olive	10 ml (2 c. à thé)
175 g	Poulet cru, en lanières	350 g
180 ml (¾ tasse)	Mini bokchoy tranché	375 ml (1 ½ tasse)
125 ml (½ tasse)	Poivron en lanières	250 ml (1 tasse)
180 ml (¾ tasse)	Nouilles de riz cuites	375 ml (1 ½ tasse)
10 ml (2 c. à thé)	Sauce soya réduite en sodium	20 ml (4 c. à thé)
10 ml (2 c. à thé)	Jus de lime	20 ml (4 c. à thé)
30 ml (2 c. à soupe)	Bouillon de poulet	60 ml (¼ tasse)
½	Gousse d'ail hachée	1
2,5 ml (½ c. à thé)	Gingembre râpé	5 ml (1 c. à thé)
15 ml (1 c. à soupe)	Noix d'acajou	30 ml (2 c. à soupe)
5 ml (1 c. à thé)	Ciboulette fraîche, hachée	10 ml (2 c. à thé)
Au goût	Sel et poivre	Au goût

- Dans un wok, faire chauffer l'huile et y faire revenir le poulet jusqu'à ce qu'il perde sa coloration rosée et qu'il soit bien cuit.
- Retirer du wok et réserver. Retirer le poulet nécessaire pour le lendemain !
- Ajouter le bokchoy et le poivron dans le wok et faire sauter jusqu'à ce qu'ils s'attendrissent.
- Ajouter le poulet, puis les nouilles.
- Dans un petit bol, mélanger la sauce soya, le jus de lime, le bouillon, l'ail et le gingembre.
- Arroser le plat de nouilles de la sauce et bien réchauffer.
- Parsemer de noix d'acajou et de ciboulette.

À PRÉVOIR Conserver 60 g de poulet cuit pour le lendemain.

VARIANTE Remplacer le poulet
par des lanières de bœuf.

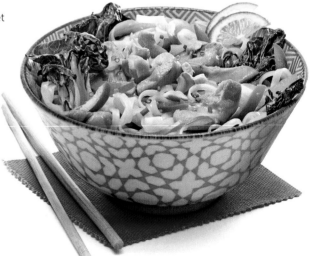

MERCREDI

Le tilapia roulé d'Amélie

énergie: 180 kcal **lipides:** 6 g **protéines:** 29 g **glucides:** 2 g **fibres:** 1 g
équivalents: 1 VS • 0,5 LF • 0,5 LS • **source de vitamine A** • **bonne source de fer**

1 PORTION		2 PORTIONS
3	Asperges	6
1 filet de 120 g	Filet(s) de tilapia	2 filets de 120 g chacun
20 g	Fromage de chèvre mou < 20 % m.g.	40 g
Au goût	Sel et poivre	Au goût

- Préchauffer le four à 190 °C (375 °F).
- Plonger les asperges dans une casserole d'eau bouillante et les blanchir, à découvert, de 1 à 2 minutes.
- Déposer le filet de tilapia sur une plaque antiadhésive allant au four.
- Disposer les asperges et le fromage de chèvre sur le filet de tilapia et rouler.
- Faire cuire au four de 10 à 12 minutes.

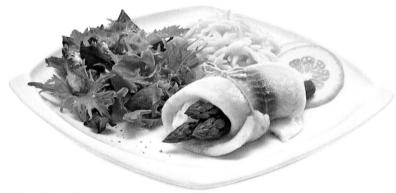

VARIANTES Remplacer les asperges par des épinards blanchis et le fromage de chèvre par du brie léger.

Yogourt glacé et fruits

énergie: 110 kcal **lipides:** 0,2 g **protéines:** 7 g **glucides:** 21 g **fibres:** 1 g
équivalents: 1 LF • 0,75 LS • **bonne source de calcium et de fer** • **excellente source de vitamine C**

1 PORTION		2 PORTIONS
125 ml (½ tasse)	Petits fruits surgelés	250 ml (1 tasse)
125 ml (½ tasse)	Yogourt nature 0-2 % m.g.	250 ml (1 tasse)
5 ml (1 c. à thé)	Sirop d'érable	10 ml (2 c. à thé)

- Passer tous les ingrédients au mélangeur et déguster à la petite cuillère.

DÉJEUNER

250 ml (1 tasse) de céréales de son type Bran Flakes

250 ml (1 tasse) de lait 1 % m.g.

125 ml (½ tasse) de fraises

Thé ou café

15 ml (1 c. à soupe) de canneberges séchées

7 noix d'acajou

COLLATION AM

100 g de yogourt grec aux fruits 0-2 % m.g.

DÎNER

Salade de poulet aux figues (p. 166)

Muffin choco-banane de Christina (p. 100)

2 craquelins de seigle (20 g)

1 tranche de fromage suisse léger (20 g)

COLLATION PM

30 g de fromage léger < 18 % m.g.

15 ml (1 c. à soupe) de raisins secs

SOUPER

★ Le tilapia roulé d'Amélie

125 ml (½ tasse) d'orzo

250 ml (1 tasse) de laitue au choix

15 ml (1 c. à soupe) de vinaigrette légère

★ Yogourt glacé et fruits

80 ml (⅓ tasse) d'orzo

COLLATION SOIR

200 ml de boisson de soya vanille

DÉJEUNER

1 rôtie de grains entiers

10 ml (2 c. à thé) de beurre d'arachide

125 ml (½ tasse) de bleuets

Thé ou café

125 ml (½ tasse) de lait 1 % m.g.

1 rôtie de grains entiers

10 ml (2 c. à thé) de beurre d'arachide

COLLATION AM

100 g de yogourt grec aux fruits 0-2 % m.g.

4 figues séchées

15 ml (1 c. à soupe) de noix de Grenoble

DÎNER

Sandwich pomme et suisse (p. 169)

125 ml (½ tasse) de tomates cerises

1 jus de légumes réduit en sodium (162 ml)

COLLATION PM

½ pomme

20 ml (4 c. à thé) de noisettes

SOUPER

★ Cari de crevettes

125 ml (½ tasse) de riz basmati

250 ml (1 tasse) de chou-fleur

100 g de yogourt grec aux fruits 0-2 % m.g.

125 ml (½ tasse) de riz basmati

1 poire

COLLATION SOIR

125 ml (½ tasse) de lait 1 % m.g.

Cari de crevettes

énergie : 210 kcal **lipides :** 7 g **protéines :** 23 g **glucides :** 14 g **fibres :** 2 g
équivalents : 1 VS • 2 LF • 1 GRAS • **source de vitamine A et de calcium**
• **excellente source de fer et de vitamine C**

1 PORTION		2 PORTIONS
125 ml (½ tasse)	Fleurets de brocoli	250 ml (1 tasse)
30 ml (2 c. à soupe)	Oignon haché	60 ml (¼ tasse)
½	Gousse d'ail hachée	1
100 g, soit environ 4 crevettes de grosseur 16-20*	Crevettes tigrées	200 g, soit environ 8 crevettes de grosseur 16-20
125 ml (½ tasse)	Poivron jaune en lanières	250 ml (1 tasse)
80 ml (⅓ tasse)	Lait de coco léger**	160 ml (⅔ tasse)
2,5 ml (½ c. à thé)	Pâte de cari rouge	5 ml (1 c. à thé)
5	Feuilles de coriandre fraîche	10
Au goût	Sel et poivre	Au goût

- Précuire les fleurets de brocoli 2 minutes au four à micro-ondes.
- Dans un wok, faire revenir l'oignon et l'ail.
- Ajouter les crevettes et cuire jusqu'à ce qu'elles deviennent roses. Ajouter les fleurets de brocoli et le poivron et faire cuire quelques minutes. Retirer les légumes et les crevettes du wok.
- Ajouter le lait de coco et la pâte de cari dans le wok. Remuer jusqu'à ce que mélange soit homogène.
- Remettre les légumes et les crevettes dans le wok et bien mélanger.
- Poivrer et garnir de coriandre.

* On peut aussi utiliser des crevettes cocktail cuites (grosseur 31-40) : calculer 8 crevettes par personne et les ajouter en fin de cuisson.

**On trouve maintenant du lait de coco léger en format pratique de 160 ml, parfait pour une recette conçue pour deux personnes !

À PRÉVOIR Faire cuire du riz basmati en guise d'accompagnement. Prévoir 60 ml (¼ tasse) supplémentaire pour votre salade du lendemain.

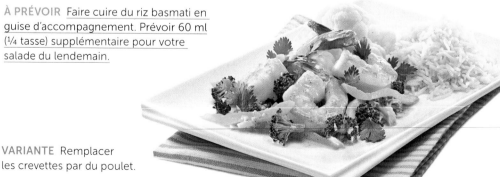

VARIANTE Remplacer les crevettes par du poulet.

VENDREDI

Minipizzas

énergie : 190 kcal **lipides :** 6 g **protéines :** 14 g **glucides :** 21 g **fibres :** 4 g
équivalents : 1 PC • 1 LS • 0,5 GRAS • **bonne source de fer** • **excellente source de calcium**

1 PORTION		2 PORTIONS
3	Minipitas	6
30 ml (2 c. à soupe)	Salsa du commerce	60 ml (¼ tasse)
3	Olives noires, coupées finement	6
2 x 20 g	Tranches de fromage suisse léger, en dés	4 x 20 g
3	Feuilles de basilic frais	6
Au goût	Sel et poivre	Au goût

- Préchauffer le gril du four.
- Déposer une feuille d'aluminium sur une plaque de cuisson.
- Garnir chaque minipita de salsa. Ajouter les olives noires et parsemer de fromage.
- Passer sous le gril quelques minutes, jusqu'à ce que le fromage fonde.
- Ajouter une feuille de basilic sur chaque minipizza.

VARIANTE Répartir 1 tranche de prosciutto sur les trois minipizzas.

Découvrez ma salade césar revisitée en page 169.

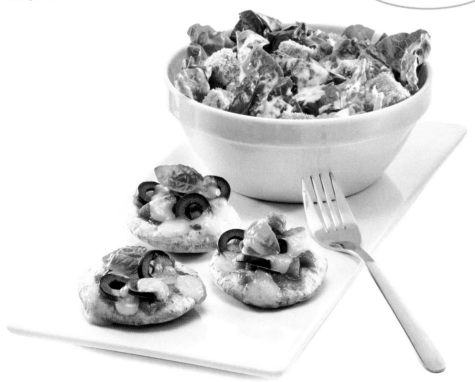

DÉJEUNER

2 rôties de grains entiers

2 tranches de fromage suisse léger (40 g)

125 ml (½ tasse) de jus d'orange

Thé ou café

100 g de yogourt grec aux fruits 0-2 % m.g.

COLLATION AM

1 clémentine

7 noix d'acajou

1 clémentine

DÎNER

Salade de riz aux lentilles (p. 166)

180 ml (¾ tasse) de carotte et céleri

2 craquelins de seigle (20 g)

30 g de fromage léger < 18 % m.g.

COLLATION PM

125 ml (½ tasse) de bleuets

15 ml (1 c. à soupe) de noisettes

60 ml (¼ tasse) de bleuets

SOUPER

★ Minipizzas

★ Ma salade césar (p. 169)

125 ml (½ tasse) de tomates cerises

COLLATION SOIR

180 ml (¾ tasse) de lait 1 % m.g.

2 biscuits secs/arrowroot

200 ml de boisson de soya vanille

SAMEDI

DÉJEUNER

★ Tortilla aux œufs brouillés et aux tomates séchées

250 ml (1 tasse) de lait 1 % m.g.

Thé ou café

1 clémentine

COLLATION AM

250 ml (1 tasse) de fraises

60 ml (¼ tasse) de fromage cottage 1 % m.g.

60 ml (¼ tasse) de fromage cottage 1 % m.g.

DÎNER

Salade de quinoa crémeux (p. 166)

1 orange

2 craquelins (10 g) de type Melba

125 ml (½ tasse) de poivron

1 jus de légumes réduit en sodium (162 ml)

1 craquelin (5 g) de type Melba

COLLATION PM

100 g de yogourt grec aux fruits 0-2 % m.g.

7 noix d'acajou

SOUPER

★ Mijoté de bœuf à la bière

250 ml (1 tasse) de laitue au choix

15 ml (1 c. à soupe) de vinaigrette légère

2 biscuits secs/arrowroot

★ Poire pochée aux épices

COLLATION SOIR

125 ml (½ tasse) de lait 1 % m.g.

Tortilla aux œufs brouillés et aux tomates séchées

énergie: 250 kcal **lipides:** 13 g **protéines:** 16 g **glucides:** 18 g **fibres:** 2 g
équivalents: 1 PC • 1 VS • **bonne source de fer et de vitamine A**

1 PORTION		2 PORTIONS
2	Œufs	4
2	Tomates séchées, coupées en lanières	4
1	Tortilla(s) de blé entier	2
Au goût	Sel et poivre	Au goût

- Battre les œufs au fouet, ajouter les tomates séchées et faire cuire dans une poêle chaude antiadhésive enduite d'huile en aérosol, en mélangeant sans arrêt, jusqu'à ce que les œufs soient cuits.
- Garnir la tortilla des œufs brouillés, la rouler et la couper en deux.

Poire pochée aux épices

énergie: 210 kcal **lipides:** 3 g **protéines:** 3 g **glucides:** 43 g **fibres:** 6 g
équivalents: 1 LF • 0,25 PL • 0,75 GRAS • **source de calcium et de fer** • **excellente source de vitamine C**

1 PORTION		2 PORTIONS
1 L (4 tasses)	Eau	1 L (4 tasses)
7,5 ml (½ c. à soupe)	Sucre	15 ml (1 c. à soupe)
2,5 ml (½ c. à thé)	Cannelle en poudre	5 ml (1 c. à thé)
2,5 ml (½ c. à thé)	Vanille liquide	5 ml (1 c. à thé)
5 ml (1 c. à thé)	Zeste d'orange	10 ml (2 c. à thé)
1	Anis étoilé	2
1	Poire(s) pelée(s) et coupée(s) en deux sur la longueur	2
15 ml (1 c. à soupe)	Ricotta légère	30 ml (2 c. à soupe)
15 ml (1 c. à soupe)	Jus d'orange	30 ml (2 c. à soupe)
5 ml (1 c. à thé)	Raisins secs	10 ml (2 c. à thé)
7,5 ml (½ c. à soupe)	Noisettes concassées	15 ml (1 c. à soupe)
2,5 ml (½ c. à thé)	Miel	5 ml (1 c. à thé)

- Dans une casserole, réaliser un sirop avec l'eau, le sucre, la cannelle, la vanille, le zeste d'orange et l'anis. Porter à ébullition.
- Ajouter les morceaux de poire et faire pocher environ 30 minutes en les tournant à mi-cuisson. Réserver.
- Mélanger la ricotta, le jus d'orange, les raisins secs et les noisettes.
- Disposer les poires dans une assiette et les garnir du mélange de ricotta et d'un filet de miel.

VARIANTE Remplacer l'anis étoilé par un clou de girofle.

Mijoté de bœuf à la bière

énergie: 290 kcal **lipides:** 10 g **protéines:** 25 g **glucides:** 24 g **fibres:** 3 g
équivalents: 0,75 PC • 1 VS • 1 LF • 0,5 GRAS • **source de vitamine C** • **bonne source de fer** • **excellente source de vitamine A**

2 PORTIONS		4 PORTIONS
5 ml (1 c. à thé)	Huile d'olive	10 ml (2 c. à thé)
60 ml (¼ tasse)	Oignon émincé	125 ml (½ tasse)
20 ml (4 c. à thé)	Farine	40 ml (2 c. à soupe + 2 c. à thé)
200 g	Bœuf à braiser	400 g
½ bouteille de 341 ml	Bière rousse	1 bouteille de 341 ml
125 ml (½ tasse)	Panais en dés	250 ml (1 tasse)
125 ml (½ tasse)	Carottes en dés	250 ml (1 tasse)
80 ml (⅓ tasse)	Bouillon de bœuf	160 ml (⅔ tasse)
125 ml (½ tasse)	Pommes de terre en dés	250 ml (1 tasse)
Au goût	Sel et poivre	Au goût

- Préchauffer le four à 200 °C (400 °F).
- Dans une casserole allant au four, faire chauffer l'huile d'olive et y faire revenir l'oignon.
- Fariner le bœuf et le faire colorer dans la casserole.
- Déglacer à la bière.
- Ajouter les panais et les carottes, puis le bouillon de bœuf.
- Enfourner et cuire 45 minutes. Ajouter les pommes de terre et cuire encore 45 minutes.

À PRÉVOIR Conserver une portion au congélateur pour une utilisation ultérieure.

VARIANTE Remplacer la bière par du vin rouge.

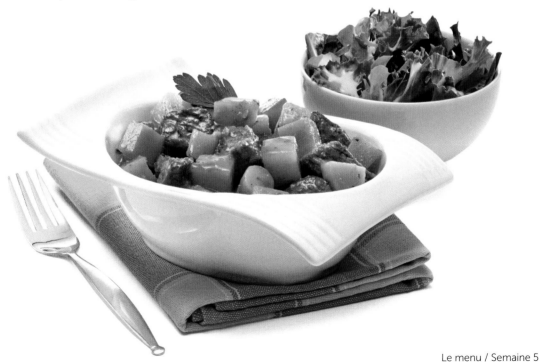

Pain doré croustillant

énergie: 210 kcal **lipides:** 8 g **protéines:** 8 g **glucides:** 27 g **fibres:** 3 g
équivalents: 1,5 PC • 0,5 VS • 1 GRAS • **source de vitamine A et de calcium** • **bonne source de fer**

1 PORTION		2 PORTIONS
1 petit	Œuf(s)	2 petits
30 ml (2 c. à soupe)	Lait 1 % m.g.	60 ml (¼ tasse)
5 ml (1 c. à thé)	Sirop d'érable	10 ml (2 c. à thé)
1	Tranche(s) de pain de grains entiers	2
60 ml (¼ tasse)	Céréales de son	125 ml (½ tasse)
5 ml (1 c. à thé)	Beurre	10 ml (2 c. à thé)

- Dans un petit bol, mélanger l'œuf avec le lait et le sirop d'érable.
- Tremper la tranche de pain dans le mélange, puis dans les céréales.
- Dans une petite poêle, faire fondre le beurre et y faire revenir la tranche de pain des deux côtés jusqu'à ce qu'elle soit dorée.

Soupe indienne

énergie: 330 kcal **lipides:** 7 g **protéines:** 16 g **glucides:** 50 g **fibres:** 9 g
équivalents: 2 PC • 1,25 VS • 1,25 LF • 1 GRAS • **source de calcium** • **excellente source de fer et de vitamines A et C**

2 PORTIONS		4 PORTIONS
375 ml (1 ½ tasse)	Pois chiches en conserve, égouttés et rincés	750 ml (3 tasses)
500 ml (2 tasses)	Bouillon de poulet	1 L (4 tasses)
125 ml (½ tasse)	Lait de coco léger	250 ml (1 tasse)
250 ml (1 tasse)	Chou-fleur haché grossièrement	500 ml (2 tasses)
125 ml (½ tasse)	Carottes hachées	250 ml (1 tasse)
60 ml (¼ tasse)	Oignon haché	125 ml (½ tasse)
5 ml (1 c. à thé)	Ail émincé	10 ml (2 c. à thé)
5 ml (1 c. à thé)	Gingembre frais, émincé	10 ml (2 c. à thé)
2,5 ml (½ c. à thé)	Cari en poudre	5 ml (1 c. à thé)
2,5 ml (½ c. à thé)	Curcuma en poudre	5 ml (1 c. à thé)
2,5 ml (½ c. à thé)	Paprika en poudre	5 ml (1 c. à thé)
2	Clous de girofle	3
30 ml (2 c. à soupe)	Coriandre fraîche, hachée	60 ml (¼ tasse)
1	Tranche(s) de citron frais	2
Au goût	Sel et poivre	Au goût

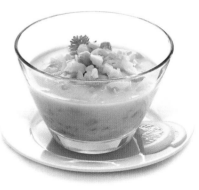

À PRÉVOIR Réserver le reste pour le lunch du lendemain.

- Dans une casserole, à feu vif, amener à ébullition les pois chiches, le bouillon de poulet, le lait de coco, le chou-fleur, les carottes, l'oignon, l'ail, le gingembre, le cari, le curcuma, le paprika et les clous de girofle.
- Réduire à feu moyen, laisser mijoter à découvert de 10 à 15 minutes, jusqu'à ce que les légumes soient tendres.
- Retirer du feu, déposer une portion dans un bol. Garnir de coriandre et d'une demi-tranche de citron frais.

Escalope de dinde à l'orange

énergie : 170 kcal **lipides :** 3 g **protéines :** 25 g **glucides :** 10 g **fibres :** 1 g
équivalents : 1 VS • 0,5 LF • 0,5 GRAS • **source de fer** • **excellente source de vitamine C**

1 PORTION		2 PORTIONS
2,5 ml (½ c. à thé)	Huile d'olive	5 ml (1 c. à thé)
100 g	Escalope de dinde	200 g
80 ml (⅓ tasse)	Jus d'orange	160 ml (⅔ tasse)
10 ml (2 c. à thé)	Zeste d'orange	20 ml (4 c. à thé)
Au goût	Sel et poivre	Au goût

- Dans une poêle antiadhésive, faire chauffer l'huile et y faire revenir l'escalope de dinde.
- Déglacer avec le jus d'orange, ajouter le zeste et laisser réduire.
- Servir l'escalope avec la sauce.

VARIANTE Remplacer la dinde par une escalope de poulet ou un magret de canard.

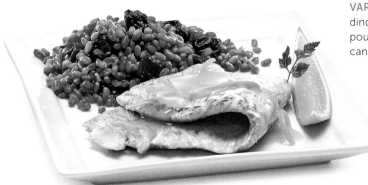

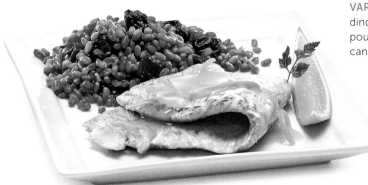

Grains de blé aux canneberges

énergie : 240 kcal **lipides :** 1,5 g **protéines :** 6 g **glucides :** 50 g **fibres :** 6 g
équivalents : 2 PC • 0,5 LF • **bonne source de fer**

1 PORTION		2 PORTIONS
50 g	Grains de blé précuit*	100 g
30 ml (2 c. à soupe)	Canneberges séchées	60 ml (¼ tasse)

- Faire cuire le blé dans une casserole d'eau bouillante salée durant 10 minutes.
- Ajouter les canneberges et cuire encore 2 minutes.
- Égoutter.

* On trouve les grains de blé précuit au rayon céréales des grandes surfaces, à côté du riz. Il cuit en 10 minutes. On trouve aussi ce type de blé sous la dénomination « grains de blé mou » ; dans ce cas, le temps de cuisson peut s'étirer jusqu'à 20 ou 30 minutes.

VARIANTE Remplacer le blé par du quinoa ou de l'orge perlé.

DÉJEUNER

★ Pain doré croustillant

125 ml (½ tasse) de fraises

125 ml (½ tasse) de fromage cottage 1 % m.g.

Thé ou café

60 ml (¼ tasse) de fraises

60 ml (¼ tasse) de fraises

COLLATION AM

1 poire

7 noix d'acajou

DÎNER

★ Soupe indienne

½ pita

Muffin choco-banane de Christina (p. 100)

COLLATION PM

125 ml (½ tasse) de lait 1 % m.g.

SOUPER

★ Escalope de dinde à l'orange

★ Grains de blé aux canneberges

6 asperges vapeur

100 g de yogourt grec aux fruits 0-2 % m.g.

COLLATION SOIR

200 ml de boisson de soya vanille

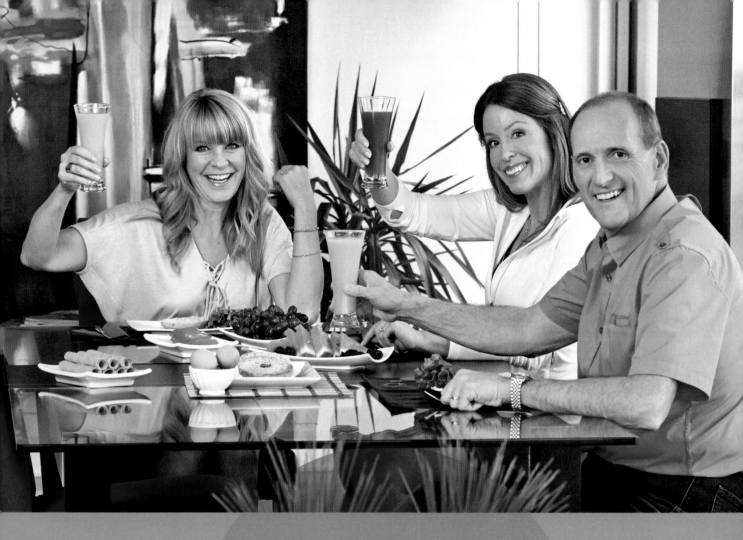

SEMAINE

6

LES TÉMOIGNAGES

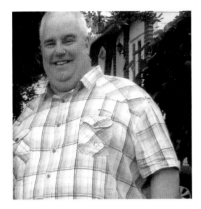

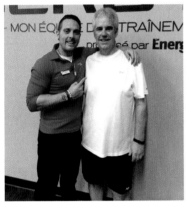

RÉAL CHÂTEAUNEUF

À la fin de juillet 2013, âgé de 51 ans, souffrant d'obésité morbide, dans l'incapacité de bien fonctionner en société et ne jouissant plus d'aucun plaisir dans la vie, je commençais un programme d'entraînement. Le pèse-personne affichait alors 164,5 kg (362,6 lb). Je n'avais jamais été aussi lourd. Je me préparais mentalement depuis plus de 18 mois à entreprendre ce programme. Presque à bout de souffle d'avoir monté les trois volées d'escaliers du centre, j'ai débuté avec le vélo-pédalo. J'étais incapable de rejoindre les poignées pour prendre mon rythme cardiaque... Ensuite, j'ai essayé le tapis roulant, d'où je fis une chute... La séance d'une heure m'a paru très longue! Je savais d'emblée que l'entraînement à lui seul ne suffirait pas à la réussite. Le plan alimentaire m'a aidé au début et, grâce à lui, j'ai réappris à bien m'alimenter et à retrouver un équilibre entre des aliments sains et des portions raisonnables. Je mangeais moins, mais plus souvent. Et, en plus de l'équilibre, j'ai surtout retrouvé le plaisir de bien manger! Énergie Cardio affiche en grosses lettres «On change le monde». Énergie Cardio a non seulement changé mon monde, mais aussi mon univers. Je suis devenu une inspiration pour plusieurs personnes de mon entourage. Quoi de plus gratifiant que le sens du dépassement?

JOHANNE LEMAY

J'ai eu 45 ans cette année. Je ne croyais pas que j'avais un problème d'excès de poids, même si je me sentais plus ronde qu'avant. Mais plus les années passaient et plus les kilos en trop étaient difficiles à perdre. J'ai commencé à faire de la zumba il y a quatre ans et j'adore cette activité. Mais une fois par semaine, ce n'était pas suffisant pour m'aider à perdre du poids. J'ai donc pris exemple sur une collègue de travail qui avait perdu beaucoup de poids en changeant son alimentation et en faisant de l'exercice de façon quotidienne. Elle m'a expliqué qu'elle suivait le programme Kilo Cardio, qu'elle et son conjoint mangeaient mieux depuis, et que, durant tout le programme, jamais ils n'avaient ressenti la faim.

J'en ai parlé à mon conjoint, nous avons lu *Kilo Cardio 2* et, ensemble, nous avons décidé de commencer le programme d'alimentation suggéré. Nous l'avons trouvé facile à faire et très flexible sur le plan des repas. Je n'ai jamais compté les calories et je ne m'obligeais pas à suivre le menu à la lettre: lorsqu'une recette nous plaisait moins, je passais tout simplement à la suivante! Avec les conseils d'Isabelle, j'ai incorporé à mon alimentation beaucoup plus de variété que je n'aurais pu imaginer. J'ai notamment appris à préparer des salades avec des aliments qui diffèrent beaucoup de la simple salade verte! Maintenant, les soupers sont simples à préparer. Plus besoin de se poser la question: «Qu'est-ce qu'on va bien pouvoir manger ce soir?» De plus, en 10 semaines, j'ai perdu 9 kg (20 lb)! J'ai eu à cuisiner de façon plus régulière, mais je n'ai jamais eu l'impression d'avoir à fournir de gros efforts. Merci à Isabelle Huot pour ses choix judicieux et ses recettes variées!

LES CONSEILS DE JOSÉE

TOUTES LES RAISONS SONT BONNES POUR BOUGER !

La perte de poids passe par une balance énergétique quotidienne négative. Pour y parvenir, il s'agit de réduire le nombre de calories ingérées, d'améliorer la qualité des aliments consommés et d'augmenter la dépense énergétique. Pour être en meilleure santé, mais aussi dans le but de perdre du poids, il est essentiel d'en tenir compte. Attardons-nous à la dépense énergétique quotidienne et à ses trois composantes.

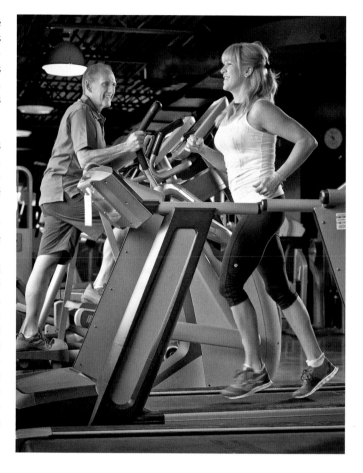

▶ **Le métabolisme de base** correspond aux besoins énergétiques quotidiens permettant à l'organisme de survivre au repos. Il est responsable de 60 à 75 % de la dépense énergétique quotidienne. Le total des calories ainsi brûlées dans une journée varie principalement en fonction du poids de la personne.

▶ **La thermogenèse[1] alimentaire** fait référence aux calories dépensées par le processus de digestion. Elle est responsable d'environ 10 % de la dépense énergétique quotidienne.

▶ **La thermogenèse liée à la pratique d'activités** se rapporte aux calories brûlées lors d'activités physiques planifiées (comme jouer au hockey, s'entraîner en salle, faire de la danse aérobique, etc.) et lors d'activités autres que l'activité physique visant à augmenter la dépense énergétique, soit le NEAT (*non-exercise activity thermogenesis*). Le NEAT prend en compte toutes les activités autres que dormir, manger et s'entraîner. Jardiner, marcher jusqu'au travail, monter les escaliers plutôt que prendre l'ascenseur, travailler debout ou passer l'aspirateur : autant d'activités qui contribuent à augmenter la dépense énergétique quotidienne. La combinaison de ces deux composantes engendre une dépense énergétique de 15 à 30 %.

En résumé

Bien manger quotidiennement et vous entraîner de trois à quatre fois par semaine afin d'améliorer votre condition physique s'avèrent d'excellentes stratégies pour contrôler votre poids. Toutefois, si vous désirez obtenir un avantage non négligeable dans votre démarche, profitez du NEAT autant que possible. Parlez au téléphone debout plutôt qu'assis, garez votre voiture à l'extrémité du stationnement plutôt que de perdre votre temps à chercher une place proche de la porte d'entrée, montez les escaliers plutôt que de prendre l'ascenseur, etc. Si vous avez de jeunes enfants, rappelez-vous qu'ils vous offrent d'infinies possibilités pour vous activer[2] ! En profitant de toutes les occasions de bouger, vous augmentez vos chances de succès. À VOUS DE JOUER !

1. La thermogenèse est la production de chaleur par le corps due à l'augmentation du métabolisme.

2. Exemples occupationnels de la thermogenèse d'origine autre que l'activité physique (kcal/jour) :

Travail assis sans possibilité de bouger	+/- 300 kcal/jour
Travail de bureau assis	+/- 700 kcal/jour
Travail debout (ex. : caissière)	+/- 1400 kcal/jour
Travail physique (ex. : fermier)	+/- 2400 kcal/jour

Références

Endocrinology News from Mayo Clinic, James A. Levine, MD, PhD, Division of Endocrinology, Diabetes, Metabolism and Nutrition, Mayo Clinic Rochester.

Adapté de Black, A. E., W. A. Coward, T. J. Cole et A. M. Prentice. « Human Energy Expenditure in Affluent Societies : An Analysis of 574 Doubly-Labelled Water Measurements », *EUR J CLIN NUTR*, 1996, vol. 50, p. 72-92. * Données basées sur un métabolisme basal de 1600 kcal/jour.

LE PROGRAMME D'ENTRAÎNEMENT

On s'entraîne... avec ou sans enfants !

1. Renforcement musculaire – membres supérieurs

POMPES SUR LES GENOUX

Placez-vous en position de push-up, sur les genoux. Contractez les abdominaux ; tout en gardant le dos bien droit, fléchissez les coudes et amenez votre visage tout près du sol, puis remontez. Faites des mouvements lents, sans bloquer les coudes et en maintenant un important gainage de toute la sangle abdominale. Comptez entre 8 et 15 répétitions.

Variante « coucou » avec bébé : votre bébé est sur le dos, la tête directement sous la vôtre et les pieds soit vers vous, soit en direction opposée (choisissez, selon l'espace dont vous aurez besoin au moment de la descente et selon l'agrément de bébé). À la descente, amenez votre nez jusqu'à toucher celui du bébé.

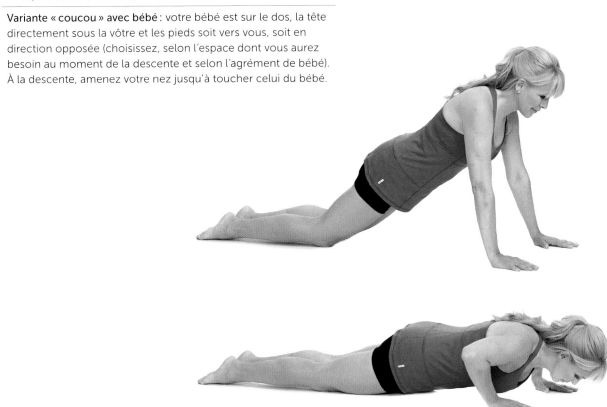

2. Renforcement musculaire – membres inférieurs

GRANDS PLIÉS

Prenez un livre ou un autre objet (lourd, pour accroître la difficulté) dans vos mains. Debout, dos très droit et pieds légèrement tournés vers l'extérieur, pliez les genoux lentement en direction des orteils, tout en maintenant les épaules directement au-dessus des hanches. Descendez lentement, de façon à sentir un travail très efficace au niveau des cuisses. Effectuez entre 8 et 15 répétitions.

Important : lors de la flexion des genoux, le dos reste bien vertical (contrairement au « squat », ou les épaules sont portées vers l'avant et les fesses, vers l'arrière).

Variante « ascenseur » avec bébé : remplacez l'objet par votre bébé, que vous tiendrez dos contre votre abdomen.

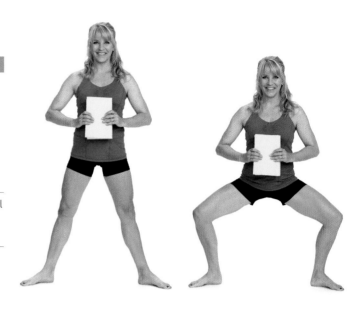

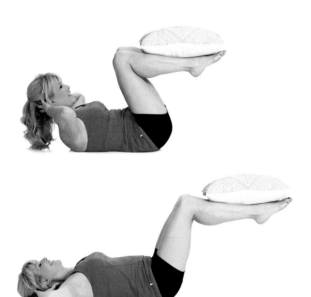

3. Renforcement musculaire – abdos/dos

ABDOS « BERCEAUX », POUR RENFORCER TOUTE LA SANGLE ABDOMINALE

Allongez-vous sur le dos. Fléchissez les genoux de façon que les tibias soient parallèles au sol et placez-y un coussin. Placez les mains sous la nuque et contractez les abdominaux. Soulevez la tête et les épaules et tirez les genoux vers vous, puis, lentement et avec maîtrise, allongez les jambes devant vous sans toucher le sol. Vous pouvez déposer la tête chaque fois que vos jambes s'éloignent et la relever lorsque vos jambes se rapprochent. En tout temps, maintenez le bas du dos bien plaqué contre le sol et les tibias parallèles au sol. Faites de 15 à 20 répétitions si le mouvement est confortable.

Variante avec bébé (sans coussin) : installez votre bébé à plat ventre sur vos tibias, menton sur vos genoux. Il vous regarde et vous lui tenez les mains.

4. Équilibre

Placez-vous en position quadrupède (« à 4 pattes »). En gardant la tête dans le prolongement du dos et en serrant les abdominaux, allongez le bras droit et la jambe gauche à la hauteur de votre tronc. Dans un deuxième temps, ouvrez en « étoile » : le bras et la jambe s'ouvrent environ à 30 degrés vers l'extérieur, tout en restant à la hauteur du tronc. Ramenez le bras et la jambe au centre et ouvrez à nouveau lentement. Effectuez 8 répétitions avant d'inverser la position de départ.

Variante avec bébé : placez le bébé sur le dos, son visage directement sous le vôtre.

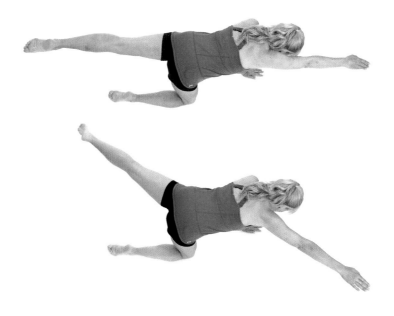

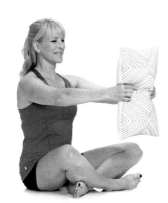

5. Souplesse

Assoyez-vous en tailleur sur le sol. En maintenant le dos bien droit et les bras tendus devant vous, effectuez une rotation du tronc vers la droite, puis revenez au centre. Faites la même chose à gauche. Le tronc, les épaules et la tête restent toujours alignés. Les rotations sont lentes et contrôlées.

Important : le dos doit être bien droit. Si la position en tailleur ne le permet pas, placez un coussin sous les fesses ou assoyez-vous sur une chaise droite.

Variante debout : placez-vous debout, à un pas d'un cadre de porte, face à lui. Lors de vos rotations, saisissez le cadre d'une main afin de maintenir la rotation quelques secondes.

Variante « pour se voir » avec enfant : placez-vous dos à dos avec l'enfant (si c'est un bébé, couchez-le au sol derrière vous) et faites les rotations en sens inverse l'un de l'autre, comme pour vous regarder à chaque rotation.

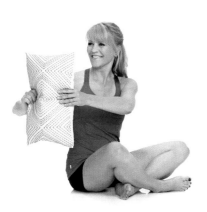

LES CONSEILS D'ISABELLE

LES SUPERALIMENTS

Certains aliments affichent, au-delà de leur valeur nutritionnelle de base, un petit plus qui en font des superaliments. Ils devraient se retrouver au menu régulièrement puisqu'ils contribuent grandement à la santé. Cap sur 10 aliments à valeur ajoutée !

Les graines de chia et de lin

La graine de chia. C'est la graine tendance de l'heure ! À l'instar de la graine de lin, elle est riche en oméga-3 d'origine végétale, mais, contrairement à celle-ci, ses gras sont plus stables et ne s'oxydent pas autant. On apprécie aussi le fait qu'elle soit riche en fibres solubles, lesquelles aident au contrôle du taux de cholestérol et de la glycémie. En aidant à stabiliser la glycémie, elle assure un bon niveau d'énergie toute la journée et contribue au contrôle de l'appétit.

La graine de lin. Comme la graine de chia, elle est très riche en oméga-3. Il faut cependant la moudre pour bien absorber ses acides gras. On doit également la conserver au frigo ou au congélo pour éviter l'oxydation. En plus de son contenu en bons gras, la graine de lin contient des phytoestrogènes (des œstrogènes contenus dans les aliments d'origine végétale), ce qui en fait une bonne alliée pour la femme ménopausée.

Chaque jour, on en ajoute 15 ml (1 c. à soupe) aux yogourt, compote de fruits, smoothies, céréales à déjeuner, etc. À noter : on prendra soit de la graine de lin, soit de la graine de chia, selon l'effet recherché (phytoestrogènes ou fibres solubles).

Le brocoli

Tous les membres de la famille des crucifères (chou, brocoli, chou-fleur, chou frisé [kale], etc.) comptent parmi les superaliments. Ils ont des propriétés anticancérigènes en plus d'être riches en vitamine C. Pour sa santé globale, on met au menu brocoli et autres légumes de la même famille de deux à trois fois par semaine.

La tomate

Faible en calories, elle s'intègre parfaitement dans les menus minceur. Elle est riche en vitamine C et contient du lycopène, de la famille des caroténoïdes, qui joue un rôle dans la prévention du cancer de la prostate. Le lycopène est le pigment qui confère la couleur rougeâtre à la tomate, mais également au melon d'eau, à la goyave et au pamplemousse rose. Le lycopène est davantage absorbé par l'organisme quand la tomate est cuite, dans une sauce par exemple, et quand elle est mariée à un corps gras, comme de l'huile. Outre la réduction du risque de cancer de la prostate, des recherches en cours tendent à démontrer que le lycopène pourrait également diminuer les risques de dégénérescence maculaire et de cancer du poumon, de la vessie et de la peau. À consommer sans modération !

Le quinoa

Le quinoa ne faisant pas partie de la famille des graminées (céréales), il est donc dépourvu de gluten. On l'apprécie pour plusieurs raisons : il cuit rapidement (15 minutes), il est moins calorique, plus faible en glucides et plus riche en protéines que les grains céréaliers qu'il remplace, et il est de plus polyvalent. On l'aime tant chaud que froid, en accompagnement ou en salade-repas.

Le bleuet

Richesse d'ici, le bleuet figure en tête de liste des fruits les plus riches en antioxydants. On distingue l'espèce cultivée, de plus grande taille, de l'espèce sauvage, aussi appelée bleuet nain. Ce dernier est encore plus riche en antioxydants, donc encore meilleur pour la santé. Le bleuet se démarque surtout par sa teneur en anthocyanes (qui lui donne sa belle couleur bleutée), lesquelles ont un riche potentiel antioxydant. Outre la prévention du cancer, on accorde aux bleuets plusieurs vertus, dont la faculté de diminuer les risques de maladies cardiovasculaires et de cancer.

La canneberge

La canneberge contribue à la prévention des infections urinaires. C'est son contenu en proanthocyanidines qui empêche les bactéries d'adhérer aux parois de la vessie. Ce petit fruit empêcherait également la bactérie H. pylori de provoquer des ulcères d'estomac et jouerait un rôle dans la prévention des caries dentaires. Outre ces bienfaits, la canneberge a fait l'objet d'études portant sur son efficacité à prévenir les maladies cardiovasculaires et les cancers. Fraîche, séchée, en jus... la canneberge se décline de multiples façons.

Les noix

Les noix sont si intéressantes pour la santé qu'on devrait en manger chaque jour. Riches en antioxydants, en acides gras oméga-3, en fibres et en protéines, elles sont réputées bénéfiques pour la santé cardiovasculaire lorsqu'elles sont intégrées au moins cinq fois par semaine au menu. Comme chaque noix a sa force, il est conseillé de varier les types de noix que l'on consomme (amandes, noix de Grenoble, noix du Brésil, pistaches, noisettes, etc.).

Mon conseil : comme elles sont caloriques, on en consomme souvent, mais en petites portions. En période de perte de poids, de 15 à 30 ml (1 à 2 c à soupe) suffisent. En période de maintien, on peut augmenter nos portions à 60 ml (¼ tasse).

La truite

On sait à quel point le poisson est bon pour la santé : il réduit les risques de maladies cardiovasculaires et l'inflammation, tout en étant bon pour le moral. Le hic : certaines variétés sont riches en mercure et on doit éviter leur surconsommation. Dans ce contexte, j'aime bien la truite, mais aussi le maquereau et les sardines, des poissons riches en oméga-3 et faiblement contaminés.

Le yogourt grec

C'est le yogourt qui a connu la plus forte croissance au cours des dernières années. Sa texture onctueuse, même lorsqu'il affiche 0 % de matières grasses, en fait un aliment fort apprécié. Puisque le yogourt grec est égoutté, sa concentration en protéines est maximisée. Il a ainsi un effet rassasiant, ce qui en fait un dessert et une collation de choix dans les régimes amaigrissants. On évitera les yogourts grecs à plus de 3 % de matières grasses.

Mon conseil : cuisinez avec le yogourt grec nature pour donner de l'onctuosité à vos sauces. En guise de dessert, agrémentez un yogourt grec nature de pistaches et de miel, un régal !

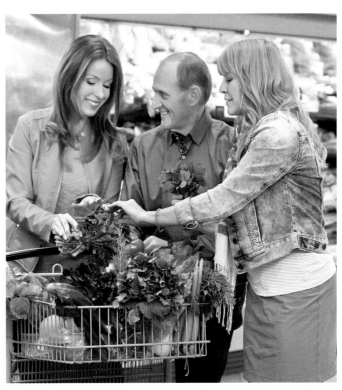

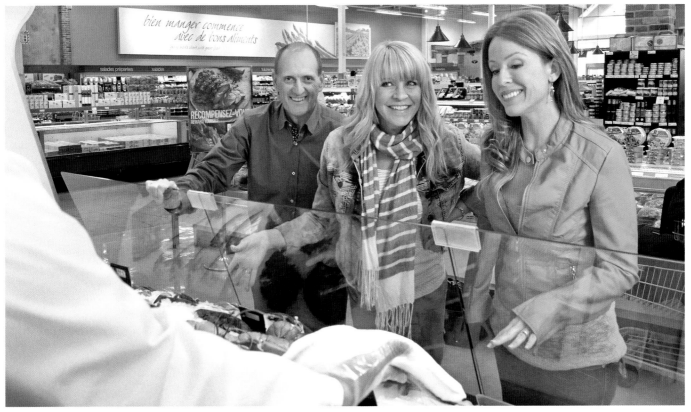

1300, 1500 OU 1800 CALORIES?

Le menu de base à **1300** Calories est représenté en noir.

Pour suivre le menu à **1500** Calories, vous devez ajouter les aliments inscrits en bleu au menu de base.

Pour suivre le menu à **1800** Calories, vous devez ajouter les aliments énumérés en bleu ET en rouge au menu de base.

lundi • jour 1

DÉJEUNER

250 ml (1 tasse) de céréales de son de type Bran Flakes

250 ml (1 tasse) de lait 1 % m.g.

250 ml (1 tasse) de framboises

Thé ou café

15 ml (1 c. à soupe) de noix de Grenoble

COLLATION AM

100 g de yogourt grec aux fruits 0-2 % m.g.

15 ml (1 c. à soupe) de céréales granola ou muesli

DÎNER

Soupe indienne (p. 122)

½ pita

15 ml (1 c. à soupe) de fromage à la crème léger

1 compote de fruits sans sucre ajouté (113 g)

1 pomme

COLLATION PM

15 raisins

7 amandes

1 fromage léger en portion individuelle (20 g)

SOUPER

★ Le poulet d'Élaine (p. 135)

125 ml (½ tasse) de couscous de blé entier

80 ml (⅓ tasse) de couscous de blé entier

250 ml (1 tasse) de chou-fleur

COLLATION SOIR

125 ml (½ tasse) de lait 1 % m.g.

2 biscuits secs/arrowroot

125 ml (½ tasse) de lait 1 % m.g.

mardi • jour 2

DÉJEUNER

1 rôtie de grains entiers

10 ml (2 c. à thé) de beurre d'arachide

125 ml (½ tasse) de jus d'orange

100 g de yogourt grec vanille 0-2 % m.g.

Thé ou café

1 rôtie de grains entiers

5 ml (1 c. à thé) de beurre d'arachide

COLLATION AM

200 ml de boisson de soya vanille

1 banane

DÎNER

Muffin anglais au poulet (p. 167)

125 ml (½ tasse) de tomates cerises

100 g de yogourt grec aux fruits 0-2 % m.g.

COLLATION PM

3 abricots secs

7 amandes

SOUPER

★ Truite grillée sur haricots edamames (p. 136)

125 ml (½ tasse) de riz basmati

★ Pouding aux fraises (p. 136)

250 ml (1 tasse) de laitue au choix

15 ml (1 c. à soupe) de vinaigrette légère

125 ml (½ tasse) de riz basmati

COLLATION SOIR

125 ml (½ tasse) de fromage cottage 1 % m.g.

125 ml (½ tasse) de fraises

mercredi • jour 3

DÉJEUNER

250 ml (1 tasse) de céréales de son de type Bran Flakes

250 ml (1 tasse) de lait 1 % m.g.

1 banane

Thé ou café

1 rôtie de grains entiers

10 ml (2 c. à thé) de beurre d'arachide

COLLATION AM

15 raisins

15 ml (1 c. à soupe) de pistaches

15 ml (1 c. à soupe) de pistaches

DÎNER

Tortilla aux œufs (p. 169)

1 tranche de fromage suisse léger (20 g)

125 ml (½ tasse) de carotte et céleri

1 compote de fruits sans sucre ajouté (113 g)

COLLATION PM

100 g de yogourt grec aux fruits 0-2 % m.g.

SOUPER

★ La salade de Mélissa (p. 137)

Pouding aux fraises (p. 136)

2 craquelins de seigle (20 g)

1 fromage léger en portion individuelle (20 g)

COLLATION SOIR

125 ml (½ tasse) de lait 1 % m.g.

2 biscuits secs/arrowroot

jeudi • jour 4

DÉJEUNER

1 muffin anglais au blé entier

15 ml (1 c. à soupe) de fromage à la crème léger

1 pêche

Thé ou café

5 ml (1 c. à thé) de fromage à la crème léger

COLLATION AM

1 pomme

7 amandes

10 amandes

DÎNER

Salade de betterave (p. 165)

2 craquelins (10 g) de type Melba

1 jus de légumes réduit en sodium (162 ml)

100 g de yogourt grec aux fruits 0-2 % m.g.

COLLATION PM

200 ml de boisson de soya vanille

1 banane

SOUPER

★ Foie de veau à la moutarde à l'ancienne (p. 138)

Pommes de terre grelot (3)

250 ml (1 tasse) de haricots verts

Pommes de terre grelot (2)

1 carré (10 g) de chocolat noir (70 % cacao)

COLLATION SOIR

125 ml (½ tasse) de lait 1 % m.g.

2 biscuits secs/arrowroot

125 ml (½ tasse) de lait 1 % m.g.

vendredi • jour 5

DÉJEUNER

Gruau nature (1 sachet)

250 ml (1 tasse) de lait 1 % m.g.

15 ml (1 c. à soupe) de canneberges séchées

15 ml (1 c. à soupe) de noix de Grenoble

Thé ou café

1 rôtie de grains entiers

10 ml (2 c. à thé) de beurre d'arachide

COLLATION AM

100 g de yogourt grec vanille 0-2 % m.g.

3 abricots secs

DÎNER

Salade de pommes de terre, de thon et de haricots verts (p. 166)

125 ml (½ tasse) de framboises

250 ml (1 tasse) de chou-fleur

200 ml de boisson de soya vanille

COLLATION PM

2 craquelins (10 g) de type Melba

30 g de fromage léger < 18 % m.g.

2 craquelins (10 g) de type Melba

SOUPER

★ La pizza de Jean-François (p. 139)

125 ml (½ tasse) de tomates cerises

250 ml (1 tasse) de laitue au choix

15 ml (1 c. à soupe) de vinaigrette légère

15 raisins

COLLATION SOIR

180 ml (¾ tasse) de lait 1 % m.g.

1 carré (10 g) de chocolat noir (70 % cacao)

samedi • jour 6

DÉJEUNER

★ Crêpe à la mangue caramélisée et aux pépites de chocolat (p. 140)

125 ml (½ tasse) de lait 1 %

Thé ou café

7 amandes

COLLATION AM

10 raisins

125 ml (½ tasse) de lait 1 %

5 raisins

DÎNER

Sandwich tomate-bocconcini (p. 169)

125 ml (½ tasse) de poivron

1 jus de légumes réduit en sodium (162 ml)

COLLATION PM

125 ml (½ tasse) de carotte et céleri

2 craquelins de seigle (20 g)

30 g de fromage léger < 18 % m.g.

SOUPER

★ Brochette d'agneau à la menthe (p. 141)

Riz méli-mélo (p. 169)

★ Pêches rôties, miel et pistaches (p. 141)

COLLATION SOIR

1 petit sac de maïs soufflé nature (30 g)

dimanche • jour 7

DÉJEUNER

★ Bagel saumon fumé et câpres (p. 142)

1 pomme

250 ml (1 tasse) de lait 1 % m.g.

Thé ou café

COLLATION AM

15 ml (1 c. à soupe) de noix de Grenoble

125 ml (½ tasse) de fraises

15 ml (1 c. à soupe) de noix de Grenoble

DÎNER

★ Crêpe complète (p. 142)

250 ml (1 tasse) de laitue au choix

15 ml (1 c. à soupe) de vinaigrette légère

1 pêche

COLLATION PM

15 raisins

2 craquelins (10 g) de type Melba

15 ml (1 c. à soupe) de fromage à la crème léger

SOUPER

★ Poulet miel et abricot (p. 143)

★ Légumes-racines à l'érable (p. 143)

100 g de yogourt grec vanille 0-2 % m.g.

80 ml (⅓ tasse) de couscous de blé entier

COLLATION SOIR

2 biscuits secs/arrowroot

125 ml (½ tasse) de lait 1 % m.g.

LISTE D'ÉPICERIE

Ingrédients du menu de base à 1300 Calories / Ingrédients spécifiques au menu à 1500 Calories /
Ingrédients spécifiques au menu à 1800 Calories

ATTENTION : Ne pas additionner les ingrédients d'une même case. Si la couleur de votre menu
n'apparaît pas dans la liste, utilisez les quantités du menu dont l'apport calorique est inférieur au vôtre.

LÉGUMES

	1 PORTION	2 PORTIONS
Betterave	2	4
Carotte	2	3
Carotte nantaise	2	4
Céleri	1 branche	2 branches
Champignon	375 ml (1 ½ t.)	750 ml (3 t.)
Chou-fleur	1	1
Échalote française	3	5
Haricots verts	375 ml (1 ½ t.)	750 ml (3 t.)
Jus de légumes réduit en sodium (162 ml)	1 / 2	2 / 4
Laitue au choix	500 ml (2 t.) / 750 ml (3 t.)	1 L (4 t.) / 1,5 L (6 t.)
Oignon	1 petit	1 petit
Oignon vert	2	3
Panais	1	2
Petits pois	60 ml (¼ t.)	125 ml (½ t.)
Poivron jaune	1	2
Poivron rouge	2	4
Pomme de terre	2	3
Pomme de terre grelots	3 / 5	6 / 10
Tomate	1	2
Tomate cerise	250 ml (1 t.)	500 ml (2 t.)

FRUITS

	1 PORTION	2 PORTIONS
Abricot sec	9	18
Banane	1 / 2 / 3	2 / 4 / 6
Citron	1	1
Compote fruits sans sucres ajoutés (113 g)	2 / 125 ml	4 / 250 ml
Fraise fraîche	125 ml (½ t.) / 250 ml (1 t.)	250 ml (1 t.) / 500 ml (2 t.)
Fraise surgelée	500 ml (2 t.)	1 L (4 t.)

FRUITS (SUITE)

	1 PORTION	2 PORTIONS
Framboise	375 ml (1 ½ t.)	750 ml (3 t.)
Jus d'orange	125 ml (½ t.)	250 ml (1 t.)
Mangue	1	2
Pêche	2 / 3	4 / 6
Pomme verte Granny Smith	3 / 6	5 / 7
Raisin rouge	63 / 83	126 / 166

LAIT ET SUBSTITUTS

	1 PORTION	2 PORTIONS
Boisson de soya vanille format de 200 ml	2 / 3	4 / 6
Fromage, bocconcini < 13 % m. g	100 g	200 g
Fromage cottage 1 % m.g.	125 ml (½ t.)	250 ml (1 t.)
Fromage léger < 18 % m.g.	75 g / 105 g	150 g / 210 g
Fromage léger format de 20 g	2	4
Fromage suisse léger en tranches de 20 g	1	2
Lait 1 % m.g.	2 L (8 t.) / 3 L (12 t.)	4 L (16 t.) / 5 L (20 t.)
Yogourt nature 1 % m.g. format de 100 g	1	2
Yogourt grec aux fruits 0-2 % m.g. format de 100 g	2 / 4	4 / 8
Yogourt grec vanille 0-2 % m.g. format de 100 g	2 / 3	4 / 6

PRODUITS CÉRÉALIERS

	1 PORTION	2 PORTIONS
Bagel mince au blé entier	1	2
Craquelin de seigle	2 / 4	4 / 8
Craquelin de type Melba (5 g)	4 / 8	8 / 16
Gruau (sachet de 30 g)	1	2
Muffin anglais de blé entier	2	4
Pain pita de grains entiers	3	6
Tortilla de blé entier	1	2
Tranche de pain de blé entier	2 / 5	4 / 10

VIANDES ET SUBSTITUTS

	1 PORTION	2 PORTIONS
Agneau, tranche de gigot	100 g	200 g
Amande	21 / 28 / 45	42 / 56 / 90
Amande effilée	5 ml (1 c. à thé)	10 ml (2 c. à thé)
Bœuf haché extra-maigre	100 g	200 g
Filet de truite	100 g	200 g
Foie de veau	100 g	200 g
Haricots edamames	60 ml (¼ t.)	125 ml (½ t.)
Jambon en tranches	30 g	60 g
Noix de Grenoble	45 ml (3 c. à s.) / 60 ml (¼ t.) / 80 ml (⅓ t.)	90 ml (6 c. à s.) / 125 ml (½ t.) / 160 ml (⅔ t.)
Œuf	3	6
Pistache	45 ml (3 c. à s.) / 60 ml (¼ t.)	90 ml (6 c. à s.) / 125 ml (½ t.)
Pois chiches en conserve	80 ml (⅓ t.)	160 ml (⅔ t.)
Poulet, poitrine	175 g	350 g
Poulet, haut de cuisse	120 g	240 g
Saumon fumé en tranches	20 g	40 g
Tofu mou Mori-Nu	340 g (¾ lb)	680 g (1 ½ lb)
Thon en conserve (boîte de 85 g)	1 boîte	2 boîtes

S'ASSURER D'AVOIR AU FRIGO, AU GARDE-MANGER OU AU JARDIN...

Basilic frais	Menthe fraîche
Biscuits secs/arrowroot	Moutarde à l'ancienne
Céréales granola ou muesli	Pépites de chocolat noir
Carré de chocolat noir 70 % cacao	Salsa (prête à consommer)
Ciboulette fraîche	Tomates séchées
Fromage à la crème léger	Vin blanc
Maïs soufflé nature (sacs de 30 g)	

LUNDI

Le poulet d'Élaine

énergie : 220 kcal **lipides :** 9 g **protéines :** 26 g **glucides :** 9 g **fibres :** 2 g
équivalents : 1 GRAS • 2 LF • 1 VS • **bonne source de vitamine A et de fer** • **excellente source de vitamine C**

1 PORTION		2 PORTIONS
5 ml (1 c. à thé)	Huile d'olive	10 ml (2 c. à thé)
1	Oignon(s) vert(s) haché(s)	2
125 ml (½ tasse)	Champignons coupés en tranches	250 ml (1 tasse)
100 g	Poitrine de poulet, en lanières	200 g
125 ml (½ tasse)	Poivron rouge en lanières	250 ml (1 tasse)
30 ml (2 c. à soupe)	Vin blanc	60 ml (¼ tasse)
5 ml (1 c. à thé)	Fromage à la crème léger	10 ml (2 c. à thé)
30 ml (2 c. à soupe)	Salsa	60 ml (¼ tasse)
½	Gousse d'ail hachée	1
Au goût	Sel et poivre	Au goût

- Dans une poêle, faire chauffer l'huile, ajouter l'oignon vert et les champignons. Faire évaporer l'eau des champignons, puis ajouter les lanières de poulet et les faire colorer.
- Ajouter le poivron et déglacer au vin blanc.
- Incorporer le fromage à la crème, la salsa et l'ail.
- Laisser mijoter quelques minutes et servir.

À PRÉVOIR Faire cuire 70 g (50g cuit) de poulet pour le lunch du lendemain.

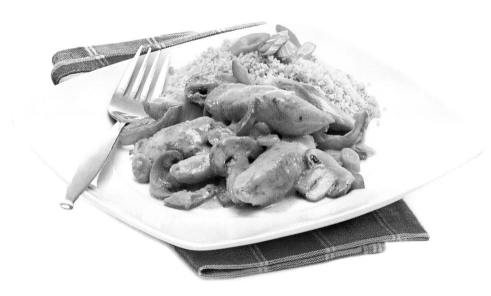

DÉJEUNER

250 ml (1 tasse) de céréales de son de type Bran Flakes

250 ml (1 tasse) de lait 1 % m.g.

250 ml (1 tasse) de framboises

Thé ou café

15 ml (1 c. à soupe) de noix de Grenoble

COLLATION AM

100 g de yogourt grec aux fruits 0-2 % m.g.

15 ml (1 c. à soupe) de céréales granola ou muesli

DÎNER

Soupe indienne (p. 122)

½ pita

15 ml (1 c. à soupe) de fromage à la crème léger

1 compote de fruits sans sucre ajouté (113 g)

1 pomme

COLLATION PM

15 raisins

7 amandes

1 fromage léger en portion individuelle (20 g)

SOUPER

★ Le poulet d'Élaine

125 ml (½ tasse) de couscous de blé entier

80 ml (⅓ tasse) de couscous de blé entier

250 ml (1 tasse) de chou-fleur

COLLATION SOIR

125 ml (½ tasse) de lait 1 % m.g.

2 biscuits secs/arrowroot

125 ml (½ tasse) de lait 1 % m.g.

DÉJEUNER

1 rôtie de grains entiers

10 ml (2 c. à thé) de beurre d'arachide

125 ml (½ tasse) de jus d'orange

100 g de yogourt grec vanille 0-2 % m.g.

Thé ou café

1 rôtie de grains entiers

5 ml (1 c. à thé) de beurre d'arachide

COLLATION AM

200 ml de boisson de soya vanille

1 banane

DÎNER

Muffin anglais au poulet (p. 167)

125 ml (½ tasse) de tomates cerises

100 g de yogourt grec aux fruits 0-2 % m.g.

COLLATION PM

3 abricots secs

7 amandes

SOUPER

★ Truite grillée sur haricots edamames

125 ml (½ tasse) de riz basmati

★ Pouding aux fraises

250 ml (1 tasse) de laitue au choix

15 ml (1 c. à soupe) de vinaigrette légère

125 ml (½ tasse) de riz basmati

COLLATION SOIR

125 ml (½ tasse) de fromage cottage 1 % m.g.

125 ml (½ tasse) de fraises

Truite grillée sur haricots edamames

énergie : 270 kcal **lipides :** 15 g **protéines :** 26 g **glucides :** 7 g **fibres :** 2 g
équivalents : 0,5 PC • 1,25 VS • 1,25 GRAS • **source de calcium et de vitamine C • bonne source de fer**

1 PORTION		2 PORTIONS
1 filet de 100 g	Filet(s) de truite	2 filets de (100 g) chacun
5 ml (1 c. à thé)	Amandes effilées	10 ml (2 c. à thé)
60 ml (¼ tasse)	Fèves edamames surgelées	125 ml (½ tasse)
2,5 ml (½ c. à thé)	Huile d'olive	5 ml (1 c. à thé)
2,5 ml (½ c. à thé)	Huile de noisette	5 ml (1 c. à thé)
5 ml (1 c. à thé)	Jus de citron	10 ml (2 c. à thé)
1	Échalote(s) française(s) hachée(s)	2
Au goût	Sel et poivre	Au goût

- Préchauffer le four à 200 °C (400 °F).
- Déposer le filet de truite, côté peau dessous, dans un plat allant au four. Parsemer d'amandes effilées. Cuire au four de 10 à 12 minutes (selon l'épaisseur du filet).
- Faire cuire les edamames au micro-ondes dans un fond d'eau pendant 3 minutes ou les plonger dans de l'eau bouillante pendant 4 minutes. Rafraîchir à l'eau froide.
- Mélanger l'huile d'olive, l'huile de noisette, le jus de citron et l'échalote. Ajouter aux edamames et mélanger.
- Dresser les edamames sur une assiette et déposer le filet de truite dessus.

Pouding aux fraises

énergie : 90 kcal **lipides :** 2,5 g **protéines :** 4 g **glucides :** 14 g **fibres :** 1 g
équivalents : 1 LF • 0,5 VS • **source de fer • excellente source de vitamine C**

4 PORTIONS		8 PORTIONS
1 paquet de 340 g	Tofu mou	2 paquets de 340 g
500 ml (2 tasses)	Fraises surgelées	1 L (4 tasses)
20 ml (4 c. à thé)	Sirop d'érable	40 ml (2 c. à soupe + 2 c. à thé)

- Mettre le tofu, les fraises surgelées et le sirop d'érable dans le bol d'un mélangeur et mixer.

À PRÉVOIR Conserver une portion au réfrigérateur pour le lendemain et mettre les deux portions restantes dans des ramequins individuels ou des moules à popsicle pour faire des poudings glacés.

MERCREDI

La salade de Mélissa

énergie: 350 kcal **lipides:** 11 g **protéines:** 12 g **glucides:** 51 g **fibres:** 8 g
équivalents: 2 PC • 0,7 VS • 2 LF • 1,5 GRAS • **source de vitamine C et de calcium • excellente source de fer**

1 PORTION		2 PORTIONS
60 ml (¼ tasse)	Quinoa cru	125 ml (½ tasse)
80 ml (⅓ tasse)	Eau	160 ml (⅔ tasse)
1	Betterave cuite, en dés*	2
80 ml (⅓ tasse)	Pois chiches en conserve, rincés et égouttés	160 ml (⅔ tasse)
½	Pomme verte, en dés	1
15 ml (1 c. à soupe)	Pistaches hachées	30 ml (2 c. à soupe)
¼	Oignon vert émincé	½
5 ml (1 c. à thé)	Huile d'olive	10 ml (2 c. à thé)
2,5 ml (½ c. à thé)	Vinaigre balsamique	5 ml (1 c. à thé)

- Dans une casserole, porter l'eau à ébullition. Ajouter le quinoa et faire cuire à couvert, à feu moyen-doux, durant 15 minutes. Laisser refroidir.
- Ajouter le reste des ingrédients au quinoa refroidi et mélanger.
- Décorer de feuilles de persil (falcultatif).

* On trouve des betteraves déjà cuites en grande surface. Sinon, voici trois façons de les cuire.
Au four : préchauffer le four à 200 °C (400 °F). Emballer les betteraves dans du papier d'aluminium, déposer sur une plaque de cuisson et cuire environ 60 minutes.
Dans l'eau : plonger les betteraves dans une casserole d'eau bouillante et laisser mijoter à feu doux de 35 à 45 minutes.
À la vapeur : il faut compter environ 40 minutes.

À PRÉVOIR À la cuisson, le quinoa augmente de 2,5 fois son volume.

VARIANTE Remplacer le quinoa par de l'orge perlé.

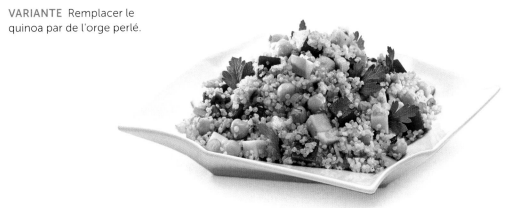

DÉJEUNER

250 ml (1 tasse) de céréales de son de type Bran Flakes

250 ml (1 tasse) de lait 1 % m.g.

1 banane

Thé ou café

1 rôtie de grains entiers

10 ml (2 c. à thé) de beurre d'arachide

COLLATION AM

15 raisins

15 ml (1 c. à soupe) de pistaches

15 ml (1 c. à soupe) de pistaches

DÎNER

Tortilla aux œufs (p. 169)

1 tranche de fromage suisse léger (20 g)

125 ml (½ tasse) de carotte et céleri

1 compote de fruits sans sucre ajouté (113 g)

COLLATION PM

100 g de yogourt grec aux fruits 0-2 % m.g.

SOUPER

★ La salade de Mélissa

Pouding aux fraises

2 craquelins de seigle (20 g)

1 fromage léger en portion individuelle (20 g)

COLLATION SOIR

125 ml (½ tasse) de lait 1 % m.g.

2 biscuits secs/arrowroot

Foie de veau à la moutarde à l'ancienne

énergie : 220 kcal **lipides :** 10 g **protéines :** 24 g **glucides :** 9 g **fibres :** 1 g
équivalents : 1 VS • 2 LF • 1 GRAS • **source de vitamine C** • **excellente source de vitamine A et de fer**

1 PORTION		2 PORTIONS
250 ml (1 tasse)	Champignons de Paris, coupés en lamelles	500 ml (2 tasses)
2,5 ml (½ c. à thé)	Huile d'olive	5 ml (1 c. à thé)
1	Échalote(s) française(s) hachée(s)	2
100 g	Foie de veau, en lanières	200 g
30 ml (2 c. à soupe)	Vin blanc	60 ml (¼ tasse)
15 ml (1 c. à soupe)	Fromage à la crème léger	30 ml (2 c. à soupe)
5 ml (1 c. à thé)	Moutarde à l'ancienne	10 ml (2 c. à thé)
Au goût	Sel et poivre	Au goût

- Dans une poêle, sur feu vif, saisir les champignons. Laisser cuire jusqu'à évaporation de l'eau. Réserver dans un bol.
- Dans la même poêle, faire chauffer l'huile et faire revenir l'échalote quelques minutes. Ajouter le foie en lanières et faire colorer. Déglacer au vin blanc.
- Ajouter les champignons, le fromage à la crème, la moutarde à l'ancienne et laisser mijoter 5 minutes environ, selon le degré de cuisson désiré.

À PRÉVOIR Vérifier les accompagnements et faire cuire davantage de pommes de terre et de haricots verts pour le lunch du lendemain.

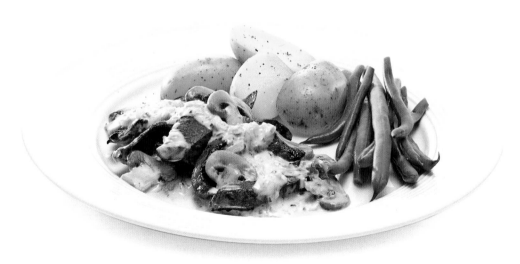

VARIANTE Remplacer les champignons de Paris par des pleurotes.

VENDREDI

La pizza de Jean-François

énergie: 390 kcal **lipides:** 9 g **protéines:** 20 g **glucides:** 57 g **fibres:** 8 g
équivalents: 2 PC • 0,5 VS • 1,5 LF • 0,25 LS • **source de calcium et de vitamine A**
• **excellente source de fer et de vitamine C**

2 PORTIONS		4 PORTIONS
125 ml (½ tasse)	Salsa	250 ml (1 tasse)
5 ml (1 c. à thé)	Miel	10 ml (2 c. à thé)
2	Pitas de blé entier	4
5 ml (1 c. à thé)	Huile d'olive	10 ml (2 c. à thé)
125 ml (½ tasse)	Poivron jaune ou orange en lanières	250 ml (1 tasse)
80 g	Bœuf haché extra-maigre	160 g
6	Tomates séchées, en dés	12
½	Mangue en lanières	1
45 ml (3 c. à soupe)	Fromage léger < 18 % m.g., râpé	80 ml (⅓ tasse)

- Préchauffer le four à 200 °C (400 °F).
- Mélanger les ¾ de la salsa avec le miel et étaler sur les pitas.
- Dans une poêle, faire chauffer l'huile, ajouter les poivrons et les faire revenir de 2 à 3 minutes.
- Ajouter la viande hachée et la faire colorer en l'émiettant. Ajouter les tomates séchées et le reste de la salsa. Laisser mijoter 2 minutes.
- Répartir la garniture sur les pitas, ajouter la mangue et le fromage.
- Faire cuire 1 pizza au four pendant 10 à 15 minutes.

À PRÉVOIR Congeler la seconde pizza pour une utilisation ultérieure.

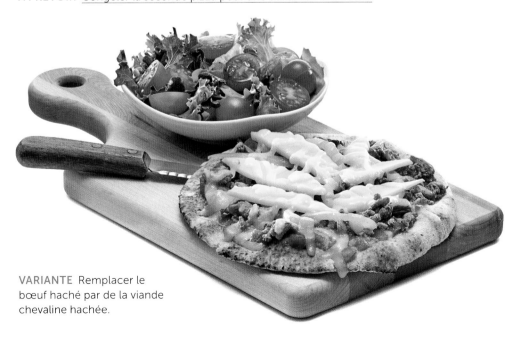

VARIANTE Remplacer le bœuf haché par de la viande chevaline hachée.

DÉJEUNER

Gruau nature (1 sachet)

250 ml (1 tasse) de lait 1 % m.g.

15 ml (1 c. à soupe) de canneberges séchées

15 ml (1 c. à soupe) de noix de Grenoble

Thé ou café

1 rôtie de grains entiers

10 ml (2 c. à thé) de beurre d'arachide

COLLATION AM

100 g de yogourt grec vanille 0-2 % m.g.

3 abricots secs

DÎNER

Salade de pommes de terre, de thon et de haricots verts. (p. 166)

125 ml (½ tasse) de framboises

250 ml (1 tasse) de chou-fleur

200 ml de boisson de soya vanille

COLLATION PM

2 craquelins (10 g) de type Melba

30 g de fromage léger < 18 % m.g.

2 craquelins (10 g) de type Melba

SOUPER

★ La pizza de Jean-François

125 ml (½ tasse) de tomates cerises

250 ml (1 tasse) de laitue au choix

15 ml (1 c. à soupe) de vinaigrette légère

15 raisins

COLLATION SOIR

180 ml (¾ tasse) de lait 1 % m.g.

1 carré (10 g) de chocolat noir (70 % cacao)

DÉJEUNER

★ Crêpe à la mangue caramélisée et aux pépites de chocolat

125 ml (½ tasse) de lait 1 %

Thé ou café

7 amandes

COLLATION AM

10 raisins

125 ml (½ tasse) de lait 1 %

5 raisins

DÎNER

Sandwich tomate-bocconcini (p. 169)

125 ml (½ tasse) de poivron

1 jus de légumes réduit en sodium (162 ml)

COLLATION PM

125 ml (½ tasse) carotte et céleri

2 craquelins de seigle (20 g)

30 g de fromage léger < 18 % m.g.

SOUPER

★ Brochette d'agneau à la menthe

Riz méli-mélo (p. 169)

★ Pêches rôties, miel et pistaches

COLLATION SOIR

1 petit sac de maïs soufflé nature (30 g)

Crêpe à la mangue caramélisée et aux pépites de chocolat

énergie: 300 kcal **lipides:** 6 g **protéines:** 9 g **glucides:** 52 g **fibres:** 3 g
équivalents: 1 PC • 0,25 VS • 1 LF • 0,25 LS • **source de calcium** • **bonne source de vitamine A et de fer** • **excellente source de vitamine C**

2 PORTIONS (2 crêpes)		4 PORTIONS (4 crêpes)
	Pour les crêpes	
1	Œuf(s)	2
100 ml (⅓ tasse + 4 c. à thé)	Farine de blé entier	200 ml (¾ tasse + 2 c. à thé)
100 ml (⅓ tasse + 4 c. à thé)	Lait 1 % m.g.	200 ml (¾ tasse + 2 c. à thé)
	Pour la garniture	
½	Mangue en dés	1
5 ml (1 c. à thé)	Sucre	10 ml (2 c. à thé)
2,5 ml (½ c. à thé)	Essence de vanille	5 ml (1 c. à thé)
15 ml (1 c. à soupe)	Pépites de chocolat noir	30 ml (2 c. à soupe)

- Dans un bol, mélanger l'œuf et la farine. Ajouter le lait progressivement en mélangeant au fouet pour éviter la formation de grumeaux.
- Dans une poêle antiadhésive, faire cuire les crêpes.
- Dans une poêle chaude, faire colorer les dés de mangue. Ajouter la vanille, puis le sucre. Laisser caraméliser.
- Ajouter les pépites de chocolat et laisser fondre 2 minutes.
- Garnir la crêpe du mélange mangue-chocolat.

À PRÉVOIR Réserver une crêpe pour le lendemain.

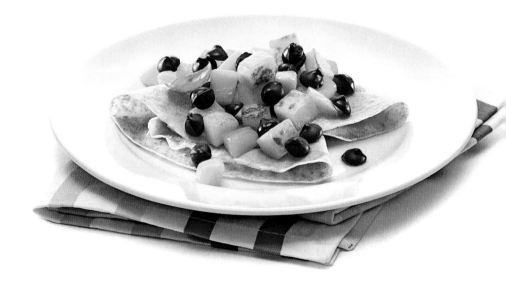

Brochette d'agneau à la menthe

énergie: 260 kcal **lipides:** 17 g **protéines:** 20 g **glucides:** 6 g **fibres:** 1 g
équivalents: 1 VS • 0,25 LS • **source de calcium et de vitamines A et C** • **bonne source de fer**

1 PORTION		2 PORTIONS
45 ml (3 c. à soupe)	Yogourt nature 0-2 % m.g.	80 ml (⅓ tasse)
15 ml (1 c. à soupe)	Jus de citron	30 ml (2 c. à soupe)
5	Feuilles de menthe, hachées	10
2,5 ml (½ c. à thé)	Gousse d'ail écrasée	5 ml (1 c. à thé)
100 g	Tranche de gigot d'agneau, en cubes	200 g
Au goût	Sel et poivre	Au goût

- Mélanger le yogourt, le jus de citron, la menthe et l'ail dans un bol. Ajouter les cubes d'agneau et faire mariner de 3 à 4 heures.
- Préchauffer le four à 200 °C (400 °F).
- Si on utilise des brochettes en bois, les mettre à tremper 10 minutes dans de l'eau froide pour éviter qu'elles brûlent à la cuisson.
- Piquer les cubes d'agneau sur les brochettes et faire cuire au four de 12 à 15 minutes.

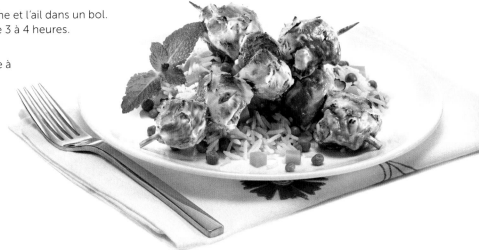

Pêches rôties, miel et pistaches

énergie: 180 kcal **lipides:** 6 g **protéines:** 3 g **glucides:** 29 g **fibres:** 4 g
équivalents: 1 LF • 0,5 GRAS • **source de fer et de vitamines A et C**

1 PORTION		2 PORTIONS
2,5 ml (½ c. à thé)	Beurre ou margarine non hydrogénée	5 ml (1 c. à thé)
1	Pêche(s) coupée(s) en 2 et dénoyautée(s)	2
10 ml (2 c. à thé)	Miel	20 ml (4 c. à thé)
15 ml (1 c. à soupe)	Pistaches	30 ml (2 c. à soupe)

- Préchauffer le four à 190 °C (375 °F).
- Beurrer un plat allant au four et y disposer les demi-pêches, peau vers le fond du plat.
- Verser le miel sur les fruits et cuire au four de 20 à 30 minutes.
- Parsemer de pistaches concassées avant de servir.

Bagel saumon fumé et câpres

énergie: 230 kcal **lipides:** 6 g **protéines:** 12 g **glucides:** 32 g **fibres:** 3 g
équivalents: 2 PC • 0,25 VS • 0,5 GRAS • **source de fer et de calcium**

1 PORTION		2 PORTIONS
1	Bagel(s) mince(s) de grains entiers	2
15 ml (1 c. à soupe)	Fromage à la crème léger	30 ml (2 c. à soupe)
2,5 ml (½ c. à thé)	Ciboulette hachée	5 ml (1 c. à thé)
1 tranche de 20 g	Saumon fumé	2 tranches de 20 g chacune
2,5 ml (½ c. à thé)	Câpres	5 ml (1 c. à thé)
10 ml (2 c. à thé)	Jus de citron (facultatif)	20 ml (4 c. à thé)

- Faire griller le bagel.
- Mélanger le fromage à la crème avec la ciboulette et en tartiner le bagel.
- Déposer la tranche de saumon fumé et les câpres sur le bagel et arroser de jus de citron.

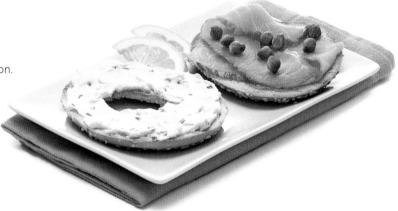

Crêpe complète

énergie: 310 kcal **lipides:** 13 g **protéines:** 23 g **glucides:** 24 g **fibres:** 1 g
équivalents: 1 PC • 0,5 GRAS • 0,5 VS • 0,5 LS • **bonne source de vitamine A, de calcium et de fer**

1 PORTION		2 PORTIONS
2,5 ml (½ c. à thé)	Huile d'olive	5 ml (1 c. à thé)
1	Œuf(s)	2
1	Crêpe(s) (faite(s) la veille)	2
30 g	Jambon en tranches	60 g
30 ml (2 c. à soupe)	Fromage léger < 18 % m.g., râpé	60 ml (¼ tasse)

- Dans une poêle, faire chauffer l'huile et cuire l'œuf au plat. Réserver.
- Dans la même poêle, disposer la crêpe, ajouter au centre le jambon, le fromage râpé et l'œuf au plat.
- Quand le fromage commence à fondre, replier les bords de la crêpe pour former un carré et servir.

Poulet miel et abricot

énergie: 250 kcal **lipides:** 10 g **protéines:** 24 g **glucides:** 16 g **fibres:** 1 g
équivalents: 1 GRAS • 1 VS • 1 LF • **source de fer et de vitamine C**

1 PORTION		2 PORTIONS
5 ml (1 c. à thé)	Huile d'olive	10 ml (2 c. à thé)
30 ml (2 c. à soupe)	Oignon émincé	60 ml (¼ tasse)
120 g	Poulet, hauts de cuisse	240 g
3	Abricots secs, coupés en deux	6
125 ml (½ tasse)	Bouillon de poulet	250 ml (1 tasse)
10 ml (2 c. à thé)	Miel	20 ml (4 c. à thé)
1 ml (¼ c. à thé)	Cannelle moulue	2,5 ml (½ c. à thé)
Au goût	Sel et poivre	Au goût

- Dans une poêle, faire chauffer l'huile et y faire revenir l'oignon.
- Ajouter les hauts de cuisse de poulet et cuire 4 minutes de chaque côté.
- Ajouter le reste des ingrédients et laisser mijoter, à demi couvert, de 10 à 15 minutes.

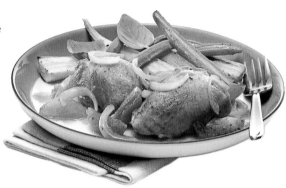

Légumes-racines à l'érable

énergie: 180 kcal **lipides:** 7 g **protéines:** 2 g **glucides:** 27 g **fibres:** 5 g
équivalents: 1,5 GRAS • 2 LF • **source de calcium et de fer** • **bonne source de vitamine C**
• **excellente source de vitamine A**

1 PORTION		2 PORTIONS
2	Carottes nantaises, coupées en deux dans le sens de la longueur, puis en tronçons	4
1	Panais, coupé(s) en deux dans le sens de la longueur, puis en tronçons	2
7,5 ml (½ c. à soupe)	Huile d'olive	15 ml (1 c. à soupe)
5 ml (1 c. à thé)	Sirop d'érable	10 ml (2 c. à thé)
Au goût	Sel et poivre	Au goût

- Préchauffer le four à 220 °C (425 °F).
- Déposer les carottes et le panais dans un sac hermétique.
- Mélanger l'huile et le sirop d'érable. Verser sur les légumes, fermer le sac et mélanger pour bien les enrober.
- Déposer le mélange de légumes sur un papier parchemin et cuire au four de 25 à 30 minutes, en retournant à mi-cuisson.

DÉJEUNER

★ Bagel saumon fumé et câpres

1 pomme

250 ml (1 tasse) de lait 1 % m.g.

Thé ou café

COLLATION AM

15 ml (1 c. à soupe) de noix de Grenoble

125 ml (½ tasse) de fraises

15 ml (1 c. à soupe) de noix de Grenoble

DÎNER

★ Crêpe complète

250 ml (1 tasse) de laitue au choix

15 ml (1 c. à soupe) de vinaigrette légère

1 pêche

COLLATION PM

15 raisins

2 craquelins (10 g) de type Melba

15 ml (1 c. à soupe) de fromage à la crème léger

SOUPER

★ Poulet miel et abricot

★ Légumes-racines à l'érable

100 g de yogourt grec vanille 0-2 % m.g.

80 ml (⅓ tasse) de couscous de blé entier

COLLATION SOIR

2 biscuits secs/arrowroot

125 ml (½ tasse) de lait 1 % m.g.

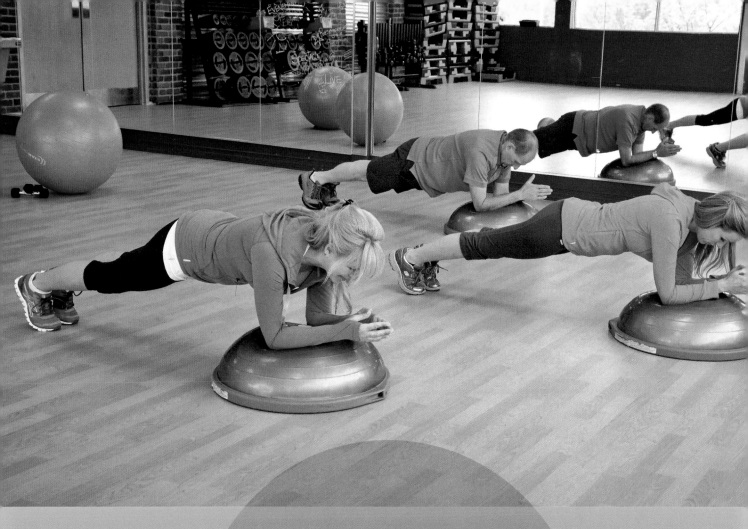

SEMAINES
7et8

LES CONSEILS DE GUY

Y PRENDRE PLAISIR

Dans les deux semaines à venir, vous pourrez choisir vos repas et vos entraînements parmi ceux des semaines précédentes. L'objectif ? Vous inciter à prendre plaisir à votre nouveau mode de vie. De mon côté, je veux vous encourager à voir cette « semi-autonomie » comme une façon de vous préparer à adopter ce mode de vie à long terme. Car, mentalement, deux options s'offrent à vous : la vision à court terme ou celle à long terme.

En effet, à ce stade-ci, je soupçonne que certains d'entre vous ont ceci en tête : « Youppi, il me reste seulement deux semaines et, ensuite, fini le programme ! » D'autres pensent : « Je vais faire mes huit semaines et, après, on verra... » D'autres encore se disent : « Il faut que j'endure deux autres semaines, puis je pourrai dire que je suis allé jusqu'au bout. »

Si c'est à peu près ce qui vous passe par la tête, vous faites fausse route. Entre vous et moi, qu'est-ce que ça donne d'avoir adopté une telle discipline pendant huit semaines si c'est pour tout abandonner par la suite ? Rien du tout !

Le cent mètres ou le marathon ?

Le « huit semaines et j'arrête », c'est comme le cent mètres. On fournit un effort maximal dans un minimum de temps. On se prive et on fait du cardio à s'époumoner. D'ailleurs, beaucoup de gens ont tendance à faire plus d'exercice que le programme le préconise dans le but de « gagner du temps » et de maigrir plus rapidement. Résultat : ils sont frustrés de n'avoir rien d'autre en tête, vidés tant émotionnellement que physiquement, et ils finissent par abandonner.

À l'instar du marathonien, il est sage d'économiser vos forces au départ pour ne pas vous « brûler » et manquer d'énergie dans les derniers kilomètres. Les résultats viennent peut-être plus lentement et, oui, cela peut jouer sur la motivation. Mais lorsque les résultats se font sentir et que le pèse-personne commence à osciller graduellement et systématiquement vers le bas, et ce, *uniquement grâce à vos efforts constants et à un mode de vie plus sain*, on se rend compte que ce n'est pas si difficile que ça ! Que oui, c'est possible de maintenir ce rythme pour toujours, et que c'est de loin préférable à un sprint de privation quasi totale qui vous plongera tôt ou tard dans le jeu infernal du yoyo. Voyez-le ainsi : vos six dernières semaines sont les six premières de votre nouvelle vie !

En ce qui me concerne, j'ai découvert petit à petit le plaisir de manger de plus petites portions et de m'arrêter à satiété, sans avoir toujours besoin d'être « plein ». J'ai pris plaisir à ne plus toujours avoir quelque chose à grignoter et à sentir ma faim réelle, l'heure du repas venue. J'ai même pris plaisir à dire « non merci » à la personne qui m'offre une deuxième portion. Je vous certifie qu'il en sera de même pour vous !

Vous en êtes donc là. Pour les semaines 7 et 8, je vous encourage à prendre conscience de ce que vous aimez dans ce nouveau

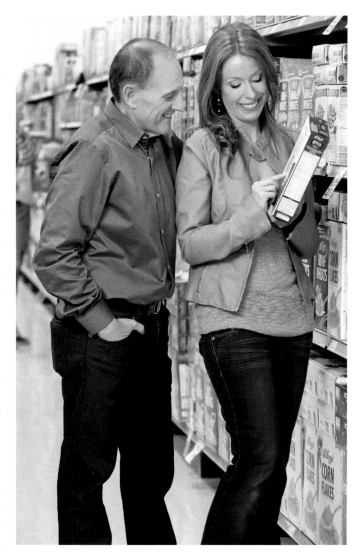

mode de vie. Qu'est-ce qui vous fait du bien ? Quel type d'entraînement vous plaît particulièrement ? Quels repas et quelles collations vous satisfont et vous font sentir plein de vie et en santé ? Quelles phrases ont particulièrement bien marché pour vous motiver à garder le cap ? Qu'est-ce que vous aimez de la personne que vous devenez ? Pour vous préparer tranquillement au fait de maintenir ces nouvelles habitudes de vie, il n'y a rien comme d'y prendre plaisir ! C'est l'objectif que nous visons dans le programme Kilo Cardio.

Motivitamine de Guy !

J'ÉPROUVE BEAUCOUP DE PLAISIR À ADOPTER CE NOUVEAU MODE DE VIE.

LES CONSEILS DE JOSÉE

UN PAS VERS L'AUTONOMIE

Vous avez entrepris le programme avec beaucoup de détermination et de motivation. Bravo ! Vous voici rendu au bout des six premières semaines. Déjà, je le souhaite, vous réalisez l'impact que ces changements ont sur votre santé, et même sur celle de vos proches, et vous avez le désir de poursuivre vos nouvelles bonnes habitudes de vie. Pour les semaines 7 et 8, je vous propose donc de devenir en quelque sorte votre propre entraîneur et de prendre progressivement en main votre programme d'entraînement.

Vous avez maintenant compris quels sont les déterminants de votre condition physique et vous pouvez sans doute manipuler les composantes de votre entraînement. Qu'avez-vous particulièrement aimé dans le cardio que vous avez suivi sur le DVD ? La danse aérobique, le cardio militaire, le latino, ou une combinaison de ces trois styles ?

À partir de votre réponse, composez vos entraînements cardio pour les deux prochaines semaines. Les blocs durent huit minutes. Essayez de faire au moins trois blocs pour un total de 24 minutes de cardio. Vous pouvez évidemment répéter les mêmes blocs plusieurs fois, voire dépasser 24 minutes sans problème, car plus de cardio signifie une plus grande dépense énergétique ! Votre tableau d'entraînement ci-dessous vous propose de quatre à six entraînements cardio pour ces deux semaines. Mettez-les

à votre agenda. Souvenez-vous de ne pas attendre « que le bon moment se présente » !

En ce qui concerne le renforcement musculaire, vous aurez, là aussi, des choix à faire. Sur le DVD, nous vous avons préparé un bloc spécifique aux semaines 7 et 8. Il s'agit d'un entraînement par intervalles. J'ai pensé que vous aimeriez découvrir cet autre type de cours en groupe, plus exigeant, mais aussi... plus payant du point de vue de la dépense calorique ! Idéalement, pratiquez ce bloc de trois à quatre fois par semaine et essayez de rajouter un autre segment de musculation que vous avez déjà pratiqué, abdos ou fessiers.

N'oubliez pas le court segment d'étirements, à la fin du DVD. La souplesse fait partie des déterminants d'une bonne condition physique, alors intégrez-la à votre programme au moins trois fois dans votre semaine.

Enfin, vous pouvez compléter vos huit semaines en identifiant les exercices du livre qui vous ont semblé les plus faciles à intégrer dans votre quotidien. Choisissez un ou deux exercices pour chaque catégorie retrouvée au fil des semaines : **membres supérieurs (ms), membres inférieurs (mi), abdos/dos (a/d), équilibre (é) et souplesse (s)**. Notez les pages ci-dessous ou placez-y des papillons (*Post-it*) pour les repérer facilement. Faites ces exercices au moment qui vous convient, de trois à quatre fois dans votre semaine.

Objectif : autonomie !

Plan d'entraînement hebdomadaire, semaines 7 et 8

Semaine	Entraînement cardio (DVD) Fréquence : 4 à 6 séances de 24 minutes ou plus	Entraînement musculaire (DVD) Fréquence : 3 à 4 séances, plus 2 séances pour l'option PLUS !	Exercices au quotidien (livre) Fréquence : 3 à 4 séances
7	Blocs choisis (3 ou plus) : ☐ Danse aérobique (8 min) X _____ ☐ Cardio militaire (8 min) X _____ ☐ Cardio latino (8 min) X _____ Durée totale : _____ min	Blocs choisis (1 ou plus) : ☐ Millitaire avec intervalles Option PLUS ☐ Abdo solution ☐ Fesses de fer ou ☐ Body design ☐ Abdo solution ☐ Fesses de fer	Exercices choisis (2/catégorie) : ms : p._____ mi : p._____ a/d : p. _____ é : p. _____ s : p. _____
8	Blocs choisis (3 ou plus) : ☐ Danse aérobique (8 min) X _____ ☐ Cardio militaire (8 min) X _____ ☐ Cardio latino (8 min) X _____ Durée totale : _____ min	Blocs choisis (1 ou plus) : ☐ Millitaire avec intervalles Option PLUS ☐ Abdo solution ☐ Fesses de fer ou ☐ Body design ☐ Abdo solution ☐ Fesses de fer	Exercices choisis (2/catégorie) : ms : p._____ mi : p._____ a/d : p. _____ é : p. _____ s : p. _____

LES CONSEILS D'ISABELLE

LA SUITE

Vous approchez de la fin du programme. Vous avez sans doute déjà perdu de 2,7 à 5,5 kg (6 à 12 lb) et vous vous sentez beaucoup mieux. Pendant les deux prochaines semaines, comme vous concocterez à nouveau des recettes que vous avez déjà cuisinées, votre planification en sera simplifiée.

Je vous propose toujours de nouveaux menus à 1300, 1500 et 1800 Calories, question de poursuivre votre perte de poids. Les deux semaines qui viennent représentent également le moment idéal pour commencer à composer vos propres menus, en substituant certaines recettes par vos préférées, sélectionnées parmi la liste de la page 180. Assurez-vous de choisir des recettes qui figurent dans la même fourchette de calories, et n'oubliez pas d'ajuster la liste d'épicerie en conséquence. Ces deux semaines vous permettront également d'utiliser des plats que vous avez préalablement congelés (muffins, lasagnes, etc.).

Bientôt, vous serez totalement autonome et vous devrez donc prendre en main l'organisation des repas. Pourquoi ne pas faire quelques essais dès maintenant ?

Quelques conseils pour faciliter votre transition

Achetez des légumes déjà coupés

Les légumes sont à la base d'une démarche santé. On sait que l'on doit en garnir son assiette midi et soir. Pourtant, faute de temps, plusieurs personnes ont du mal à en consommer suffisamment. Mon conseil : achetez des légumes qui vous facilitent la vie. Les carottes, betteraves et choux râpés, tout comme les légumes déjà coupés pour les soupes et sauces à spaghetti, permettent de gagner beaucoup de temps.

Conservez des fruits et des légumes surgelés

Quels dépanneurs ils représentent ! Ces fruits et légumes sont offerts en plusieurs déclinaisons. Improvisez un sauté de légumes avec des légumes surgelés mélangés, une boîte de pois chiches et des épices. Réalisez un dessert glacé express en combinant du yogourt et des fruits surgelés au robot culinaire ou au mélangeur. Assurez-vous d'en avoir toujours sous la main !

Cuisinez en plus grande quantité et congelez

Rien de pire que d'arriver affamé et de n'avoir rien de prêt à manger. Prévoyez le coup en cuisinant davantage de portions de plats qui se congèlent facilement. Lasagnes, chilis, soupes, mijotés font de délicieux repas vite servis quand le temps manque.

Faites provision de bons produits alimentaires

Procédez au ménage de votre environnement alimentaire afin d'avoir accès au plus grand choix d'aliments sains possible. Garnissez votre garde-manger, votre frigo et votre congélo de produits nutritifs afin de faciliter le *bien-manger* !

Déléguez des responsabilités culinaires

Le manque de temps est l'excuse principalement évoquée pour ne pas cuisiner. Comme on sait que cuisiner est gage de santé, je vous propose de déléguer des responsabilités en cuisine aux membres de votre famille. Couper les légumes, préparer des fruits pour la semaine, dresser la table, faire les lunchs, autant de tâches qui permettent d'être plus efficace et d'avoir envie de cuisiner davantage. Pourquoi ne pas organiser aussi des séances de cuisine entre amis le week-end ? Une activité ludique qui permet d'économiser, de gagner du temps et de socialiser.

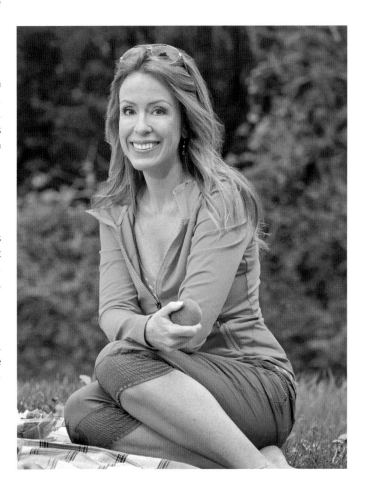

1300, 1500 OU 1800 CALORIES?

Le menu de base à **1300** Calories est représenté en noir.

Pour suivre le menu à **1500** Calories, vous devez ajouter les aliments inscrits en bleu au menu de base.

Pour suivre le menu à **1800** Calories, vous devez ajouter les aliments énumérés en bleu ET en rouge au menu de base.

lundi • jour 1

DÉJEUNER
★ Muffin choco-banane de Christina (p. 100)
250 ml (1 tasse) de lait 1 % m.g.
125 ml (½ tasse) de fraises
Thé ou café
20 ml (4 c. à thé) de noisettes

COLLATION AM
100 g de yogourt grec aux fruits 0-2 % m.g.
180 ml (¾ tasse) de framboises

DÎNER
Salade de poulet aux figues (p. 166)
2 minipitas
1 minipita
1 jus de légumes réduit en sodium (162 ml)
30 g de fromage léger < 18 % m.g.

COLLATION PM
1 clémentine
7 amandes
1 clémentine

SOUPER
★ Fusilli forestier (p. 73)
8 asperges vapeur
1 tranche de fromage suisse léger (20 g)
250 ml (1 tasse) de laitue mixte
15 ml (1 c. à soupe) de vinaigrette légère
10 raisins

COLLATION SOIR
125 ml (½ tasse) de lait 1 % m.g.
2 biscuits secs/arrowroot

mardi • jour 2

DÉJEUNER
1 muffin anglais de blé entier
20 ml (4 c. à thé) de fromage à la crème léger
1 banane
Thé ou café
7 amandes

COLLATION AM
60 ml (¼ tasse) de fromage cottage 1 % m.g.
15 raisins
60 ml (¼ tasse) de fromage cottage 1 % m.g.
1 jus de légumes réduit en sodium (162 ml)

DÎNER
★ Lasagne aux aubergines (p. 39)
125 ml (½ tasse) de framboises
200 ml de boisson de soya vanille

COLLATION PM
2 craquelins de seigle (20 g)
30 g de chèvre mou (21 % m.g.)
5 raisins

SOUPER
★ Sauté de poulet au gingembre (p. 32)
125 ml (½ tasse) de nouilles de riz
125 ml (½ tasse) de bleuets
80 ml (⅓ tasse) de nouilles de riz
100 g de yogourt grec aux fruits 0-2 % m.g.

COLLATION SOIR
125 ml (½ tasse) de lait 1 % m.g.
1 carré (10 g) de chocolat noir (70 % cacao)

mercredi • jour 3

DÉJEUNER
250 ml (1 tasse) de céréales de son type Bran Flakes
250 ml (1 tasse) de lait 1 % m.g.
125 ml (½ tasse) de fraises
Thé ou café
15 ml (1 c. à soupe) de noix de Grenoble
1 rôtie de grains entiers
10 ml (2 c. à thé) de beurre d'arachide

COLLATION AM
1 pomme
15 ml (1 c. à soupe) de noisettes
200 ml de boisson de soya vanille

DÎNER
Salade de quinoa au poulet (p. 166)
100 g de yogourt grec vanille 0-2 % m.g.
125 ml (½ tasse) de concombre

COLLATION PM
★ Muffin pomme et suisse (p. 58)

SOUPER
★ Le tilapia roulé d'Amélie (p. 117)
★ Pouding aux fraises (congelé) (p. 136)
125 ml (½ tasse) de riz
125 ml (½ tasse) de pois mange-tout
80 ml (⅓ tasse) de riz

COLLATION SOIR
180 ml (¾ tasse) de lait 1 % m.g.

jeudi • jour 4

DÉJEUNER

1 rôtie de grains entiers

10 ml (2 c. à thé) de beurre d'arachide

125 ml (½ tasse) de bleuets

125 ml (½ tasse) de lait 1 % m.g.

Thé ou café

1 rôtie de grains entiers

5 ml (1 c. à thé) de beurre d'arachide

COLLATION AM

1 tranche de fromage suisse léger (20 g)

15 raisins

5 raisins

DÎNER

Sandwich au saumon (p. 168)

125 ml (½ tasse) de poivron jaune

1 jus de légumes réduit en sodium (162 ml)

125 ml (½ tasse) de poivron jaune

100 g de yogourt grec aux fruits 0-2 % m. g

COLLATION PM

½ pomme

10 amandes

7 amandes

SOUPER

★ La pizza de Jean-François (congelée) (p. 139)

125 ml (½ tasse) de tomates cerises

125 ml (½ tasse) de fromage cottage 1 % m.g.

250 ml (1 tasse) de laitue mixte

15 ml (1 c. à soupe) de vinaigrette légère

COLLATION SOIR

125 ml (½ tasse) de lait 1 % m.g.

2 biscuits secs/arrowroot

vendredi • jour 5

DÉJEUNER

Gruau (1 sachet)

250 ml (1 tasse) de lait 1 % m.g.

10 ml (2 c. à thé) de noix de Grenoble

Thé ou café

½ muffin anglais de blé entier

10 ml (2 c. à thé) de fromage à la crème léger

10 ml (2 c. à thé) de canneberges séchées

COLLATION AM

20 ml (4 c. à thé) de noisettes

2 figues séchées

DÎNER

★ Salade d'orzo de Cindy (p. 115)

250 ml (1 tasse) de concombre

1 pomme

1 jus de légumes réduit en sodium (162 ml)

30 g de fromage léger < 18 % m.g.

COLLATION PM

200 ml de boisson de soya vanille

7 amandes

SOUPER

★ Le poulet d'Élaine (p. 135)

6 asperges vapeur

Pomme de terre grelot (3)

Pommes de terre grelot (2)

6 asperges vapeur

COLLATION SOIR

100 g de yogourt grec vanille 0-2 % m.g.

125 ml (½ tasse) de bleuets

1 carré (10 g) de chocolat noir (70 % cacao)

samedi • jour 6

DÉJEUNER

Ma coupe granola :

    150 g de yogourt grec vanille 0-2 % m.g.

    30 ml (2 c. à soupe) de céréales granola ou muesli

    125 ml (½ tasse) de bleuets et framboises

    Thé ou café

20 ml (4 c. à thé) de céréales granola ou muesli

125 ml (½ tasse) de lait 1 % m.g.

COLLATION AM

2 craquelins de seigle (20 g)

30 g de chèvre mou (21 % m.g.)

1 jus de légumes réduit en sodium (162 ml)

DÎNER

★ Croque-monsieur au pesto (p. 167)

125 ml (½ tasse) de tomates cerises

125 ml (½ tasse) de concombre

1 pomme

100 g de yogourt grec aux fruits 0-2 % m.g.

COLLATION PM

2 clémentines

125 ml (½ tasse) de fromage cottage 1 % m.g.

SOUPER

★ Escalope de veau aux champignons (p. 59)

125 ml (½ tasse) de linguine

10 ml (2 c. à thé) de pesto

1 banane

125 ml (½ tasse) de linguine

30 g de fromage léger < 18 % m.g.

COLLATION SOIR

1 petit sac de maïs soufflé nature (30 g)

dimanche • jour 7

DÉJEUNER

★ Pain doré croustillant (p. 122)

250 ml (1 tasse) de lait 1 % m.g.

125 ml (½ tasse) de fraises

Thé ou café

15 ml (1 c. à soupe) de canneberges séchées

180 ml (¾ tasse) de céréales de son type Bran Flakes

125 ml (½ tasse) de lait 1 % m.g.

COLLATION AM

1 pomme

15 ml (1 c. à soupe) de noix de Grenoble

15 ml (1 c. à soupe) de noix de Grenoble

DÎNER

★ Minipizzas (p. 119)

250 ml (1 tasse) de laitue mixte

15 ml (1 c. à soupe) de vinaigrette légère

10 raisins

1 jus de légumes réduit en sodium (162 ml)

5 raisins

COLLATION PM

1 tranche de fromage suisse léger (20 g)

2 minipitas

SOUPER

★ Risotto aux crevettes (p. 81)

250 ml (1 tasse) de pois mange-tout

125 ml (½ tasse) de bleuets

100 g de yogourt grec aux fruits 0-2 % m.g.

1 carré (10 g) de chocolat noir (70 % cacao)

COLLATION SOIR

180 ml (¾ tasse) de lait 1 % m.g.

2 biscuits secs/arrowroot

LISTE D'ÉPICERIE

LÉGUMES

	✓ 1 PORTION	✓ 2 PORTIONS
Asperge	23	46
	29	58
Champignon	375 ml (1 ½ t.)	750 ml (3 t.)
Concombre	375 ml (1 ½ t.)	750 ml (3 t.)
	500 ml (2 t.)	1 L (4 t.)
Échalote française	1	2
Figue séchée	4	8
Jus de légumes réduit en sodium (162 ml)	3	6
	6	12
Laitue au choix	500 ml (2 t.)	1 L (4 t.)
	1 L (4 t.)	2 L
Oignon	1	2
Oignon vert	1	2
Pois mange-tout	375 ml (1 ½ t.)	750 ml (3 t.)
	500 ml (2 t.)	1 L (4 t.)
Poivron jaune	1	2
	2	3
Poivron rouge	2	3
Pomme de terre grelot	3	6
	5	10
Tomate cerise	250 ml (1 t.)	500 ml (2 t.)

FRUITS

	✓ 1 PORTION	✓ 2 PORTIONS
Banane	2	4
Bleuet	310 ml (1 ¼ t.)	625 ml (2 ½ t.)
	565 ml (2 ¼ t.)	1,125 L (4 ½ t.)
Citron	1	2
Clémentine	5	10
	6	12
Figue séchée	4	8
Fraise	375 ml (1 ½ t.)	750 ml (3 t.)

FRUITS (SUITE)

	✓ 1 PORTION	✓ 2 PORTIONS
Framboise	185 ml (¾ t.)	375 ml (1 ½ t.)
	375 ml (1 ½ t.)	750 ml (3 t.)
Jus d'orange	15 ml (1 c. à s.)	30 ml (2 c. à s.)
Pomme	4	8
	5	10
Raisin	30	60
	40	80
	65	130

LAIT ET SUBSTITUTS

	✓ 1 PORTION	✓ 2 PORTIONS
Boisson de soya vanille format de 200 ml	1	2
	3	6
Fromage, chèvre mou < 20 % m.g.	80 g	160 g
Fromage cottage 1 % m.g.	310 ml (1 ¼ t.)	620 ml (2 ½ t.)
	375 ml (1 ½ t.)	750 ml (3 t.)
Fromage léger < 18 % m.g.	90 g	180 g
Fromage suisse léger en tranches de 20 g	6	12
Lait 1 % m.g.	2 L (8 t.)	4 L (16 t.)
	3 L (12 t.)	5 L (20 t.)
Parmesan râpé	15 ml (1 c. à s.)	30 ml (2 c. à s.)
Yogourt nature 0-2 % m.g. format de 100 g	1	2
Yogourt grec aux fruits 0-2 % m.g. format de 100 g	2	4
	5	10
Yogourt grec vanille 0-2 % m.g. format de 100 g	4	7

PRODUITS CÉRÉALIERS

	✓ 1 PORTION	✓ 2 PORTIONS
Craquelin de seigle (10 g)	4	8
Gruau (sachet de 30 g)	1	2
Minipita	7	14
	8	16
Muffin de blé entier	1	2
	2	3
Tranche de pain de blé entier	5	10
	6	12
	7	14

VIANDES ET SUBSTITUTS

	✓ 1 PORTION	✓ 2 PORTIONS
Amande	17	34
	24	48
	38	76
Crabe en conserve	60 g	120 g
Crevette non cuite	60 g	120 g
Escalope de veau	90 g	180 g
Filet de tilapia	120 g	240 g
Jambon en tranche	30 g	60 g
Noisette	45 ml (3 c. à s.)	90 ml (6 c. à s.)
	60 ml (¼ t.)	125 ml (½ t.)
Noix de Grenoble	30 ml (1 c. à s.)	60 ml (¼ t.)
	45 ml (3 c. à s.)	90 ml (6 c. à s.)
	60 ml (¼ t.)	125 ml (½ t.)
Œuf	1	2
Poulet, poitrine	325 g (11 oz)	650 g (1 ½ lb)
Saumon en conserve (boîte de 106 g)	1	2
Veau haché maigre	90 g	180 g

S'ASSURER D'AVOIR AU FRIGO, AU GARDE-MANGER OU AU JARDIN...

Amande effilée	Fromage à la crème léger	Persil frais
Aneth frais	Fusilli	Riz arborio
Basilic frais	Gingembre frais	Salsa (prête à consommer)
Biscuits secs/arrowroot	Linguine de blé entier	Vin blanc
Céréales type granola ou muesli	Maïs soufflé nature	Vin rouge
Carré de chocolat noir 70 % cacao	Menthe fraîche	
Ciboulette fraîche	Olives noires	

LE MENU / SEMAINE 7

LUNDI

Fusilli forestier (p. 73)

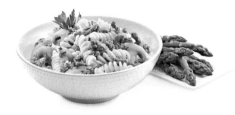

MARDI

Sauté de poulet au gingembre (p. 32)

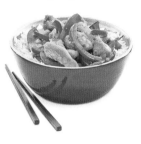

MERCREDI

Le tilapia roulé d'Amélie (p. 117)
Pouding aux fraises (congelé) (p. 136)

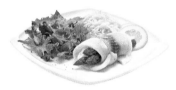

JEUDI

La pizza de Jean-François (congelée) (p. 139)

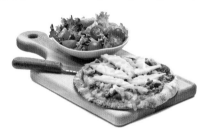

VENDREDI

Le poulet d'Élaine (p. 135)

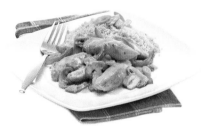

SAMEDI

Croque-monsieur au pesto (p. 167)
Escalope de veau aux champignons (p. 59)

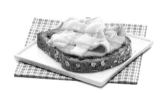
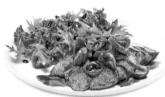

DIMANCHE

Pain doré croustillant (p. 122)   **Minipizzas** (p. 119)   **Risotto aux crevettes** (p. 81)

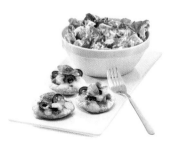

1300, 1500 OU 1800 CALORIES?

Le menu de base à **1300** Calories est représenté en noir.

Pour suivre le menu à **1500** Calories, vous devez ajouter les aliments inscrits en **bleu** au menu de base.

Pour suivre le menu à **1800** Calories, vous devez ajouter les aliments énumérés en **bleu** ET en **rouge** au menu de base.

lundi • jour 1

DÉJEUNER

250 ml (1 tasse) de céréales de son de type Bran Flakes

250 ml (1 tasse) de lait 1 % m.g.

1 clémentine

Thé ou café

15 ml (1 c. à soupe) de noix de Grenoble

1 clémentine

COLLATION AM

100 g de yogourt grec vanille 0-2 % m.g.

½ muffin anglais de blé entier

5 ml (1 c. à thé) de beurre d'arachide

DÎNER

★ Tortilla aux œufs brouillés et aux tomates séchées (p. 120)

250 ml (1 tasse) de concombre

1 compote de fruits sans sucre ajouté (113 g)

1 jus de légumes réduit en sodium (162 ml)

30 g de fromage léger < 18 % m.g.

COLLATION PM

2 craquelins de seigle (20 g)

125 ml (½ tasse) de fromage cottage 1 % m.g.

1 kiwi

SOUPER

★ Saumon moutarde et érable (p. 93)

125 ml (½ tasse) de riz basmati

250 ml (1 tasse) d'épinards sautés avec 5 ml (1 c. à thé) d'huile d'olive

★ Pouding aux fraises (congelé) (p. 136)

80 ml (⅓ tasse) de riz basmati

COLLATION SOIR

125 ml (½ tasse) de lait 1 % m.g.

2 biscuits secs/arrowroot

mardi • jour 2

DÉJEUNER

1 rôtie de grains entiers

10 ml (2 c. à thé) de beurre d'arachide

1 orange

100 g de yogourt grec aux fruits 0-2 %

Thé ou café

125 ml (½ tasse) de lait 1 % m.g.

COLLATION AM

7 amandes

15 raisins

7 amandes

DÎNER

Salade de tofu (p. 165)

½ pain mince

1 tranche de fromage suisse léger (20 g)

1 kiwi

½ pain mince

1 tranche de fromage suisse léger (20 g)

COLLATION PM

125 ml (½ tasse) de cottage 1 % m.g.

3 craquelins (15 g) de type Melba

SOUPER

★ Le poulet au cari de Stéphanie (p. 52)

125 ml (½ tasse) de poivron rouge

125 ml (½ tasse) de couscous

1 compote de fruits sans sucre ajouté (113 g)

COLLATION SOIR

125 ml (½ tasse) de lait 1 % m.g.

1 carré (10 g) de chocolat noir (70 % cacao)

mercredi • jour 3

DÉJEUNER

1 bagel de grains entiers (60 g)

15 ml (1 c. à soupe) de fromage à la crème léger

1 kiwi

125 ml (½ tasse) de lait 1 % m.g.

Thé ou café

10 amandes

125 ml (½ tasse) de lait 1 % m.g.

COLLATION AM

3 abricots séchés

15 ml (1 c. à soupe) de noix de Grenoble

20 g de fromage léger < 18 % m.g.

DÎNER

Muffin anglais au poulet (p. 166)

125 ml (½ tasse) de carotte et céleri

100 g de yogourt grec vanille 0-2 % m.g.

125 ml (½ tasse) de carotte et céleri

1 jus de légumes réduit en sodium (162 ml)

COLLATION PM

200 ml de boisson de soya vanille

125 ml (½ tasse) de fraises

SOUPER

★ Croquette de thon (p. 33)

Salade express (p. 170)

125 ml (½ tasse) de penne

125 ml (½ tasse) d'épinards

10 ml (2 c. à thé) de vinaigrette légère

COLLATION SOIR

1 clémentine

1 clémentine

2 biscuits secs/arrowroot

jeudi • jour 4

DÉJEUNER

Gruau nature (1 sachet)

180 ml (¾ tasse) de lait 1 % m.g.

15 ml (1 c. à soupe) de canneberges séchées

Thé ou café

1 rôtie de grains entiers

15 ml (1 c. à soupe) de canneberges séchées

5 ml (1 c. à thé) de beurre d'arachide

COLLATION AM

200 ml de boisson de soya vanille

125 ml (½ tasse) de framboises

DÎNER

★ Lasagne aux aubergines (congelée) (p. 39)

125 ml (½ tasse) de poivron rouge

15 raisins

100 g de yogourt grec aux fruits 0-2 % m.g.

COLLATION PM

7 amandes

2 clémentines

7 amandes

SOUPER

★ Mijoté de bœuf à la bière (congelé) (p. 121)

250 ml (1 tasse) de laitue mixte

15 ml (1 c. à soupe) de vinaigrette légère

125 ml (½ tasse) de pomme de terre

125 ml (½ tasse) de lait 1 % m.g.

COLLATION SOIR

125 ml (½ tasse) de fromage cottage 1 % m.g.

125 ml (½ tasse) de fraises

1 carré (10 g) de chocolat noir (70 % cacao)

vendredi • jour 5

DÉJEUNER

★ Muffin choco-banane de Christina (p. 100)

180 ml (¾ tasse) de lait 1 % m.g.

1 kiwi

Thé ou café

100 g de yogourt grec vanille 0-2 % m.g.

15 ml (1 c. à soupe) de canneberges séchées

COLLATION AM

100 g de yogourt grec aux fruits 0-2 % m.g.

2 abricots séchés

DÎNER

Salade d'épinards au saumon (p. 166)

2 craquelins de seigle (20 g)

60 ml (¼ tasse) de cottage 1 % m.g.

60 ml (¼ tasse) de cottage 1 % m.g.

COLLATION PM

7 amandes

125 ml (½ tasse) de framboises

125 ml (½ tasse) de framboises

60 ml (¼ tasse) de granola ou muesli

SOUPER

★ Burger de dinde (p. 97)

Salade de carottes râpées (p. 170)

½ pain mince

COLLATION SOIR

100 g de yogourt grec vanille 0-2 % m.g.

samedi • jour 6

DÉJEUNER

1 muffin anglais de blé entier

1 œuf cuit dur

5 ml (1 c. à thé) de margarine non hydrogénée

1 kiwi

Thé ou café

1 tranche de fromage suisse léger (20 g)

1 kiwi

COLLATION AM

200 ml de boisson de soya vanille

1 clémentine

DÎNER

★ Grilled cheese (p. 100)

125 ml (½ tasse) de tomates cerises

125 ml (½ tasse) de tomates cerises

15 raisins

125 ml (½ tasse) de lait 1 %

COLLATION PM

100 g de yogourt grec vanille 0-2 % m.g.

15 ml (1 c. à soupe) de noix de Grenoble

2 biscuits secs/arrow root

SOUPER

★ Filet de porc aux pruneaux (p. 99)

Pommes de terre grelot (3)

250 ml (1 tasse) de laitue mixte

15 ml (1 c. à soupe) de vinaigrette légère

125 ml (½ tasse) de fraises

Pommes de terre grelot (2)

100 g de yogourt grec aux fruits 0-2 % m.g.

COLLATION SOIR

1 petit sac de pop corn (30 g)

dimanche • jour 7

DÉJEUNER

2 rôties de grains entiers

15 ml (1 c. à soupe) de beurre d'arachide

125 ml (½ tasse) de framboises

Thé ou café

60 ml (¼ tasse) de cottage 1 % m.g.

COLLATION AM

100 g de yogourt grec vanille 0-2 % m.g.

1 kiwi

DÎNER

★ Omelette aux épinards (p. 56)

½ pain mince

1 jus de légumes réduit en sodium (162 ml)

1 tranche de fromage suisse léger (20 g)

½ pain mince

1 compote de fruits sans sucre ajouté (113 g)

COLLATION PM

200 ml de boisson de soya vanille

SOUPER

★ La salade de Lise (p. 101)

★ Escalope de dinde à l'orange (p. 123)

125 ml (½ tasse) de quinoa

125 ml (½ tasse) de quinoa

250 ml (1 tasse) de laitue mixte

15 ml (1 c. à soupe) de vinaigrette légère

COLLATION SOIR

100 g de yogourt grec vanille 0-2 % m.g.

1 carré (10 g) de chocolat noir (70 % cacao)

LISTE D'ÉPICERIE

LÉGUMES

	✓ 1 PORTION	✓ 2 PORTIONS
Carotte	4	7
Céleri	2 branches	3 branches
Concombre	1	2
Échalote française	1	2
Épinard	685 ml (2 ¾ t.) / 810 ml (3 ¼ t.)	1,37 L (5 ½ t.) / 1,62 L (6 ½ t.)
Jus de légumes réduit en sodium (162 ml)	1 / 2 / 3	2 / 4 / 6
Laitue frisée	500 ml (2 t.)	1 L (4 t.)
Laitue mixte	250 ml (1 t.) / 500 ml (2 t.)	500 ml (2 t.) / 1 L (4 t.)
Oignon	1	1
Poivron rouge	1	1
Pomme de terre	2	3
Pomme de terre grelot	3 / 5	6 / 10
Roquette	250 ml (1 t.)	500 ml (2 t.)
Tomate	1	1
Tomate cerise	250 ml (1 t.) / 375 ml (1 ½ t.)	500 ml (2 t.) / 750 ml (3 t.)

FRUITS

	✓ 1 PORTION	✓ 2 PORTIONS
Abricot séché	6 / 8	12 / 16
Citron	1	1
Clémentine	5 / 6 / 8	10 / 12 / 16
Compote sans sucre ajouté	1 / 3	2 / 6
Fraise	250 ml (1 t.) / 375 ml (1 ½ t.) / 500 ml (2 t.)	500 ml (2 t.) / 750 ml (3 t.) / 1 L (4 t.)
Framboise	250 ml (1 t.) / 500 ml (2 t.)	500 ml (2 t.) / 1 L (4 t.)

FRUITS (SUITE)

	✓ 1 PORTION	✓ 2 PORTIONS
Jus d'orange	90 ml (6 c. à s.)	180 ml (¾ t.)
Kiwi	3 / 5 / 7	6 / 10 / 14
Orange	2	4
Pruneau dénoyauté	3	6
Raisin	30 (250 ml) / 45 (375 ml)	60 (500 ml) / 90 (750 ml)
Raisin sec	5 ml (1 c. à thé)	10 ml (2 c. à thé)

LAIT ET SUBSTITUTS

	✓ 1 PORTION	✓ 2 PORTIONS
Boisson de soya vanille format de 200 ml	4	8
Féta légère (13 % m. g.)	60 g (2 oz)	120 g (4 oz)
Fromage cottage 1 % m.g.	435 ml (1 ¾ t.) / 500 ml (2 t.) / 560 ml (2 ¼ t.)	870 ml (3 ½ t.) / 1 L (4 tasses) / 1,12 L (4 ½ t.)
Fromage léger < 18 % m.g.	20 g / 50 g	40 g / 100 g
Fromage suisse léger	25 g	45 g
Fromage suisse léger, en tranches de 20 g	3 / 4 / 5	6 / 8 / 10
Lait 1 % m.g.	1 L (4 t.) / 2 L (8 t.) / 2 L (8 t.)	2 L (8 t.) / 3 L (12 t.) / 4 L (16 t.)
Yogourt grec aux fruits 0-2 % m.g. format de 100 g	2 / 3 / 4	4 / 6 / 8
Yogourt grec vanille 0-2 % m.g. format de 100 g	4 / 6 / 7	8 / 12 / 14

PRODUITS CÉRÉALIERS

	✓ 1 PORTION	✓ 2 PORTIONS
Bagel de grains entiers	1	2
Craquelin de type Melba (5 g)	3	6
Craquelin de seigle (10 g)	4	8
Gruau (sachet de 30 g)	1	2
Muffins de blé entier	2 / 3	4 / 5
Pain mince	2 / 3	3 / 6
Tortilla de blé entier	1	2
Tranche de pain de blé entier	5 / 6	10 / 12

VIANDES ET SUBSTITUTS

	✓ 1 PORTION	✓ 2 PORTIONS
Amande	21 / 31 / 45	44 / 62 / 90
Dinde hachée	100 g	200 g
Escalope de dinde	100 g	200 g
Filet de porc	100 g	200 g
Noix de Grenoble	20 ml / 35 ml / 35 ml	40 ml / 70 ml / 70 ml
Œuf	7	13
Poulet, poitrine	155 g	310 g
Saumon, filet	180 g	360 g
Thon en conserve (boîte de 85 g)	1	2
Tofu ferme	75 g	150 g

S'ASSURER D'AVOIR AU FRIGO, AU GARDE-MANGER OU AU JARDIN...

Amande effilée	Carré de chocolat noir 70 % cacao	Penne ou pennine
Beurre de pommes	Fromage à la crème léger	Relish
Biscuits secs/arrowroot	Germe de blé grillé	Tomates séchées
Céréales type granola ou muesli	Maïs soufflé nature	Vin rouge

LE MENU / SEMAINE 8

LUNDI

Tortilla aux œufs brouillés et aux tomates séchées (p. 120) **Saumon moutarde et érable** (p. 93)

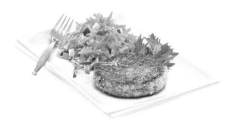

MARDI

Le poulet au cari de Stéphanie (p.52)

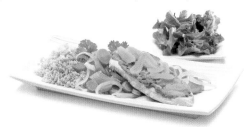

MERCREDI

Croquette de thon (p. 33)

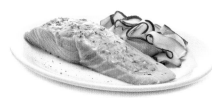

JEUDI

Lasagne aux aubergines (congelée) (p. 39)
Mijoté de bœuf à la bière (congelé) (p. 121)

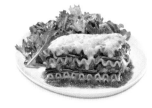
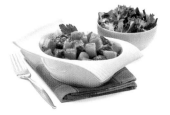

VENDREDI

Muffin choco-banane de Christina (p. 100)
Burger de dinde (p. 97)

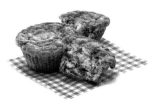
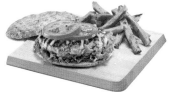

SAMEDI

Grilled cheese (p.100)
Filet de porc aux pruneaux (p.99)

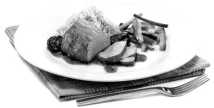

DIMANCHE

Omelette aux épinards (p. 56) **La salade de Lise** (p. 101) **Escalope de dinde à l'orange** (p. 123)

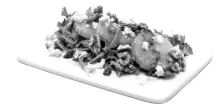
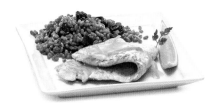

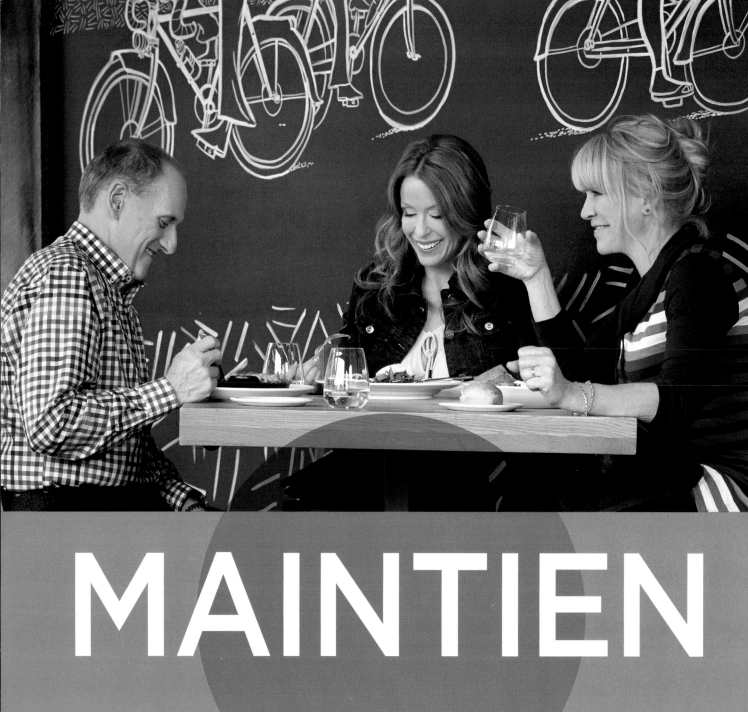

MAINTIEN

LES CONSEILS DE GUY

LES PREUVES SONT FAITES

Bravo ! Vous venez de terminer votre programme Kilo Cardio 3. Huit semaines, sans broncher. Vous êtes SUPER ! Même si vous avez probablement traversé quelques baisses de motivation, vous vous en êtes sorti haut la main. Félicitations !

Du même coup, vous venez de VOUS prouver qu'en mangeant moins et en vous entraînant davantage, votre graisse fond. C'est inévitable. Peu importe qui vous êtes et quelles sont vos conditions de vie, si vous contrôlez ce que vous mangez et l'activité physique que vous faites, vous n'aurez plus jamais de problème de poids. Vous venez de vous le prouver !

Ça ne fait que commencer

Que vous ayez encore du poids à perdre ou que votre poids santé soit atteint, dans les faits, ça ne fait que commencer. Ces huit petites semaines ne sont qu'un prélude à ce que vous devez faire pour le reste de vos jours, c'est-à-dire *demeurer motivé* !

À court terme, le temps de quelques semaines ou de quelques mois, la plupart des gens arrivent à tenir bon. Mais si vous voulez garder ces nouvelles habitudes de vie pour toujours (je sais que c'est ce que vous voulez), vous aurez besoin de conseils pour maintenir votre motivation. Comme je l'ai mentionné précédemment, c'est un peu comme faire un sprint *versus* un marathon : ce que vous voulez, c'est le marathon.

Les risques de rechute

Voici ce que j'entends régulièrement : « J'ai fait une rechute » ou « J'avais perdu 15,5 kg (30 lb) l'an dernier, mais j'en ai repris 4,5 [10], il faut que je m'y remette ! », ou encore « Je me suis laissé aller ces derniers temps et j'ai de la difficulté à me remotiver ». Et on conclut en me demandant : « As-tu des trucs ? »

Mes trucs sont déjà mentionnés au début de ce livre (voir p. 18). Identifiez vos éléments déclencheurs, vos excuses et vos incitatifs à perdre du poids, et passez à l'action. Mais la vraie question, c'est : pourquoi avoir fait une rechute ? Tout est là !

Qu'est-ce qu'une rechute ? C'est un manque de détermination dans l'atteinte de votre poids santé. C'est d'avoir pensé que le plaisir de vous empiffrer était supérieur à celui d'être svelte, en bonne santé et fier de vous.

Maintenir votre détermination est primordial. Sinon, l'humain étant ce qu'il est, vous allez retomber dans la facilité, abandonner vos entraînements et, éventuellement, reprendre vos kilos. Ce n'est pas ce que vous voulez, n'est-ce pas ?

En ce qui me concerne, mon risque de rechute est nul tant et aussi longtemps que ma priorité demeure mon équilibre calorique quotidien. Vous pouvez prendre la même décision, il n'en tient qu'à vous !

Je peux manger ce que je veux et savourer tous mes petits plaisirs tant et aussi longtemps que mon équilibre calorique quotidien est maintenu. Dans mon cas, depuis neuf ans, je m'enligne sur 2300 Calories par jour pour maintenir mon poids et ça fonctionne très bien. La majorité des femmes doivent viser entre 1800 et 1900 Calories par jour, selon qu'elles sont ménopausées ou pas. À noter que la cible varie selon le niveau d'activité physique. Je vous invite évidemment à faire corroborer cette donnée par votre nutritionniste.

Motivitamine de Guy !

> SI VOUS MAINTENEZ VOTRE ÉQUILIBRE CALORIQUE AU QUOTIDIEN ET QUE VOUS POURSUIVEZ UN MODE DE VIE ACTIF, VOUS NE REPRENDREZ JAMAIS DE POIDS. PROMIS !

Pour un maintien assuré

Pour vous aider à maintenir votre poids santé, voici quelques conseils que j'applique encore et que j'appliquerai toujours.

1. Faites une liste des bénéfices que vous avez ressentis depuis que vous perdez du poids. Inscrivez-les sur une feuille que vous garderez bien en vue. (Nous y reviendrons.)

2. Enlevez-vous de l'idée que vous avez terminé votre programme de perte de poids. Vos nouvelles habitudes doivent vous suivre tout le temps et pour toujours.

3. Continuez de calculer vos calories. C'est une simple habitude mentale à poursuivre.

4. Pesez-vous de façon régulière. C'est une habitude à vie.

5. Continuez de vous entraîner et préférez l'activité physique à la sédentarité. Cela aussi doit devenir une habitude à vie.

6. Débarrassez-vous de vos vêtements devenus trop grands. Ne les gardez pas « au cas où ».

7. Comprenez que l'effet de satiété est ressenti environ 15 à 20 minutes après que l'on a mangé. Déterminez donc vos portions à l'avance au lieu de piger dans le sac sans arrêt...

8. Au restaurant, commandez toujours la portion « allégée » ou alors apportez les restes à la maison.

9. Compensez vos abus, le cas échéant, au repas suivant. Par exemple, si vous prenez un repas copieux le midi, optez pour un souper très léger. Ou vice versa. C'est le total quotidien des calories qui compte.

10. Manger les aliments que vous aimez (vos tricheries), mais en petite quantité. Par exemple, dix frites plutôt que le cornet entier, deux biscuits au chocolat au lieu de toute la rangée, un petit bol de chips et non le sac au complet.

11. Visualisez les aliments dont vous avez le plus de difficulté à vous priver comme « dégoûtants ». Je vous le jure, ça fonctionne. Vous en aurez moins envie.

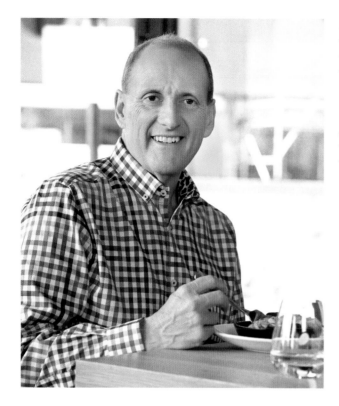

souvent tendance à penser que le plaisir de manger est plus grand que la douleur d'avoir du poids en trop. Pourtant, dès que le poids cause de l'inconfort au quotidien, le processus s'inverse. Nous éprouvons plus d'inconvénients à être en surpoids que de plaisir à manger et à boire.

Pour maintenir ce sentiment, je vous ferai maintenant part de tous les bénéfices dont vous jouirez (ou dont vous profitez peut-être déjà, auquel cas soyez-en bien conscient!) lorsque vous aurez atteint votre poids santé. Cette liste découle de ma propre expérience et des témoignages de milliers de gens qui ont perdu du poids.

1. **LA FIERTÉ.** Fini de se sentir jugé par les autres. Fini de se cacher sur les photos et de détester se voir. La fierté est de loin le sentiment le plus puissant que vous ressentirez. Encore aujourd'hui, lorsque, en conférence, je mentionne que j'ai perdu 36 kg (80 lb) il y a neuf ans, je reçois des applaudissements. Vous serez fier de vous.

2. **LA CONFIANCE EN SOI.** Votre confiance en vous va décupler. C'est difficile à expliquer, mais vous aurez le sentiment d'être capable de tout accomplir. Vous entreprendrez probablement des projets qu'auparavant vous remettiez toujours à plus tard. Du fait de cette nouvelle confiance, vos relations avec les autres (incluant vos amours) vont s'améliorer. Votre performance au travail et dans les sports va se bonifier, ce qui contribuera encore à hausser votre confiance en vous. Vous serez meilleur dans tout et vous aurez le sentiment de pouvoir aller encore plus loin.

3. **LE CONFORT.** Ça semble banal à ceux qui n'ont pas vécu avec du poids en trop, mais, enfin, fini les vêtements qui nous pètent sur le dos, les courbatures dues au surpoids infligé à notre squelette. Fini de s'asseoir sur le bout du fauteuil de peur de ne plus pouvoir s'en relever. Fini d'être incapable de lacer ses chaussures parce que c'est trop difficile de se pencher. Pour les femmes, fini les bretelles de soutien-gorge qui s'incrustent dans les épaules et les vêtements amples qui camouflent mal les bourrelets. Je pourrais poursuivre sur des pages.

4. **LE LOOK.** C'est tellement satisfaisant de voir sa propre métamorphose s'opérer dans le miroir! De ne pas se reconnaître tellement on a changé. De voir les traits de son visage plus définis et ses yeux moins « enfouis ». De voir ses veines sur le dessus de ses mains et d'enfin oser porter des vêtements plus colorés et plus à la mode. De pouvoir porter un maillot de bain sans se couvrir d'un t-shirt!

5. **LA SANTÉ.** Entendre le médecin dire que son bilan de santé générale s'est amélioré, c'est un plaisir incommensurable. Voir sa pression sanguine redevenir normale. Se rendre compte que, pour un même effort, on transpire moins et qu'on est moins essoufflé. Sentir que son cœur travaille moins fort et que sa digestion est facilitée... Autant d'éléments qui ajoutent à notre bonheur.

12. Trouvez-vous un autre plaisir que celui de manger ou de boire. Ça s'appelle « la tempérance ». Découvrez-vous une nouvelle passion dans la vie.

13. N'achetez plus jamais de vêtements une taille plus grande que ceux que vous portez à votre poids santé. Si, aux changements de saison, vous sentez que vous vous êtes un peu arrondi, perdez quelques kilos avant de vous acheter de nouveaux vêtements. Sinon, c'est le début de la fin.

14. Vous allez partir en voyage et vous savez que vous serez trop tenté par les buffets et les soirées bien arrosées? Perdez quelques kilos avant de partir plutôt qu'après.

15. Visualisez-vous à votre poids santé. Créez-vous des images mentales de vous qui vieillissez, qui êtes en bonne santé, qui voyagez, qui faites du sport, qui jouez avec vos enfants ou vos petits-enfants, etc. Une image mentale claire de vous à votre poids santé, matin et soir, vous gardera motivé pour toujours.

Les bénéfices sont plus grands que les inconvénients

En tant qu'humains, nous sommes toujours à la recherche du plaisir et du bonheur, et nous voulons toujours éviter la douleur et le malheur. Parce que le plaisir vient avant la douleur, nous avons

Ces quelques bénéfices entraînent un lot d'émotions bien réelles. Je vous assure qu'il faut le vivre pour le comprendre !

Je vous certifie que les bienfaits ressentis grâce à une perte de poids notable et durable sont plus importants que les quelques efforts et privations à faire pour y parvenir.

Engagez-vous !

Encore une fois, comme je l'ai fait au début de ce livre, je vous invite à vous engager envers vous-même afin de maintenir votre poids santé pour le reste de votre vie. Voici donc un engagement à remplir et à conserver. Quand vous vous regarderez dans le miroir dans cinq ou dix ans et que vous aurez toujours votre poids santé, vous serez fier d'avoir rempli ce petit contrat de rien du tout, mais ô combien important !

Pour la vie

Maintenir votre poids santé est une expérience enrichissante. Je vous suggère de le faire « pour la vie ». Et ce, dans tous les sens du terme.

Pour la vie, au sens chronologique, soit maintenir votre poids jusqu'à la fin de vos jours.

Et pour la vie, pour la goûter au sens large du terme. Vivre pleinement. Vivre abondamment. Vivre sereinement et vivre heureux.

C'est ce que je vous souhaite du fond du cœur.

ENGAGEMENT POUR LE MAINTIEN DE MON POIDS

Aujourd'hui le _____ ,
(DATE)

moi, _____ ,
(VOTRE NOM)

je m'engage à maintenir mon poids santé pour le reste de mes jours.

Pour ce faire, je m'engage à manger et à boire au total _____ Calories par jour et à faire de l'activité physique au moins _____ minutes par jour pour le reste de ma vie.

Je sais que cet engagement que je prends envers moi-même est ma garantie pour un plus grand bonheur et une plus grande fierté.

_____
(VOTRE SIGNATURE)

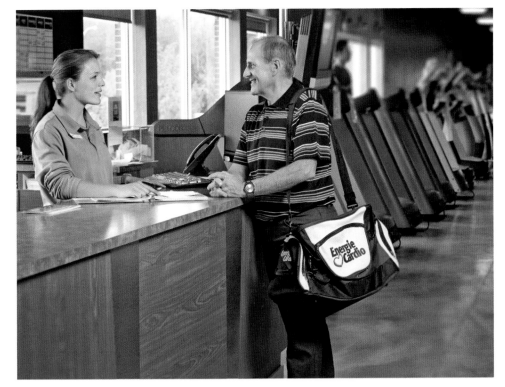

Motivitamine de Guy !

JE SAIS QUE CETTE FOIS-CI EST LA BONNE ; MA PERTE DE POIDS, C'EST POUR TOUJOURS.

LES CONSEILS DE JOSÉE

BOUGER POUR ÊTRE EN BONNE SANTÉ !

S'arrêter un jour et prendre conscience que notre santé a besoin qu'on s'occupe d'elle, c'est un premier pas précieux et déterminant sur la route longue et sinueuse du bien-être global. Les signes qui nous interpellent sont la plupart du temps visibles, comme un surplus de poids, mais ces indices sont au fond les signaux d'alarme d'une santé boiteuse.

Vous arrêter et écouter ces signaux, c'est ce que vous avez accompli en entamant le programme de *Kilo Cardio 3*. Vous avez fait le choix vital de changer et d'améliorer rien de moins que... votre vie !

Comme vous devez être fier !

Ce que j'ai fait, pour ma part, en vous accompagnant dans ce programme, c'est de vous tenir la main, de vous guider et de vous épauler. En commençant la rédaction, je faisais le souhait que ma contribution vous fournisse suffisamment d'outils pour vous permettre de voler éventuellement de vos propres ailes ou, disons plutôt, de courir dans vos propres espadrilles ! De toute façon, ce que j'espère, c'est que vous ayez trouvé ici la motivation pour continuer au-delà de ces huit semaines.

Je vous ai suggéré des exercices à inclure dans votre quotidien, facilement modifiables, facilement adaptables. Qu'on fasse une planche par terre dans sa chambre ou sur la terrasse par une belle journée d'été, ça ne changera absolument rien au résultat. L'important, bien entendu, c'est que vous saisissiez que s'entraîner, au fond, peut être tout à fait simple et accessible. Gardez ces exercices en tête. Faites-les partout... même en voyage !

Les enchaînements du DVD, pour leur part, ajoutent un élément plus concret et plus visuel à votre programme. Là aussi, je voulais vous faire goûter différentes méthodes. Les cours en groupe chez Énergie Cardio sont mon inspiration, vous vous en doutez bien, et si j'en parle, c'est que je crois fermement que la participation assidue à ce genre de cours peut vous transformer et améliorer votre santé physique, mentale et sociale. Je suis moi-même instructrice de cours en groupe depuis près de 30 ans et je vois année après année, sur des centaines de participants, l'effet positif de ces cours non pas axés sur la performance, mais plutôt sur le plaisir et l'accomplissement personnel.

Les enchaînements que je vous ai proposés, en compagnie de mes précieux collaborateurs, sur le DVD vont peut-être vous donner envie de passer « les grandes portes » d'un centre Énergie Cardio. Si c'est le cas, n'ayez aucune hésitation et allez constater à quel point chacun y a sa place ! Vous trouverez ainsi encore plus de variétés et de possibilités pour vous entraîner en maintenant l'importante notion de plaisir.

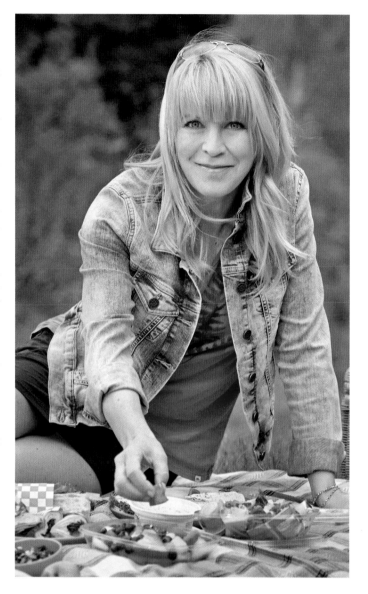

Je vous remercie encore une fois de votre précieuse confiance, mais surtout je vous dis bravo ! Pour votre détermination, votre persévérance et votre courage... parce que oui, par moments, il faut aussi un peu de courage.

Rien ne s'accomplit sans effort et vous avez bien compris ce principe fondamental à toute entreprise. Votre corps et sa santé, voilà une merveilleuse et prestigieuse entreprise !

À vous de la faire grandir !

Mille bisous et surtout...

Santé !

LES CONSEILS D'ISABELLE

MAINTENIR SON POIDS

Voilà les huit semaines du programme Kilo Cardio terminées. Bravo si vous avez atteint votre objectif, vous voilà en phase de maintien ! Sachant que la majorité des gens ayant suivi un régime regagnent le poids perdu, il est important de bien suivre mes conseils pour éviter de reprendre les kilos envolés... ou même d'en prendre davantage !

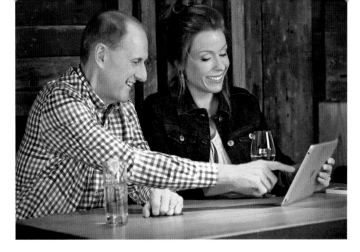

Mes stratégies

1. Rehaussez votre apport calorique progressivement

Au cours des dernières semaines, votre métabolisme s'est habitué à fonctionner avec un nombre de calories restreint. Il ne faut pas hausser subitement l'apport quotidien, au risque de voir les kilos revenir au galop. Je conseille d'ajouter des calories progressivement au fil des semaines. Par exemple, si vous avez suivi le menu à 1300 Calories pendant huit semaines, ajoutez 100 Calories par jour la première semaine, puis encore 100 la semaine suivante, et ainsi de suite. Au début, pesez-vous chaque semaine pour voir comment répond votre métabolisme à la hausse de l'apport énergétique.

2. Suivez le guide des équivalences (voir pages 162-163)

Sans suivre un menu à la lettre, vous pouvez apprendre à travailler avec les équivalences du *Guide alimentaire canadien* présentés en page 165. Le respect des portions de chaque groupe vous permet d'apprendre à manger sainement tout en vous laissant libre de vos choix. Vous pouvez demander à un nutritionniste d'établir un menu personnalisé en fonction de vos besoins énergétiques.

3. Ne sortez qu'à l'occasion du cadre alimentaire

Maintenir son poids, c'est manger très bien la plupart du temps tout en se permettant des écarts à l'occasion. Ces écarts ne devront pas avoir lieu chaque jour... Mais on ne doit pas s'interdire d'aliments non plus. Tout est une question de modération !

4. Cuisinez régulièrement les recettes Kilo Solution

Vous avez beaucoup cuisiné au cours des dernières semaines. Vous avez découvert, avec ce livre et avec les précédents, *Kilo Cardio* et *Kilo Solution*, plusieurs recettes intéressantes. Répétez vos recettes préférées, elles ne sont pas uniquement des recettes minceur : elles contribuent aussi au maintien de votre poids.

5. Prenez des portions modérées

Le suivi du régime Kilo Cardio vous a sans doute amené à comprendre que vos portions antérieures étaient trop volumineuses, parfois beaucoup trop ! Tentez de respecter ce que vous avez appris dans cet ouvrage, même si vous pouvez maintenant consommer plus de calories au quotidien. Dans tous les cas, une seule assiettée suffit !

6. Évitez les tables d'hôte

Si vous fréquentez régulièrement les restaurants, résistez à la tentation de la table d'hôte et du menu dégustation à plusieurs services. Optez pour une entrée de légumes et un plat, ou pour deux entrées si vous n'avez pas très faim, mais voulez goûter à plus d'un mets. Terminez avec un bon cappuccino et vous repartirez léger et plein d'entrain !

7. Apprenez à terminer le repas sur une note salée

On a l'habitude de toujours terminer le repas sur une note sucrée. On peut se désensibiliser au sucre et apprendre à oublier le dessert si la faim réelle n'est pas présente. Plutôt que de surcharger votre estomac, mieux vaut attendre quelques heures, puis vous servir un yogourt ou un dessert fruité.

8. Gérez vos émotions adéquatement

Cessez de manger quand vous ressentez une émotion qui, de toute façon, ne peut être apaisée par la consommation d'aliments. Ces derniers ne doivent pas être perçus comme une source de réconfort émotionnel, car le gain de poids est alors presque inévitable. Si le problème persiste, consultez un psychologue spécialisé pour vous aider à améliorer votre relation avec la nourriture.

9. Pesez-vous une fois par mois

Si, au début du maintien, je conseille une pesée par semaine, au bout de quelques mois on peut passer à une pesée mensuelle. Si vous vous rendez compte que vous avez gagné quelques kilos, retournez rapidement aux menus calculés, question d'ajuster le tir avant d'avoir tout repris...

10. Bougez chaque jour

Les études démontrent que les personnes qui ont beaucoup maigri et ont maintenu leur nouveau poids pendant au moins cinq ans font beaucoup d'activité physique. En fait, l'exercice est un *must* pour la gestion du poids. Peu importe l'activité, il faut bouger chaque jour, même s'il s'agit d'une simple marche !

Les bonnes habitudes à conserver

Pour vous aider à maintenir votre poids, voici le top 5 des habitudes alimentaires.

1. Garnissez la moitié de votre assiette de légumes.

Midi et soir, la moitié de votre assiette devrait être composée de légumes. Les légumes affichent une excellente valeur nutritive et contiennent peu de calories. Vous pouvez en consommer à volonté. Au restaurant, demandez toujours plus de légumes !

2. Prenez deux collations par jour.

Avec la méthode Kilo Cardio, vous vous êtes habitué à prendre des collations plusieurs fois par jour. C'est une stratégie gagnante pour maintenir son poids puisqu'elle permet d'éviter les fringales. Conserver cette habitude pour maintenir tant votre poids que votre niveau d'énergie.

3. Ne mangez pas, ou peu, après le souper.

Avant de suivre ce régime, vous aviez peut-être la mauvaise habitude de grignoter le soir devant la télé... Ne retournez pas en arrière ! Ne prenez quelque chose que si vous avez réellement faim. Manger sans faim ne peut que conduire à un gain de poids. Il faut aussi apprendre à dissocier nourriture et télévision. À l'occasion, vous pouvez craquer pour une collation, mais inspirez-vous alors des meilleures options, présentées à la semaine 4 (voir en page 88).

4. Optez pour les grains entiers.

Les produits céréaliers à grains entiers soutiennent beaucoup plus que les céréales raffinées. Pour être plus facilement rassasié, priorisez les grains entiers à tous les repas de la journée.

5. Désensibilisez-vous au sucre.

Plus on mange de sucre, plus on a envie d'en manger. Au cours des dernières semaines, vous avez consommé très peu de desserts et votre envie de sucre a sans doute déjà diminué. Profitez-en et continuez à ignorer friandises sucrées et desserts très riches en sucre. Lorsque vous avez une fringale de sucre, optez pour des fruits séchés ou du chocolat noir .

LA FLEXIBILITÉ AU MENU

Quelques menus types

Vous pouvez maintenant intégrer de la flexibilité à votre programme minceur en bâtissant vos propres menus. Il suffit de vous inspirer des exemples qui suivent selon l'apport calorique souhaité. Vous pigez ensuite dans la liste d'équivalents par groupe alimentaire en page ci-contre en respectant le nombre de portions indiquées ci-après. Une bonne transition pour votre autonomie prochaine. Pour monter des menus à d'autres échelles caloriques (1400-1600-1700 Calories par exemple) il suffit de choisir des ajouts parmi la liste des collations en pages 177-179.

1300 Calories
2 fruits + 5 féculents + 2 gras + 2 viandes + 2 laits + 5 légumes
3 fruits + 4 féculents + 2 gras + 2 viandes + 2,5 laits + 4 légumes
3 fruits + 4 féculents + 3 gras + 2 viandes + 2 laits + 5 légumes
2 fruits + 4 féculents + 4 gras + 2 viandes + 2 laits + 5 légumes
2 fruits + 5 féculents + 3 gras + 2 viandes + 2 laits + 3 légumes

1500 Calories
4 fruits + 5 féculents + 3 gras + 2 viandes + 2 laits + 6 légumes
3 fruits + 6 féculents + 3 gras + 2 viandes + 2 laits + 5 légumes
4 fruits + 4 féculents + 3 gras + 2,5 viandes + 2,5 laits + 5 légumes
3 fruits + 5 féculents + 3 gras + 2 viandes + 3 laits + 5 légumes
2 fruits + 6 féculents + 4 gras + 2 viandes + 2 laits + 6 légumes

1800 Calories
5 fruits + 6 féculents + 4 gras + 2,5 viandes + 2,5 laits + 5 légumes
4 fruits + 7 féculents + 4 gras + 2 viandes + 3 laits + 5 légumes
4 fruits + 5 féculents + 4 gras + 3 viandes + 3 laits + 6 légumes
5 fruits + 6 féculents + 4 gras + 3 viandes + 2 laits + 5 légumes
3 fruits + 7 féculents+ 3 gras + 3 viandes + 3 laits + 4 légumes

Les équivalents, par groupe alimentaire

Le menu type fait référence à des équivalents en termes de groupe alimentaire. Pour bâtir son propre menu, il suffit de choisir les équivalents qui nous conviennent dans la liste qui suit. Chaque équivalent est calculé en fonction des portions du *Guide alimentaire canadien*.

Viandes et substituts Nombre de portions/jour= 2 à 3
1 portion de viande et substitut équivaut à :

Agneau	125 ml	75 g
Beurre d'arachides (+1 gras)	30 ml	32 g
Bœuf	125 ml	75 g
Crabe cuit	125 ml	75 g
Crevettes	125 ml	75 g
Cretons maigres	30 ml	
Dinde	125 ml	75 g
Foie	125 ml	75 g
Graines de tournesol	60 ml	34 g
Huîtres	125 ml	75 g
Hummus	175 ml	147 g
Jambon cuit	125 ml	75 g
Légumineuses cuites*	175 ml	147 g
Noix ou arachides (+ 1 gras)	60 ml	35 g
Noix hachées (+ 1 gras)	60 ml	30 g

Œufs	2 gros	100 g
Palourdes, pétoncles	125 ml	75 g
Poisson	125 ml	75 g
Poulet	125 ml	75 g
Porc maigre	125 ml	75 g
Sardines	125 ml	75 g
Saucisses fumées (+ 1 gras)		75 g
Tofu	175 ml	150 g
Veau	125 ml	75 g
Viande chevaline	125 ml	75 g
Viandes froides	125 ml	75 g

*+1 féculent

Lipides (gras) Nombre de portions/jour = 3 à 7
1 gras équivaut à :

Bacon croustillant	1 tranche	
Beurre	1 c. thé	5 ml
Beurre léger	2 c. thé	10 ml
Beurre d'arachides ou de noix	2. c. thé	10 ml
Crème à café 10–15% m. g.	2 c. soupe	30 ml
Crème 35% m. g.	1 c. soupe	5 ml
Crème sure	2 c. soupe	30 ml
Fromage à la crème	1 c. soupe	15 ml
Fromage à la crème léger	2 c. soupe	30 ml
Huile	1 c. thé	5 ml
Hummus	2 c. à soupe	30 ml
Margarine non hydrogénée	1 c. thé	5 ml
Margarine réduite en calories	2 c. thé	10 ml
Mayonnaise	1 c. thé	5 ml
Mayonnaise légère	1 c. soupe	15 ml
Noix mélangées	1c.soupe	15 ml
Pâté de foie	1 c. soupe	15 ml
Sauce à salade	1 c. soupe	15 ml
Sauce (BBQ ou autres)	2 c. soupe	30 ml
Trempettes crémeuses	1 c. à soupe	15 ml
Trempette au yogourt grec	4 c. à soupe	60 ml
Vinaigrette	2 c. thé	10 ml
Vinaigrette légère	2 c. soupe	30ml

Produits céréaliers (Féculents)
Nombre de portions/jour = 4 à 8
1 portion de produits céréaliers équivaut à :

Bagel (petit)	½	30 g
Biscottes	2	20 g
Biscuits secs	2	24 g
Biscuits soda	7	20 g
Boulgour ou millet cuit	125 ml	92 g
Céréales chaudes	175 ml	30 g
Céréales en flocons		30 g
Céréales froides		30 g
Céréales soufflées	250 ml	
Chapelure ou croûtons	60 ml	27 g
Couscous cuit	125 ml	83 g
Crêpe	1 petite	35 g
Farine		20 g
Galette de riz	2	18 g
Galette de seigle	2	18 g
Gaufre	1	35 g

Germe de blé	175 ml	30 g
Gruau cuit	175 ml	30 g
Maïs soufflé nature ou léger	500 ml	2 tasses
Melbas	4	20 g
Muffin (+ 1 gras)	½	35 g
Muffin anglais	½	35 g
Pain	1 tranche	35 g
Pain à salade	1 petit	35 g
Pain hamburger ou hot dog	½	22 g
Pâtes alimentaires cuites	125 ml	74 g
Pita (6 po–15cm)	½	35 g
Pomme de terre	1 petite	
Pomme de terre (purée)	125 ml	½ tasse
Quinoa cuit	125 ml	73 g
Riz cuit	125 ml	108 g
Tortillas (6 po–15 cm)	½	35 g

Fruits Nombre de portions/ jour = 2 à 5
1 portion de fruits équivaut à:

Abricots frais	3 moyens	105 g
Abricots en conserve	125 ml	116 g
Ananas en morceaux	125 ml	82 g
Ananas	125 ml	82 g
Avocat	½	68 g
Banane	1 moyenne	118 g
Bleuets	125 ml	77 g
Canneberges cuites	125 ml	50 g
Cantaloup en cubes	125 ml	85 g
Cerises rouges	20	136 g
Clémentines	2	148 g
Compote de pommes non sucrée	125 ml	135 g
Dattes	3	25 g
Figue	2	100 g
Fruit séchés	60 ml	39 g
Fraises fraîches	125 ml	88 g
Fraises décongelées	125 ml	117g
Framboises	125 ml	65 g
Jus de fruits non sucré	125 ml	126 g
Kiwi	1 gros	91 g
Mandarine	1 moyen	84 g
Mangue	½	104 g
Melon	125 ml	80 g
Nectarine	1 moy	136 g
Orange	1 moy	151 g
Pamplemousse	½	118 g
Papaye	½	153 g
Pêche	1 moy	98 g
Poire	1 moy	166 g
Pomme	1 moy	138 g
Prune	1	66 g
Pruneaux	3	25 g
Raisins frais	20 un	100 g
Raisins secs	60 ml	37 g
Rhubarbe cuite non sucrée	125 ml	127 g
Salade de fruits	125 ml	136 g
Tangerine	1	84 g

Consommer des fruits de préférence aux jus.

Légumes Nombre de portions/jour= à volonté
1 portion de légumes équivaut à:

Légumes frais, surgelés ou en conserve 125 ml (½ tasse)
Artichaut, asperge, aubergine, betterave, brocoli, carotte, céleri, châtaigne d'eau, champignon, chou frisé, chou de Bruxelles, concombre, courge, courge spaghetti, courgette, échalote, fève germée, haricot jaune ou vert, jus de légumes, jus de tomates, luzerne, macédoine, navet, oignon, panais, persil, poireau, pois mange-tout, pois verts, poivron, radis, salsifis, soupe aux légumes, etc.

Légumes feuillus crus, 250 ml (1 tasse)
Laitues variées, feuilles d'épinards, endive, cresson, etc.

Privilégier les légumes frais verts foncés et orangés. Les légumes surgelés offrent également une bonne valeur nutritive. Consommer des légumes entiers de préférence aux jus.

Lait et substituts Nombre de portions/jour: 2 à 3
1 portion de lait équivaut à:

Babeurre	250 ml	259 g
Boisson de soya enrichie	250 ml	259 g
Autre boisson végétale enrichis	250 ml	1 tasse
Fromage cottage	250 ml	119 g
Fromage léger – 7% m.g.	2 tranches	50 g
Fromage + de 20% m.g. * (+ 1 gras) 1 ½ oz		50 g
Fromage – de 20% m.g.	1 ½ once	50 g
Fromage râpé (+ 1 gras)		50 g
Kéfir		175 g
Lait	250 ml	258 g
Lait en poudre non dilué	75 ml	25 g
Lait en conserve évaporé	125 ml	131 g
Yogourt à boire	200 ml	207 g
Yogourt nature		175 g
Yogourt aux fruits		175 g

Ces desserts équivalent à ½ portion de lait

Blanc manger	½ tasse	125 ml
Cossetarde	½ tasse	125 ml
Crème glacée	125 ml	70 g
Flan	125 ml	141 g
Lait glacé	125 ml	98 g
Pouding au riz	125 ml	120 g
Tapioca	125 ml	124 g
Yogourt glacé	125 ml	92 g

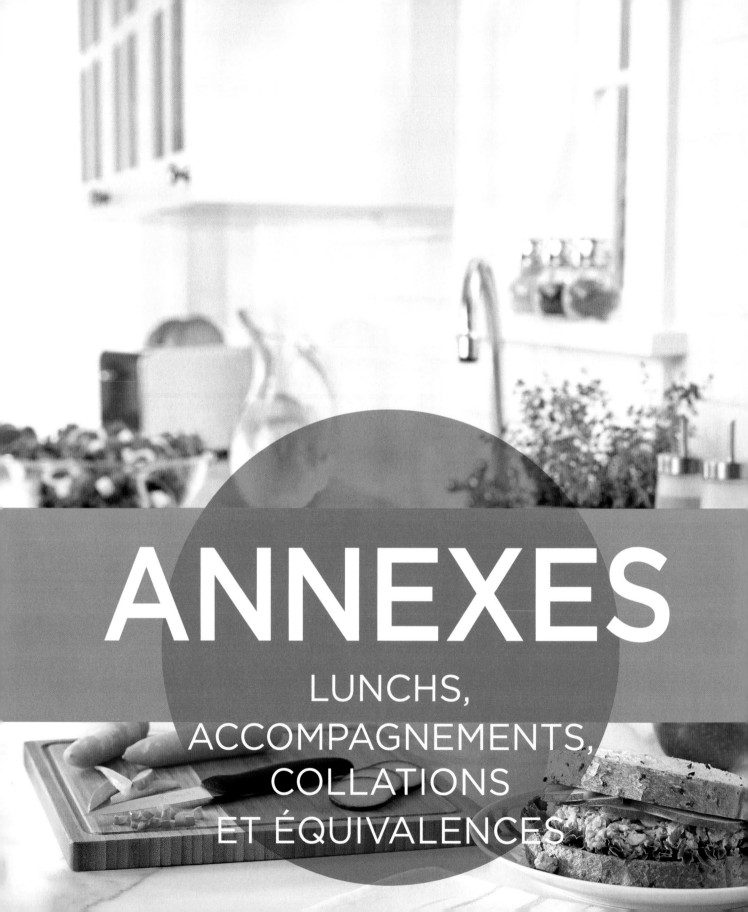

ANNEXES

LUNCHS,
ACCOMPAGNEMENTS,
COLLATIONS
ET ÉQUIVALENCES

SALADES-REPAS (1 portion)

Salade	Valeur nutritive	Base	Protéines	Garnitures	Vinaigrette	Préparation
La salade de Kasia LF : 2,5 PC : 2,5 LS : 0 VS : 0,75 GRAS : 0,5	Kcal : 370 Lip. : 9 g Prot. : 19 g Gluc. : 54 g Fibr. : 10 g	250 ml (1 tasse) de chou frisé (*kale*), finement haché	75 g de tofu nature, en dés	60 ml (¼ de tasse) de quinoa, 60 ml (¼ tasse) de haricots rouges en conserve, égouttés et rincés, 60 ml (¼ tasse) d'oignon émincé, 7,5 ml (½ c. à soupe) de canneberges séchées, 5 feuilles de coriandre, hachées	30 ml (2 c. à soupe) de yogourt nature 0-2 % m.g., 5 ml (1 c. à thé) de moutarde de Dijon, 2,5 ml (½ c. à thé) d'huile d'olive, 2,5 ml (½ c. à thé) d'ail écrasé, une pincée de graines de cumin Au goût : sel et poivre	Cuire le quinoa tel qu'indiqué sur l'emballage. Mélanger les ingrédients de la vinaigrette à l'aide d'un fouet. Placer tous les ingrédients de la salade dans un grand bol, ajouter le quinoa cuit et refroidi. Ajouter la vinaigrette et mélanger.
Salade de betterave LF : 1 PC : 0 LS : 1 VS : 0 GRAS : 1,5	Kcal : 250 Lip. : 15 g Prot. : 14 g Gluc. : 15 g Fibr. : 2 g	1 betterave cuite, en dés	50 g de bocconcini léger, en dés	8 raisins rouges coupés en deux, 15 ml (1 c. à soupe) de noix de Grenoble	2,5 ml (½ c. à thé) d'huile de noix, 2,5 ml (½ c. à thé) d'huile d'olive, 5 ml (1 c. à thé) de vinaigre balsamique Au goût : sel et poivre	Préparer la vinaigrette en mélangeant les huiles et le vinaigre. Dans un saladier, mélanger tous les autres ingrédients. Saler, poivrer, arroser de vinaigrette et mélanger.
Salade de fenouil, d'orange et de poulet LF : 3 PC : 0 LS : 0 VS : 1 GRAS : 1	Kcal : 280 Lip. : 7 g Prot. : 22 g Gluc. : 32 g Fibr. : 6 g	250 ml (1 tasse) de fenouil, émincé à la mandoline	60 g de poulet cuit, en dés	1 orange, coupée en suprêmes	5 ml (1 c. à thé) d'huile d'olive, 10 ml (2 c. à thé) de jus d'orange, 2,5 ml (½ c. à thé) de miel	Mélanger le fenouil, le poulet et l'orange. Préparer la vinaigrette en mélangeant au fouet l'huile d'olive, le jus d'orange et le miel. Verser sur la salade et mélanger.
Salade de légumineuses LF : 1,5 PC : 2 LS : 0,5 VS : 1 GRAS : 1	Kcal : 280 Lip. : 8 g Prot. : 17 g Gluc. : 36 g Fibr. : 6 g	180 ml (¾ tasse) de roquette	160 ml (⅔ tasse) de légumineuses mélangées, égouttées et rincées	60 ml (¼ tasse) de poivron rouge en dés, 60 ml (¼ tasse) de pois mange-tout crus, en lanières, 7,5 ml (½ c. à soupe) d'oignon haché, 20 g de fromage suisse léger, râpé	5 ml (1 c. à thé) d'huile d'olive, 2,5 ml (½ c. à thé) de vinaigre balsamique Au goût : sel et poivre	Préparer la vinaigrette en mélangeant au fouet l'huile d'olive et le vinaigre balsamique. Monter la salade et l'arroser de vinaigrette et de fromage râpé au moment de servir.
Salade de pâtes à la méditerranéenne LF : 2 PC : 2 LS : 1 VS : 0 GRAS : 1	Kcal : 330 Lip. : 14 g Prot. : 13 g Gluc. : 38 g Fibr. : 6 g	250 ml (1 tasse) de fusilli, cuits	40 g de feta légère, en dés	125 ml (½ tasse) de concombre anglais en dés, 125 ml (½ tasse) de tomate en dés, 4 feuilles de menthe, hachées	5 ml (1 c. à thé) d'huile d'olive, 5 ml (1 c. à thé) de vinaigre de cidre, 15 ml (1 c. à soupe) de yogourt nature 0-2 % m.g. Au goût : sel et poivre	Mélanger les fusilli, la feta, le concombre, la tomate et la menthe. Pour la sauce, mélanger l'huile d'olive et le vinaigre de cidre, puis ajouter le yogourt. Verser sur la salade et mélanger.
Salade de pâtes au thon LF : 0 PC : 2,5 LS : 0 VS : 1 GRAS : 2	Kcal : 350 Lip. : 11 g Prot. : 21 g Gluc. : 41 g Fibr. : 2 g	250 ml (1 tasse) de penne, cuits	1 boîte de 85 g de thon dans l'eau, émietté, soit 59 g, égoutté	5 ml (1 c. à thé) de câpres, 2 feuilles de basilic, hachées	10 ml (2 c. à thé) d'huile d'olive, 5 ml (1 c. à thé) de vinaigre balsamique	Réaliser la vinaigrette en combinant l'huile d'olive et le vinaigre balsamique. Mélanger les pâtes et le thon. Verser la vinaigrette et ajouter les câpres.
Salade d'épinards au saumon LF : 1,5 PC : 0 LS : 0 VS : 1 GRAS : 1,5	Kcal : 280 Lip. : 16 g Prot. : 18 g Gluc. : 15 g Fibr. : 3 g	250 ml (1 tasse) d'épinards crus	75 g de saumon, cuit, coupé en cubes	1 clémentine, 10 ml (2 c. à thé) d'amandes effilées	5 ml (1 c. à thé) d'huile d'olive, 10 ml (2 c. à thé) de jus d'orange Au goût : sel et poivre	Éplucher la clémentine et la séparer en quartiers. Mélanger tous les ingrédients de la salade.

Kcal : kilocalories = Calories • Lip. : lipides • Prot. : protéines • Gluc. : glucides • Fibr. : fibres
Catégories d'aliments selon *Le Guide alimentaire canadien* : LF : Légumes et fruits • PC : Produits céréaliers • LS : Lait et substituts • VS : Viandes et substituts

SALADES-REPAS (1 portion, suite)

Salade	Valeur nutritive	Base	Protéines	Garnitures	Vinaigrette	Préparation
Salade de pommes de terre, de thon et de haricots verts LF : 2 PC : 1 LS : 0 VS : 1 GRAS : 2	Kcal : 280 Lip. : 11 g Prot. : 18 g Gluc. : 27 g Fibr. : 4 g	125 ml (½ tasse) de pommes de terre cuites en dés	1 boîte de 85 g de thon dans l'eau, émietté, soit 59 g, égoutté	125 ml (½ tasse) de haricots verts cuits, coupés en deux, 125 ml (½ tasse) de tomates en dés, ½ échalote française en dés	10 ml (2 c. à thé) d'huile d'olive, 5 ml (1 c. à thé) de vinaigre balsamique Au goût : sel et poivre	Mélanger les pommes de terre, les haricots verts, les tomates et le thon. Ajouter l'échalote, l'huile d'olive et le vinaigre balsamique. Mélanger.
Salade de poulet aux figues LF : 2,5 PC : 0 LS : 0 VS : 1 GRAS : 2,75	Kcal : 360 Lip. : 17 g Prot. : 23 g Gluc. : 29 g Fibr. : 4 g	250 ml (1 tasse) de laitue mixte	60 g de poulet cuit, en lanières	2 figues séchées, coupées en lanières, 1 clémentine, en quartiers, 10 ml (2 c. à thé) d'amandes effilées grillées	10 ml (2 c. à thé) d'huile d'olive, 5 ml (1 c. à thé) de jus d'orange, 5 ml (1 c. à thé) de miel	Mélanger la laitue, le poulet, les figues et la clémentine. Réaliser la vinaigrette en mélangeant l'huile d'olive, le jus d'orange et le miel. Verser sur la salade, mélanger et parsemer d'amandes effilées.
Salade de quinoa au poulet LF : 0,5 PC : 2 LS : 0 VS : 0,75 GRAS : 1	Kcal : 360 Lip. : 10 g Prot. : 23 g Gluc. : 44 g Fibr. : 6 g	250 ml (1 tasse) de quinoa, cuit	50 g de poulet cuit, en dés	1 clémentine, en quartiers, 2 feuilles de menthe, déchiquetées	10 ml (2 c. à thé) de jus d'orange, 5 ml (1 c. à thé) d'huile d'olive Au goût : sel et poivre	Préparer la vinaigrette en mélangeant au fouet le jus d'orange et l'huile d'olive. Réunir le quinoa, le poulet et la clémentine. Arroser de la vinaigrette et garnir de menthe.
Salade de quinoa crémeux LF : 1,25 PC : 2 LS : 0,25 VS : 0,25 GRAS : 1	Kcal : 370 Lip. : 10 g Prot. : 17 g Gluc. : 54 g Fibr. : 8 g	60 ml (¼ tasse) d'eau, 60 ml (¼ tasse) de lait 1 % m.g., une pincée de sel, 60 ml (¼ tasse) de quinoa cru	50 g de haricots edamames surgelés	60 ml (¼ tasse) de tomates cerises, coupées en deux, 60 ml (¼ tasse) de bleuets, 60 ml (¼ tasse) de poivron jaune en lanières, 15 ml (1 c. à soupe) de noix de Grenoble	7,5 ml (½ c. à soupe) de jus de citron, 5 ml (1 c. à thé) de vinaigre balsamique Au goût : sel et poivre	Réunir l'eau, le lait et le sel dans une casserole et porter à ébullition. Ajouter le quinoa et laisser mijoter de 15 à 20 minutes à feu doux à couvert. Réserver au frais. Cuire les edamames de 3 à 4 minutes dans de l'eau bouillante. Dans un saladier, mélanger le quinoa, les edamames, les tomates cerises, les bleuets, le poivron jaune et les noix de Grenoble. Verser le jus de citron et le vinaigre balsamique. Mélanger.
Salade de riz aux lentilles LF : 2 PC : 2 LS : 0 VS : 0,75 GRAS : 1,5	Kcal : 320 Lip. : 7 g Prot. : 12 g Gluc. : 52 g Fibr. : 7 g	60 ml (¼ tasse) de riz basmati, cuit	125 ml (½ tasse) de lentilles brunes en conserve, égouttées et rincées	125 ml (½ tasse) de carottes en dés, 125 ml (½ tasse) de céleri en dés, 30 ml (2 c. à soupe) d'oignon en dés	2,5 ml (½ c. à thé) d'huile de noix, 5 ml (1 c. à thé) d'huile d'olive, 5 ml (1 c. à thé) de sauce soya réduite en sodium, 5 ml (1 c. à thé) de miel, 2,5 ml (½ c. à thé) de gingembre frais, haché, ½ gousse d'ail, hachée Au goût : sel et poivre	Réunir le riz et les lentilles, ajouter les carottes, le céleri et l'oignon. Mélanger les différents éléments de la vinaigrette, verser sur la salade et mélanger.
Salade de tofu LF : 1,5 PC : 0 LS : 0 VS : 1 GRAS : 1	Kcal : 250 Lip. : 13 g Prot. : 14 g Gluc. : 18 g Fibr. : 4 g	250 ml (1 tasse) de laitue frisée	1 œuf dur, 75 g de tofu, en dés	60 ml (¼ tasse) de carottes, râpées, 15 ml (1 c. à soupe) de canneberges séchées	5 ml (1 c. à thé) d'huile d'olive, 10 ml (2 c. à thé) de jus de citron Au goût : sel et poivre	Préparer la vinaigrette en mélangeant au fouet l'huile d'olive et le jus de citron. Monter la salade et l'arroser de vinaigrette au moment de servir.

Salade	Valeur nutritive	Base	Protéines	Garnitures	Vinaigrette	Préparation
Salade piémontaise légère LF : 2 PC : 2 LS : 0 VS : 1 GRAS : 1	Kcal : 270 Lip. : 6 g Prot. : 16 g Gluc. : 38 g Fibr. : 4 g	150 g de pommes de terre cuites, en dés	3 tranches (45 g) de jambon sans nitrites, en lamelles	125 ml (½ tasse) de tomate en dés, 125 ml (½ tasse) de concombre en dés, 4 cornichons au vinaigre, en lamelles	15 ml (1 c. à soupe) de mayonnaise légère, 15 ml (1 c. à soupe) d'eau, 15 ml (1 c. à soupe) de jus de citron	Mélanger les pommes de terre, la tomate, le concombre, les cornichons et le jambon. Délayer la mayonnaise avec l'eau et ajouter le jus de citron. Verser sur la salade et mélanger.

SANDWICHS (1 portion)

Sandwich	Valeur nutritive	Pain	Protéines	Légumes	Garnitures	Méthode
Croque-monsieur au pesto LF : 0 PC : 1 LS : 0,5 VS : 0,5 GRAS : 0,5	Kcal : 170 Lip. : 5 g Prot. : 16 g Gluc. : 16 g Fibr. : 2 g	1 tranche de pain de grains entiers	2 tranches (30 g) de jambon sans nitrites		5 ml (1 c. à thé) de pesto, 1 tranche (20 g) de fromage suisse léger	Tartiner le pain de pesto, disposer le jambon et le fromage. Faire griller légèrement sous le gril pour faire fondre le fromage.
Le pita marin (au thon) LF : 0,5 PC : 1 LS : 0 VS : 1 GRAS : 0,75	Kcal : 210 Lip. : 6 g Prot. : 18 g Gluc. : 20 g Fibr. : 3 g	1 pain pita de blé entier	1 boîte de 85 g de thon, dans l'eau	60 ml (¼ tasse) de céleri en dés, 2,5 ml (½ c. à thé) de câpres	10 ml (2 c. à thé) de mayonnaise légère, 5 ml (1 c. à thé) de yogourt nature 0 à 2 % m.g.	Mélanger les différents ingrédients et garnir le pita du mélange.
Le p'tit matin LF : 0,25 PC : 1 LS : 0,5 VS : 0,5 GRAS : 0	Kcal : 190 Lip. : 7 g Prot. : 15 g Gluc. : 16 g Fibr. : 2 g	1 tranche de pain de grains entiers	1 œuf brouillé	1 feuille de laitue frisée, 1 tranche de tomate	1 tranche (20 g) de fromage suisse léger Au goût : sel et poivre	Griller légèrement le pain. Déposer successivement la tranche de fromage, la feuille de laitue, la tranche de tomate et l'œuf brouillé.
Le simpliste (sandwich jambon-concombre) LF : 0 PC : 2 LS : 0 VS : 1 GRAS : 0,5	Kcal : 260 Lip. : 6 g Prot. : 21 g Gluc. : 31 g Fibr. : 5 g	2 tranches de pain de grains entiers	4 tranches (60 g) de jambon sans nitrites	3 rondelles de concombre	5 ml (1 c. à thé) de moutarde de Dijon, 15 ml (1 c. à soupe) de fromage à la crème léger	Mélanger la moutarde et le fromage à la crème, en tartiner les tranches de pain. Ajouter le jambon et les rondelles de concombre. Refermer le sandwich.
Muffin anglais au poulet LF : 0 PC : 2 LS : 0 VS : 0,75 GRAS : 1	Kcal : 230 Lip. : 6 g Prot. : 15 g Gluc. : 30 g Fibr. : 5 g	1 muffin anglais de blé entier	50 g de poulet cuit, en dés	1 tomate séchée, coupée finement	15 ml (1 c. à soupe) de mayonnaise légère	Mélanger les dés de poulet avec la mayonnaise et la tomate séchée. En garnir le muffin anglais.
Muffin matin LF : 0 PC : 2 LS : 0,25 VS : 0,5 GRAS : 2	Kcal : 280 Lip. : 11 g Prot. : 18 g Gluc. : 28 g Fibr. : 5 g	1 muffin anglais de blé entier	1 œuf	1 feuille de salade	1 tranche (20 g) de fromage suisse léger 5 ml (1 c. à thé) de margarine non hydrogénée Au goût : sel et poivre	Dans une poêle vaporisée d'huile, faire cuire l'œuf (tourné). Faire griller le muffin anglais et tartiner de margarine l'une des deux moitiés du muffin. Ajouter le fromage suisse, l'œuf puis la tranche de salade. Refermer le sandwich.

SANDWICHS (1 portion, suite)

Sandwich	Valeur nutritive	Pain	Protéines	Légumes	Garnitures	Méthode
Pita au poulet LF : 0,75 PC : 1 LS : 0 VS : 0,75 GRAS : 0,75	Kcal : 250 Lip. : 7 g Prot. : 21 g Gluc. : 25 g Fibr. : 3 g	½ pain pita de blé entier	60 g de poulet cuit, en dés	125 ml (½ tasse) de jeunes pousses d'épinards	10 ml (2 c. à thé) de mayonnaise légère, 15 ml (1 c. à soupe) de yogourt nature 0 à 2 % m.g., 2,5 ml (½ c. à thé) de cari en poudre, 5 raisins coupés en deux	Mélanger la mayonnaise, le yogourt et le cari. Ajouter les dés de poulet, les raisins et les épinards. Garnir le demi-pita du mélange.
Pita au tofu LF : 0,5 PC : 1 LS : 0 VS : 0,5 GRAS : 0,75	Kcal : 190 Lip. : 7 g Prot. : 10 g Gluc. : 21 g Fibr. : 4 g	½ pain pita moyen de blé entier	75 g de tofu nature, émietté	125 ml (½ tasse) de laitue romaine, hachée	10 ml (2 c. à thé) de mayonnaise légère, 5 ml (1 c. à thé) de ciboulette, finement hachée, 5 ml (1 c. à thé) de yogourt nature 0-2 % m.g.	Mélanger la mayonnaise, le yogourt et la ciboulette. Ajouter le tofu et la romaine. Garnir le pita de ce mélange.
Rouleaux de printemps bœuf et mangue LF : 1 PC : 2 LS : 0 VS : 0,75 GRAS : 1	Kcal : 340 Lip. : 9 g Prot. : 18 g Gluc. : 46 g Fibr. : 4 g	2 feuilles de riz	60 g de bœuf cuit (haut de surlonge), en lanières		125 ml (½ tasse) de nouilles de riz, ½ mangue, en lanières, 2 feuilles de menthe. Sauce : 10 ml (2 c. à thé) de beurre d'arachide, 2,5 ml (½ c. à thé) de sauce soya, 10 ml (2 c. à thé) d'eau, 2,5 ml (½ c. à thé) de graines de sésame	Tremper les feuilles de riz dans un bol d'eau chaude pour les assouplir. Déposer sur une planche, garnir de nouilles de riz, de bœuf, de mangue et de menthe. Rouler. Mélanger les ingrédients de la sauce. Allonger à l'eau si elle est trop consistante.
Sandwich au poulet et au poivron LF : 1 PC : 2 LS : 0 VS : 0,75 GRAS : 1,5	Kcal : 310 Lip. : 9 g Prot. : 23 g Gluc. : 33 g Fibr. : 5 g	2 tranches de pain de grains entiers	50 g de poitrine de poulet, cuite	125 ml (½ tasse) de poivron rouge en lanières, cuit	10 ml (2 c. à thé) de pesto	Tartiner une tranche de pain de pesto. Garnir de poulet et de poivron. Refermer le sandwich.
Sandwich au saumon LF : 1 PC : 2 LS : 0 VS : 1 GRAS : 1	Kcal : 340 Lip. : 11 g Prot. : 19 g Gluc. : 41 g Fibr. : 6 g	2 tranches de pain de grains entiers	75 g de saumon en conserve, égoutté et émietté (boîte de 106 g)	½ pomme, en tranches	10 ml (2 c. à thé) de mayonnaise légère, 5 ml (1 c. à thé) de yogourt nature 0-2 % m.g.	Mélanger la mayonnaise, le yogourt et le saumon. Tartiner les tranches de pain de ce mélange et disposer les tranches de pomme. Refermer le sandwich.
Sandwich au thon et aux tomates séchées LF : 0 PC : 2 LS : 0 VS : 0,75 GRAS : 0,75	Kcal : 290 Lip. : 8 g Prot. : 22 g Gluc. : 32 g Fibr. : 5 g	2 tranches de pain de grains entiers	1 boîte de 85 g de thon dans l'eau, émietté, soit 59 g, égoutté	2 tomates séchées, égouttées et tranchées finement	7,5 ml (½ c. à soupe) de pesto	Bien mélanger le thon aux tomates séchées et au pesto. En garnir une tranche de pain et refermer le sandwich.
Sandwich aux œufs LF : 0 PC : 2 LS : 0 VS : 1 GRAS : 0,25	Kcal : 330 Lip. : 14 g Prot. : 19 g Gluc. : 32 g Fibr. : 5 g	2 tranches de pain de grains entiers	2 œufs durs	1 cornichon salé, en dés	5 ml (1 c. à thé) de mayonnaise légère, 10 ml (2 c. à thé) de yogourt nature 0-2 % m.g.	Écraser les œufs à la fourchette et les mélanger avec la mayonnaise, le yogourt et le cornichon. Tartiner une tranche de pain de cette préparation et refermer le sandwich.
Sandwich de hummus aux légumes grillés LF : 1 PC : 2 LS : 0 VS : 0 GRAS : 2	Kcal : 300 Lip. : 12 g Prot. : 9 g Gluc. : 38 g Fibr. : 7 g	2 tranches de pain de grains entiers	30 ml (2 c. à soupe) de hummus	1 tranche de courgette, ½ poivron en lanières	5 ml (1 c. à thé) d'huile d'olive	Dans une poêle, faire chauffer l'huile et faire revenir la courgette et le poivron. Tartiner le pain de hummus, ajouter les légumes grillés. Refermer le sandwich.

Sandwich	Valeur nutritive	Pain	Protéines	Légumes	Garnitures	Méthode
Sandwich pomme et suisse LF : 0,5 PC : 2 LS : 1 VS : 0 GRAS : 0	Kcal : 290 Lip. : 4,5 g Prot. : 17 g Gluc. : 46 g Fibr. : 6 g	2 tranches de pain de grains entiers	2 tranches (40 g) de fromage suisse léger	½ pomme, en lamelles	10 ml (2 c. à thé) de beurre de pomme	Tartiner le pain de beurre de pomme. Garnir une tranche de pain du fromage et des lamelles de pomme. Refermer le sandwich.
Sandwich tomate-bocconcini LF : 0 PC : 1 LS : 1 VS : 0 GRAS : 1	Kcal : 250 Lip. : 13 g Prot. : 16 g Gluc. : 18 g Fibr. : 2 g	1 tranche de pain de grains entier	50 g de fromage bocconcini léger, tranché	2 tranches de tomate, 2 feuilles de basilic, hachées	10 ml (2 c. à thé) de pesto, 5 ml (1 c. à thé) de vinaigre balsamique	Faire griller le pain, le tartiner de pesto, ajouter la tomate, le fromage et le basilic. Verser le vinaigre balsamique.
Tortilla aux œufs LF : 0 PC : 1 LS : 0 VS : 1 GRAS : 0,75	Kcal : 270 Lip. : 15 g Prot. : 16 g Gluc. : 17 g Fibr. : 2 g	1 tortilla de blé entier	2 œufs durs		10 ml (2 c. à thé) de mayonnaise légère, 5 ml (1 c. à thé) de yogourt nature 0-2 % m.g., 2,5 ml (½ c. à thé) de ciboulette hachée	Mélanger les œufs écrasés à la fourchette, la mayonnaise, le yogourt nature et la ciboulette. Garnir la tortilla de ce mélange.

ACCOMPAGNEMENTS : SALADES ET SAUCE (1 portion)

Salade	Valeur nutritive	Base	Garnitures	Vinaigrette	Préparation
Ma salade César LF : 1 PC : 0,5 LS : 0 VS : 0,25 GRAS : 0,75	Kcal : 160 Lip. : 7 g Prot. : 9 g Gluc. : 14 g Fibr. : 4 g	250 ml (1 tasse) de laitue romaine, hachée	10 ml (2 c. à thé) de yogourt nature 0-2 % m.g., 10 ml (2 c. à thé) de moutarde de Dijon, 15 ml (1 c. à soupe) de chapelure, 15 ml (1 c. à soupe) de germe de blé, grillé, 50 g de tofu ferme, coupé en cubes façon « croûtons »	10 ml (2 c. à thé) de mayonnaise légère, 5 ml (1 c. à thé) de moutarde de Dijon Au goût : poivre	Dans un bol, mélanger le yogourt et la moutarde. Dans un autre bol, mélanger la chapelure et le germe de blé. Tremper les cubes de tofu dans le mélange yogourt-moutarde, puis les rouler dans le mélange de chapelure. Faire griller les « croûtons » dans une poêle. Pour faire la sauce, mélanger la mayonnaise et la moutarde. Verser sur la romaine et parsemer des croûtons de tofu. Poivrer.
Riz méli-mélo LF : 1 PC : 2 LS : 0 VS : 0 GRAS : 1	Kcal : 260 Lip. : 5 g Prot. : 6 g Gluc. : 48 g Fibr. : 3 g	60 ml (¼ tasse) de riz basmati, 125 ml (½ tasse) d'eau	60 ml (¼ tasse) de petits pois surgelés, 60 ml (¼ tasse) de carottes en dés	5 ml (1 c. à thé) d'huile d'olive	Mettre les petits pois dans un plat allant au four à micro-ondes avec un fond d'eau et cuire 2 minutes à puissance maximale. Dans une casserole, mettre l'huile à chauffer, ajouter les dés de carotte et les faire revenir 3 minutes. Ajouter le riz, puis l'eau. Faire cuire à feu doux durant 13 minutes, à couvert. Ajouter les petits pois et cuire encore 2 minutes.
Salade de carotte et de pomme LF : 2,5 PC : 0 LS : 0 VS : 0 GRAS : 2	Kcal : 190 Lip. : 9 g Prot. : 1 g Gluc. : 25 g Fibr. : 4 g	180 ml (¾ tasse) de carottes, râpées	1 petite pomme, en dés	10 ml (2 c. à thé) d'huile d'olive, 5 ml (1 c. à thé) de vinaigre de cidre Au goût : sel et poivre	Préparer la vinaigrette en mélangeant au fouet l'huile d'olive et le vinaigre de cidre. Mélanger les carottes et la pomme, arroser de vinaigrette et mélanger.

ACCOMPAGNEMENTS : SALADES ET SAUCE (1 portion, suite)

Salade	Valeur nutritive	Base	Garnitures	Vinaigrette	Préparation
Salade de carottes râpées LF : 1,25 PC : 0 LS : 0 VS : 0 GRAS : 1	Kcal : 90 Lip. : 4,5 g Prot. : 1 g Gluc. : 11 g Fibr. : 2 g	180 ml (¾ tasse) de carottes râpées	5 ml (1 c. à thé) de raisins secs	5 ml (1 c. à thé) d'huile d'olive, 2,5 ml (½ c. à thé) de jus de citron Au goût : sel et poivre	Combiner l'huile et le jus de citron pour préparer la vinaigrette. Réunir les carottes râpées et les raisins secs, puis arroser de vinaigrette.
Salade de fraises et copeaux de parmesan LF : 1 PC : 0 LS : 0 VS : 0 GRAS : 0	Kcal : 50 Lip. : 1,5 g Prot. : 2 g Gluc. : 7 g Fibr. : 2 g	125 ml (½ tasse) de fraises, tranchées	15 ml (1 c. à soupe) de copeaux de parmesan	2,5 ml (½ c. à thé) de vinaigre balsamique Au goût : sel et poivre	Mélanger tous les ingrédients.
Salade de mangue LF : 2 PC : 0 LS : 0 VS : 0 GRAS : 1	Kcal : 140 Lip. : 5 g Prot. : 1 g Gluc. : 22 g Fibr. : 3 g	½ mangue, coupée en dés	125 ml (½ tasse) de poivron rouge en dés, 4 feuilles de coriandre, ciselées	10 ml (2 c. à thé) de jus de lime, 5 ml (1 c. à thé) d'huile d'olive Au goût : sel et poivre	Mélanger la mangue et le poivron, ajouter la coriandre, le jus de lime et l'huile d'olive.
Salade d'épinards et d'amandes effilées LF : 1 PC : 0 LS : 0 VS : 0 GRAS : 2,5	Kcal : 130 Lip. : 12 g Prot. : 2 g Gluc. : 3 g Fibr. : 1 g	250 ml (1 tasse) de jeunes pousses d'épinards	15 ml (1 c. à soupe) d'amandes effilées	10 ml (2 c. à thé) d'huile d'olive, 5 ml (1 c. à thé) de vinaigre balsamique Au goût : sel et poivre	Préparer la vinaigrette en mélangeant au fouet l'huile d'olive et le vinaigre balsamique. Arroser les pousses d'épinards de vinaigrette et parsemer d'amandes.
Salade de tomates et de basilic LF : 1,5 PC : 0 LS : 0 VS : 0 GRAS : 2	Kcal : 110 Lip. : 9 g Prot. : 1 g Gluc. : 5 g Fibr. : 1 g	180 ml (¾ tasse) de tomates cerises, coupées en deux	2 feuilles de basilic, émincées	10 ml (2 c. à thé) d'huile d'olive, 5 ml (1 c. à thé) de vinaigre balsamique Au goût : sel et poivre	Préparer la vinaigrette en mélangeant au fouet l'huile d'olive et le vinaigre balsamique. Mélanger les tomates et le basilic, arroser de vinaigrette.
Salade de tomates et de concombre LF : 2 PC : 0 LS : 0 VS : 0 GRAS : 2	Kcal : 110 Lip. : 9 g Prot. : 1 g Gluc. : 5 g Fibr. : 1 g	125 ml (½ tasse) de tomates cerises coupées en deux, 125 ml (½ tasse) de concombre en dés		10 ml (2 c. à thé) d'huile d'olive, 2,5 ml (½ c. à thé) de vinaigre balsamique, Au goût : sel et poivre	Mélanger les tomates et le concombre et arroser de vinaigrette.
Salade endives et noix LF : 1 PC : 0 LS : 0 VS : 0 GRAS : 2,5	Kcal : 120 Lip. : 11 g Prot. : 1 g Gluc. : 3 g Fibr. : 2 g	250 ml (1 tasse) d'endives coupées en gros morceaux	10 ml (2 c. à thé) de noix de Grenoble	10 ml (2 c. à thé) d'huile de noix, 5 ml (1 c. à thé) de vinaigre de cidre Au goût : sel et poivre	Préparer la vinaigrette en combinant l'huile de noix et le vinaigre de cidre. Arroser les endives de vinaigrette et garnir de noix.
Salade express LF : 1,5 PC : 1 LS : 0,5 VS : 0 GRAS : 0,5	Kcal : 210 Lip. : 6 g Prot. : 11 g Gluc. : 27 g Fibr. : 2 g	125 ml (½ tasse) de penne, cuits	125 ml (½ tasse) de tomates cerises coupées en deux, 125 ml (½ tasse) d'épinard crus, 30 g de féta légère	10 ml (2 c. à thé) de vinaigrette légère Au goût : sel et poivre	Mélanger les différents ingrédients et arroser de vinaigrette au moment de servir.
Sauce au concombre (raïta) LF : 1 PC : 0 LS : 0,25 VS : 0 GRAS : 0	Kcal : 40 Lip. : 0,1 g Prot. : 3 g Gluc. : 7 g Fibr. : 1 g	50 ml (2 c. à soupe + 1 c. à thé) de yogourt nature 0-2 % m.g.	¼ de concombre en petits dés, 2,5 ml (½ c. à thé) de gousse d'ail hachée, 5 ml (1 c. à thé) de jus de citron Au goût : sel et poivre		Mélanger tous les ingrédients et réserver au frais.

SALADES-REPAS (2 portions)

Salade	Valeur nutritive	Base	Protéines	Garnitures	Vinaigrette	Préparation
La salade de Kasia LF : 2,5 PC : 2,5 LS : 0 VS : 0,75 GRAS : 0,5	Kcal : 370 Lip. : 9 g Prot. : 19 g Gluc. : 54 g Fibr. : 10 g	500 ml (2 tasses) de chou frisé (*kale*) finement haché	150 g de tofu nature, en dés	125 ml (½ de tasse) de quinoa, 125 ml (½ tasse) de haricots rouges, en conserve, 125 ml (½ tasse) d'oignon émincé, 15 ml (1 c. à soupe) de canneberges séchées, 10 feuilles de coriandre, hachées	60 ml (¼ tasse) de yogourt nature 0-2 % m.g., 10 ml (2 c. à thé) de moutarde de Dijon, 5 ml (1 c. à thé) d'huile d'olive, 5 ml (1 c. à thé) d'ail, écrasé, 2,5 ml (½ c. à thé) de graines de cumin Au goût : sel et poivre	Cuire le quinoa tel qu'indiqué sur l'emballage. Mélanger tous les ingrédients de la vinaigrette à l'aide d'un fouet. Placer les ingrédients de la salade dans un grand bol, ajouter le quinoa cuit et refroidi. Ajouter la vinaigrette et mélanger.
Salade de betterave LF : 1 PC : 0 LS : 1 VS : 0 GRAS : 1,5	Kcal : 250 Lip. : 15 g Prot. : 14 g Gluc. : 15 g Fibr. : 2 g	2 betteraves cuites, en dés	100 g de bocconcini léger, en dés	16 raisins rouges, coupés en deux, 30 ml (2 c. à soupe) de noix de Grenoble	5 ml (1 c. à thé) d'huile de noix, 5 ml (1 c. à thé) d'huile d'olive, 10 ml (2 c. à thé) de vinaigre balsamique Au goût : sel et poivre	Préparer la vinaigrette en mélangeant les huiles et le vinaigre balsamique. Dans un saladier, mélanger tous les autres ingrédients. Saler, poivrer et arroser de vinaigrette.
Salade de fenouil, d'orange et de poulet LF : 3 PC : 0 LS : 0 VS : 1 GRAS : 1	Kcal : 280 Lip. : 7 g Prot. : 22 g Gluc. : 32 g Fibr. : 6 g	500 ml (2 tasses) de fenouil émincé à la mandoline	120 g de poulet cuit, en dés	2 oranges, coupées en suprêmes	10 ml (2 c. à thé) d'huile d'olive, 20 ml (4 c. à thé) de jus d'orange, 5 ml (1 c. à thé) de miel	Mélanger le fenouil, le poulet et l'orange. Préparer la vinaigrette en mélangeant au fouet l'huile d'olive, le jus d'orange et le miel. Verser sur la salade et mélanger.
Salade de légumineuses LF : 1,5 PC : 2 LS : 0,5 VS : 1 GRAS : 1	Kcal : 280 Lip. : 8 g Prot. : 17 g Gluc. : 36 g Fibr. : 6 g	375 ml (1½ tasse) de roquette	325 ml (1⅓ tasse) de légumineuses mélangées, égouttées et rincées	125 ml (½ tasse) de poivron rouge en dés, 125 ml (½ tasse) de pois mange-tout crus, en lanières, 15 ml (1 c. à soupe) d'oignon cru haché, 40 g de fromage suisse léger, râpé	10 ml (2 c. à thé) d'huile d'olive, 5 ml (1 c. à thé) de vinaigre balsamique Au goût : sel et poivre	Préparer la vinaigrette en mélangeant au fouet l'huile d'olive et le vinaigre balsamique. Monter la salade et l'arroser de vinaigrette et de fromage râpé au moment de servir.
Salade de pâtes à la méditerranéenne LF : 2 PC : 2 LS : 1 VS : 0 GRAS : 1	Kcal : 330 Lip. : 14 g Prot. : 13 g Gluc. : 38 g Fibr. : 6 g	500 ml (2 tasses) de fusilli, cuits	80 g de feta légère, en dés	250 ml (1 tasse) de concombre anglais, en dés, 250 ml (1 tasse) de tomate en dés, 8 feuilles de menthe, hachées	10 ml (2 c. à thé) d'huile d'olive, 10 ml (2 c. à thé) de vinaigre de cidre, 30 ml (2 c. à soupe) de yogourt nature 0-2 % m.g. Au goût : sel et poivre	Mélanger les fusilli, la feta, le concombre, la tomate et la menthe. Pour la sauce, mélanger l'huile et le vinaigre, puis ajouter le yogourt. Verser sur la salade et mélanger.
Salade de pâtes au thon LF : 0 PC : 2,5 LS : 0 VS : 1 GRAS : 2	Kcal : 350 Lip. : 11 g Prot. : 21 g Gluc. : 41 g Fibr. : 2 g	500 ml (2 tasses) de penne, cuits	2 boîtes de 85 g de thon dans l'eau, émietté, soit 120 g, égoutté (2 boîtes de 85 g)	10 ml (2 c. à thé) de câpres, 4 feuilles de basilic, hachées	20 ml (4 c. à thé) d'huile d'olive, 10 ml (2 c. à thé) de vinaigre balsamique	Réaliser la vinaigrette en combinant l'huile d'olive et le vinaigre balsamique. Mélanger les pâtes et le thon. Verser la vinaigrette et ajouter les câpres.
Salade d'épinards au saumon LF : 1,5 PC : 0 LS : 0 VS : 1 GRAS : 1,5	Kcal : 280 Lip. : 16 g Prot. : 18 g Gluc. : 15 g Fibr. : 3 g	500 ml (2 tasses) d'épinards crus	150 g de saumon cuit, en cubes	2 clémentines, 20 ml (4 c. à thé) d'amandes effilées	10 ml (2 c. à thé) d'huile d'olive, 20 ml (4 c. à thé) de jus d'orange Au goût : sel et poivre	Éplucher la clémentine et la séparer en quartiers. Mélanger tous les ingrédients de la salade.

Kcal : kilocalories = Calories • Lip. : lipides • Prot. : protéines • Gluc. : glucides • Fibr. : fibres
Catégories d'aliments selon *Le Guide alimentaire canadien* : LF : Légumes et fruits • PC : Produits céréaliers • LS : Lait et substituts • VS : Viandes et substituts

Salade	Valeur nutritive	Base	Protéines	Garnitures	Vinaigrette	Préparation
Salade de pommes de terre, de thon et de haricots verts LF : 2 PC : 1 LS : 0 VS : 1 GRAS : 2	Kcal : 280 Lip. : 11 g Prot. : 18 g Gluc. : 27 g Fibr. : 4 g	250 ml (1 tasse) de pommes de terre cuites, en dés	2 boîtes de 85 g de thon dans l'eau, émietté, soit 59 g égoutté	250 ml (1 tasse) de haricots verts cuits, coupés en deux, 250 ml (1 tasse) de tomates en dés, 1 échalote française en dés	20 ml (4 c. à thé) d'huile d'olive, 10 ml (2 c. à thé) de vinaigre balsamique Au goût : sel et poivre	Mélanger les pommes de terre, les haricots verts, les tomates et le thon. Ajouter l'échalote, l'huile d'olive et le vinaigre balsamique.
Salade de poulet aux figues LF : 2,5 PC : 0 LS : 0 VS : 1 GRAS : 2,75	Kcal : 360 Lip. : 17 g Prot. : 23 g Gluc. : 29 g Fibr. : 4 g	500 ml (2 tasses) de laitue mixte	120 g de poulet cuit, en lanières	4 figues séchées, coupées en lanières, 2 clémentines, en quartiers, 20 ml (4 c. à thé) d'amandes effilées, grillées	20 ml (4 c. à thé) d'huile d'olive, 10 ml (2 c. à thé) de jus d'orange, 10 ml (2 c. à thé) de miel Au goût : sel et poivre	Mélanger la laitue, le poulet, les figues et les clémentines. Réaliser la vinaigrette en mélangeant l'huile d'olive, le jus d'orange et le miel. Verser sur la salade, mélanger et parsemer d'amandes effilées.
Salade de quinoa au poulet LF : 0,5 PC : 2 LS : 0 VS : 0,75 GRAS : 1	Kcal : 360 Lip. : 10 g Prot. : 23 g Gluc. : 44 g Fibr. : 6 g	500 ml (2 tasses) de quinoa, cuit	100 g de poulet cuit, en dés	2 clémentines, en quartiers, 4 feuilles de menthe, déchiquetées	20 ml (4 c. à thé) de jus d'orange, 10 ml (2 c. à thé) d'huile d'olive Au goût : sel et poivre	Préparer la vinaigrette en mélangeant au fouet le jus d'orange et l'huile d'olive. Réunir le quinoa, le poulet et la clémentine. Arroser de la vinaigrette, mélanger et garnir de menthe.
Salade de quinoa crémeux LF : 1,25 PC : 2 LS : 0,25 VS : 0,25 GRAS : 1	Kcal : 370 Lip. : 10 g Prot. : 17 g Gluc. : 54 g Fibr. : 8 g	125 ml (½ tasse) d'eau, 125 ml (½ tasse) de lait 1 % m.g., une pincée de sel, 125 ml (½ tasse) de quinoa cru	100 g de haricots edamames surgelées	125 ml (½ tasse) de tomates cerises, coupées en deux, 125 ml (½ tasse) de bleuets, 125 ml (½ tasse) de poivron jaune en lanières, 30 ml (2 c. à soupe) de noix de Grenoble.	15 ml (1 c. à soupe) de jus de citron, 10 ml (2 c. à thé) de vinaigre balsamique Au goût : sel et poivre	Réunir l'eau, le lait et le sel dans une casserole et porter à ébullition. Ajouter le quinoa et laisser mijoter de 15 à 20 minutes à feu doux à couvert. Réserver au frais. Cuire les edamames de 3 à 4 minutes dans de l'eau bouillante. Dans un saladier, mélanger le quinoa, les edamames, les tomates cerises, les bleuets, le poivron jaune et les noix de Grenoble. Verser le jus de citron et le vinaigre balsamique. Mélanger.
Salade de riz aux lentilles LF : 2 PC : 2 LS : 0 VS : 0, 75 GRAS : 1,5	Kcal : 320 Lip. : 7 g Prot. : 12 g Gluc. : 52 g Fibr. : 7 g	125 ml (½ tasse) de riz basmati, cuit	250 ml (1 tasse) de lentilles brunes en conserve, égouttées et rincées	250 ml (1 tasse) de carottes en dés, 250 ml (1 tasse) de céleri en dés, 60 ml (¼ tasse) d'oignon en dés	5 ml (1 c. à thé) d'huile de noix, 10 ml (2 c. à thé) d'huile d'olive, 10 ml (2 c. à thé) de sauce soya réduite en sodium, 10 ml (2 c. à thé) de miel, 5 ml (1 c. à thé) de gingembre frais, haché, 1 gousse d'ail, hachée Au goût : sel et poivre	Réunir le riz et les lentilles, ajouter les carottes, le céleri et l'oignon. Mélanger les différents éléments de la vinaigrette, verser sur la salade et mélanger.
Salade de tofu LF : 1,5 PC : 0 LS : 0 VS : 1 GRAS : 1	Kcal : 250 Lip. : 13 g Prot. : 14 g Gluc. : 18 g Fibr. : 4 g	500 ml (2 tasses) de laitue frisée	2 œufs durs, 150 g de tofu, en dés	125 ml (½ tasse) de carottes, râpées, 30 ml (2 c. à soupe) de canneberges séchées	10 ml (2 c. à thé) d'huile d'olive, 20 ml (4 c. à thé) de jus de citron Au goût : sel et poivre	Préparer la vinaigrette en mélangeant au fouet l'huile d'olive et le jus de citron. Monter la salade et l'arroser de vinaigrette au moment de servir. Mélanger.

Salade	Valeur nutritive	Base	Protéines	Garnitures	Vinaigrette	Préparation
Salade piémontaise légère LF : 2 PC : 2 LS : 0 VS : 1 GRAS : 1	Kcal : 270 Lip. : 6 g Prot. : 16 g Gluc. : 38 g Fibr. : 4 g	300 g de pommes de terre cuites, en dés	6 tranches (90 g) de jambon sans nitrites, en lamelles	250 ml (1 tasse) de tomate en dés, 250 ml (1 tasse) de concombre en dés, 8 cornichons au vinaigre, en lamelles	30 ml (2 c. à soupe) de mayonnaise légère, 30 ml (2 c. à soupe) d'eau, 30 ml (2 c. à soupe) de jus de citron	Mélanger les pommes de terre, la tomate, le concombre, les cornichons et le jambon. Délayer la mayonnaise avec l'eau et ajouter le jus de citron. Verser sur la salade et mélanger.

SANDWICHS (2 portions)

Sandwich	Valeur nutritive	Pain	Protéines	Légumes	Garnitures	Méthode
Croque-monsieur au pesto LF : 0 PC : 1 LS : 0,5 VS : 0,5 GRAS : 0,5	Kcal : 170 Lip. : 5 g Prot. : 16 g Gluc. : 16 g Fibr. : 2 g	2 tranches de pain de grains entiers	4 tranches (60 g) de jambon sans nitrites		10 ml (2 c. à thé) de pesto, 2 tranches (40 g) de fromage suisse léger	Tartiner le pain de pesto, disposer le jambon et le fromage. Faire griller légèrement sous le gril pour faire fondre le fromage.
Le pita marin (au thon) LF : 0,5 PC : 1 LS : 0 VS : 1 GRAS : 0,75	Kcal : 210 Lip. : 6 g Prot. : 18 g Gluc. : 20 g Fibr. : 3 g	2 pains pitas de blé entier	2 boîtes de 85 g de thon en conserve, dans l'eau	125 ml (½ tasse) de céleri en cubes, 5 ml (1 c. à thé) de câpres	20 ml (4 c. à thé) de mayonnaise légère, 10 ml (2 c. à thé) de yogourt nature 0-2 % m.g.	Mélanger les différents ingrédients et garnir le pita du mélange.
Le p'tit matin LF : 0,25 PC : 1 LS : 0,5 VS : 0,5 GRAS : 0	Kcal : 190 Lip. : 7 g Prot. : 15 g Gluc. : 16 g Fibr. : 2 g	2 tranches de pain de grains entiers	2 œufs brouillés	2 feuilles de laitue frisée et 2 tranches de tomate	2 tranches de fromage suisse léger Au goût : sel et poivre	Griller légèrement le pain. Déposer successivement la tranche de fromage, la feuille de laitue, la tranche de tomate et l'œuf brouillé.
Le simpliste (sandwich jambon-concombre) LF : 0 PC : 2 LS : 0 VS : 1 GRAS : 0,5	Kcal : 260 Lip. : 6 g Prot. : 21 g Gluc. : 31 g Fibr. : 5 g	4 tranches de pain de grains entiers	8 tranches (120 g) de jambon sans nitrites	6 rondelles de concombre	10 ml (2 c. à thé) de moutarde de Dijon, 30 ml (2 c. à soupe) de fromage à la crème léger	Mélanger la moutarde et le fromage à la crème, puis en tartiner le pain. Ajouter le jambon et les rondelles de concombre. Refermer les sandwichs.
Muffins anglais au poulet LF : 0 PC : 2 LS : 0 VS : 0,75 GRAS : 1	Kcal : 230 Lip. : 6 g Prot. : 15 g Gluc. : 30 g Fibr. : 5 g	2 muffins anglais de blé entier	100 g de poulet cuit, en dés	2 tomates séchées, coupées finement	30 ml (2 c. à soupe) de mayonnaise légère	Mélanger les dés de poulet avec la mayonnaise et les tomates séchées. En garnir les muffins anglais.
Muffin matin LF : 0 PC : 2 LS : 0,25 VS : 0,5 GRAS : 2	Kcal : 280 Lip. : 11 g Prot. : 18 g Gluc. : 28 g Fibr. : 5 g	2 muffins anglais de blé entier	2 œufs	2 feuilles de salade	2 tranches (40 g) de fromage suisse léger, 10 ml (2 c. à thé) de margarine non hydrogénée Au goût : sel et poivre	Dans une poêle vaporisée d'huile, faire cuire l'œuf (tourné). Faire griller le muffin anglais et tartiner de margarine l'une des deux moitiés du muffin. Ajouter le fromage suisse, l'œuf puis la tranche de salade. Refermer le sandwich.

SANDWICHS (2 portions, suite)

Sandwich	Valeur nutritive	Pain	Protéines	Légumes	Garnitures	Méthode
Pita au poulet LF : 0,75 PC : 1 LS : 0 VS : 0,75 GRAS : 0,75	Kcal : 250 Lip. : 7 g Prot. : 21 g Gluc. : 25 g Fibr. : 3 g	1 pain pita de blé entier	120 g de poulet cuit, en dés	250 ml (1 tasse) de jeunes pousses d'épinards	20 ml (4 c. à thé) de mayonnaise légère, 30 ml (2 c. à soupe) de yogourt nature 0-2 % m.g., 5 ml (1 c. à thé) de cari en poudre, 10 raisins coupés en deux	Mélanger le mayonnaise, le yogourt et le cari. Ajouter les dés de poulet, les raisins et les épinards. Diviser le pita en deux et garnir de la préparation.
Pita au tofu LF : 0,5 PC : 1 LS : 0 VS : 0,5 GRAS : 0,75	Kcal : 190 Lip. : 7 g Prot. : 10 g Gluc. : 21 g Fibr. : 4 g	1 pain pita moyen de blé entier	150 g de tofu nature, émietté	250 ml (1 tasse) de laitue romaine, hachée	20 ml (4 c. à thé) de mayonnaise légère, 10 ml (2 c. à thé) de yogourt nature 0-2 % m.g., 10 ml (2 c. à thé) de ciboulette, finement hachée,	Mélanger la mayonnaise, le yogourt et la ciboulette. Ajouter le tofu et la romaine. Diviser le pita en deux et garnir du mélange.
Rouleaux de printemps bœuf et mangue LF : 1 PC : 2 LS : 0 VS : 0,75 GRAS : 1	Kcal : 340 Lip. : 9 g Prot. : 18 g Gluc. : 46 g Fibr. : 4 g	4 feuilles de riz	120 g de bœuf cuit (haut de surlonge), en lanières		250 ml (1 tasse) de nouilles de riz, 1 mangue, en lanières, 4 feuilles de menthe Sauce : 20 ml (4 c. à thé) de beurre d'arachide, 5 ml (1 c. à thé) de sauce soya, 20 ml (4 c. à thé) d'eau, 5 ml (1 c. à thé) de graines de sésame Au goût : sel et poivre	Tremper les feuilles de riz dans un bol d'eau chaude pour les assouplir. Déposer sur une planche, garnir de nouilles de riz, de bœuf, de mangue et de menthe. Rouler. Mélanger les ingrédients de la sauce. Allonger à l'eau si elle est trop consistante.
Sandwich au poulet et au poivron LF : 1 PC : 2 LS : 0 VS : 0,75 GRAS : 1,5	Kcal : 310 Lip. : 9 g Prot. : 23 g Gluc. : 33 g Fibr. : 5 g	4 tranches de pain de grains entiers	100 g de poitrine de poulet, cuite	250 ml (1 tasse) de poivron rouge en lanières, cuit	20 ml (4 c. à thé) de pesto	Tartiner le pain de pesto. Garnir de poulet et de poivron. Refermer les sandwichs.
Sandwich au saumon LF : 0 PC : 2 LS : 0 VS : 1 GRAS : 1	Kcal : 340 Lip. : 11 g Prot. : 19 g Gluc. : 41 g Fibr. : 6 g	4 tranches de pain de grains entiers	150 g de saumon en conserve, égoutté et émietté (2 boîtes de 106 g)	1 pomme, en tranches	20 ml (4 c. à thé) de mayonnaise légère, 10 ml (2 c. à thé) de yogourt nature 0-2 % m.g.	Mélanger la mayonnaise, le yogourt et le saumon. Tartiner deux tranches de pain de ce mélange et disposer les tranches de pommes. Refermer les sandwichs.
Sandwich au thon et aux tomates séchées LF : 0 PC : 2 LS : 0 VS : 0,75 GRAS : 0,75	Kcal : 290 Lip. : 8 g Prot. : 22 g Gluc. : 32 g Fibr. : 5 g	4 tranches de pain de grains entiers	2 boîtes de 85 g de thon dans l'eau, émietté, soit 59 g, égoutté	4 tomates séchées, égouttées et tranchées finement	15 ml (1 c. à soupe) de pesto	Bien mélanger le thon aux tomates séchées et au pesto. Garnir deux tranches de pain du mélange et refermer les sandwichs.
Sandwich aux œufs LF : 0 PC : 2 LS : 0 VS 1 GRAS : 0,25	Kcal : 330 Lip. : 14 g Prot. : 19 g Gluc. : 32 g Fibr. : 5 g	4 tranches de pain de grains entiers	4 œufs durs	2 cornichons salés, en dés	10 ml (2 c. à thé) de mayonnaise légère, 20 ml (4 c. à thé) de yogourt nature 0-2 % m.g.	Écraser les œufs à la fourchette et les mélanger avec la mayonnaise, le yogourt et le cornichon. Tartiner deux tranches de pain de cette préparation. Refermer les sandwichs.
Sandwich de hummus aux légumes grillés LF : 1 PC : 2 LS : 0 VS : 0 GRAS : 2	Kcal : 300 Lip. : 12 g Prot. : 9 g Gluc. : 38 g Fibr. : 7 g	4 tranches de pain de grains entiers	60 ml (4 c. à soupe) de hummus	2 tranches de courgette, 1 poivron en lanières	10 ml (2 c. à thé) d'huile d'olive	Dans une poêle, faire chauffer l'huile et faire revenir la courgette et le poivron. Tartiner le pain de hummus, ajouter les légumes grillés. Refermer les sandwichs.

Sandwich	Valeur nutritive	Pain	Protéines	Légumes	Garnitures	Méthode
Sandwich pomme et suisse LF : 0,5 PC : 2 LS : 1 VS : 0 GRAS : 0	Kcal : 290 Lip. : 4,5 g Prot. : 17 g Gluc. : 46 g Fibr. : 6 g	4 tranches de pain de grains entiers	4 tranches (80 g) de fromage suisse léger	1 pomme, en lamelles	20 ml (4 c. à thé) de beurre de pomme	Tartiner le pain de beurre de pomme. Garnir deux tranches de pain de fromage et de lamelles de pomme. Refermer les sandwichs.
Sandwich tomate-bocconcini LF : 0 PC : 1 LS : 1 VS : 0 GRAS : 1	Kcal : 250 Lip. : 13 g Prot. : 16 g Gluc. : 18 g Fibr. : 2 g	2 tranches de pain de grains entiers	100 g de fromage bocconcini léger, tranché	4 tranches de tomate, 4 feuilles de basilic, hachées	20 ml (4 c. à thé) de pesto, 10 ml (2 c. à thé) de vinaigre balsamique	Faire griller le pain, le tartiner de pesto, ajouter la tomate, le fromage et le basilic. Verser le vinaigre balsamique.
Tortilla aux œufs LF : 0 PC : 1 LS : 0 VS : 1 GRAS : 0,75	Kcal : 270 Lip. : 15 g Prot. : 16 g Gluc. : 17 g Fibr. : 2 g	2 tortillas de blé entier	4 œufs durs		20 ml (4 c. à thé) de mayonnaise légère, 10 ml (2 c. à thé) de yogourt nature 0-2 % m.g., 5 ml (1 c. à thé) de ciboulette hachée	Mélanger les œufs écrasés à la fourchette, la mayonnaise, le yogourt nature et la ciboulette. En garnir les tortillas.

ACCOMPAGNEMENTS : SALADES ET SAUCE (2 portions)

Salade	Valeur nutritive	Base	Garnitures	Vinaigrette	Préparation
Ma salade César LF : 1 PC : 0,5 LS : 0 VS : 0,25 GRAS : 0,75	Kcal : 160 Lip. : 7 g Prot. : 9 g Gluc. : 14 g Fibr. : 4 g	500 ml (2 tasses) de laitue romaine, hachée	20 ml (4 c. à thé) de yogourt nature 0-2 % m.g., 20 ml (4 c. à thé) de moutarde de Dijon, 30 ml (2 c. à soupe) de chapelure, 30 ml (2 c. à soupe) de germe de blé, grillé, 100 g de tofu ferme, coupé en cubes façon « croûtons »	20 ml (4 c. à thé) de mayonnaise légère, 10 ml (2 c. à thé) de moutarde de Dijon. Au goût : poivre	Dans un bol, mélanger le yogourt et la moutarde. Dans un autre bol, mélanger la chapelure et le germe de blé. Tremper les cubes de tofu dans le mélange yogourt-moutarde, puis les rouler dans le mélange de chapelure. Faire griller les « croûtons » dans une poêle. Pour faire la sauce, mélanger la mayonnaise et la moutarde. Verser sur la romaine et parsemer des croûtons de tofu. Poivrer.
Riz méli-mélo LF : 1 PC : 2 LS : 0 VS : 0 GRAS : 1	Kcal : 260 Lip. : 5 g Prot. : 6 g Gluc. : 48 g Fibr. : 3 g	125 ml (½ tasse) de riz basmati, 250 ml (1 tasse) d'eau	125 ml (½ tasse) de petits pois surgelés, 125 ml (½ tasse) de carottes en dés	10 ml (2 c. à thé) d'huile d'olive	Mettre les petits pois dans un plat allant au four à micro-ondes avec un fond d'eau et cuire 2 minutes à puissance maximale. Dans une casserole, mettre l'huile à chauffer, ajouter les dés de carotte et les faire revenir 3 minutes. Ajouter le riz, puis l'eau. Faire cuire à feu doux durant 13 minutes, à couvert. Ajouter les petits pois et cuire 2 minutes.
Salade de carotte et de pomme LF : 2,5 PC : 0 LS : 0 VS : 0 GRAS : 2	Kcal : 190 Lip. : 9 g Prot. : 1 g Gluc. : 25 g Fibr. : 4 g	375 ml (1 ½ tasse) de carottes râpées	2 petites pommes, en dés	20 ml (4 c. à thé) d'huile d'olive, 10 ml (2 c. à thé) de vinaigre de cidre. Au goût : sel et poivre	Préparer la vinaigrette en fouettant l'huile d'olive et le vinaigre de cidre. Mélanger les carottes et la pomme, arroser de vinaigrette et mélanger.
Salade de carottes râpées LF : 1,25 PC : 0 LS : 0 VS : 0 GRAS : 1	Kcal : 90 Lip. : 4,5 g Prot. : 1 g Gluc. : 11 g Fibr. : 2 g	375 ml (1 ½ tasse) de carottes râpées	10 ml (2 c. à thé) de raisins secs	10 ml (2 c. à thé) d'huile d'olive, 5 ml (1 c. à thé) de jus de citron. Au goût : sel et poivre	Combiner l'huile et le jus de citron pour préparer la vinaigrette. Réunir les carottes râpées et les raisins secs, puis arroser de vinaigrette.

Salade	Valeur nutritive	Base	Garnitures	Vinaigrette	Préparation
Salade de fraises et copeaux de parmesan LF : 1 PC : 0 LS : 0 VS : 0 GRAS : 0	Kcal : 50 Lip. : 1,5 g Prot. : 2 g Gluc. : 7 g Fibr. : 2 g	250 ml (1 tasse) de fraises, tranchées	30 ml (2 c. à soupe) de copeaux de parmesan	5 ml (1 c. à thé) de vinaigre balsamique Au goût : sel et poivre	Mélanger tous les ingrédients.
Salade de mangue LF : 2 PC : 0 LS : 0 VS : 0 GRAS : 1	Kcal : 140 Lip. : 5 g Prot. : 1 g Gluc. : 22 g Fibr. : 3 g	1 mangue, coupée en dés	250 ml (1 tasse) de poivron rouge en dés, 8 feuilles de coriandre, ciselées	20 ml (4 c. à thé) de jus de lime, 10 ml (2 c. à thé) d'huile d'olive. Au goût : sel et poivre	Mélanger la mangue et le poivron, ajouter la coriandre, le jus de lime et l'huile d'olive.
Salade d'épinards et d'amandes effilées LF : 1 PC : 0 LS : 0 VS : 0 GRAS : 2,5	Kcal : 130 Lip. : 12 g Prot. : 2 g Gluc. : 3 g Fibr. : 1 g	500 ml (2 tasses) de jeunes pousses d'épinards	30 ml (2 c. à soupe) d'amandes effilées	20 ml (4 c. à thé) d'huile d'olive, 10 ml (2 c. à thé) de vinaigre balsamique. Au goût : sel et poivre	Préparer la vinaigrette en mélangeant au fouet l'huile d'olive et le vinaigre balsamique. Arroser les pousses d'épinards de vinaigrette et parsemer d'amandes.
Salade de tomates et de basilic LF : 1,5 PC : 0 LS : 0 VS : 0 GRAS : 2	Kcal : 110 Lip. : 9 g Prot. : 1 g Gluc. : 5 g Fibr. : 1 g	375 ml (1 ½ tasse) de tomates cerises, coupées en deux	4 feuilles de basilic, émincées	20 ml (4 c. à thé) d'huile d'olive, 10 ml (2 c. à thé) de vinaigre balsamique. Au goût : sel et poivre	Préparer la vinaigrette en fouettant l'huile d'olive et le vinaigre balsamique. Mélanger les tomates et le basilic, arroser de vinaigrette.
Salade de tomates et de concombre LF : 2 PC : 0 LS : 0 VS : 0 GRAS : 2	Kcal : 110 Lip. : 9 g Prot. : 1 g Gluc. : 5 g Fibr. : 1 g	250 ml (1 tasse) de tomates cerises coupées en deux, 250 ml (1 tasse) de concombre en dés		20 ml (4 c. à thé) d'huile d'olive, 5 ml (1 c. à thé) de vinaigre balsamique Au goût : sel et poivre	Mélanger les tomates et le concombre et arroser de vinaigrette.
Salade endives et noix LF : 1 PC : 0 LS : 0 VS : 0 GRAS : 2,5	Kcal : 120 Lip. : 11 g Prot. : 1 g Gluc. : 3 g Fibr. : 2 g	500 ml (2 tasses) d'endives coupées en morceaux	20 ml (4 c. à thé) de noix de Grenoble	20 ml (4 c. à thé) d'huile de noix, 10 ml (2 c. à thé) de vinaigre de cidre. Au goût : sel et poivre	Préparer la vinaigrette en combinant l'huile de noix et le vinaigre de cidre. Arroser les endives de vinaigrette et garnir de noix.
Salade express LF : 1,5 PC : 1 LS : 0,5 VS : 0 GRAS : 0,5	Kcal : 210 Lip. : 6 g Prot. : 11 g Gluc. : 27 g Fibr. : 2 g	250 ml (1 tasse) de penne, cuits	250 ml (1 tasse) de tomates cerises coupées en deux, 250 ml (1 tasse) d'épinard cru, 60 g de féta légère	20 ml (4 c. à thé) de vinaigrette légère Au goût : sel et poivre	Mélanger les différents ingrédients et arroser de vinaigrette au moment de servir.
Sauce au concombre (raïta) LF : 1 PC : 0 LS : 0,25 VS : 0 GRAS : 0	Kcal : 40 Lip. : 0,1 g Prot. : 0 Gluc. : 7 g Fibr. : 1 g	100 ml (⅓ tasse + 4 c. à thé) de yogourt nature 0-2 % m.g.	½ concombre en petits dés, 5 ml (1 c. à thé) de gousse d'ail hachée, 10 ml (2 c. à thé) de jus de citron Au goût : sel et poivre		Mélanger tous les ingrédients et réserver au frais.

LES COLLATIONS À 100, 150 ET 200 CALORIES

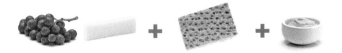

20 raisins, 1 fromage < 18 % m.g.
en portion individuelle (20 g) = **100 Calories**
+ 1 craquelin de seigle (10 g) = **150 Calories**
+ 30 ml (2 c. à soupe) d'hummus = **200 Calories**

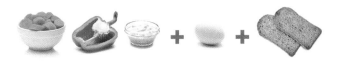

125 ml (½ tasse) de carotte, ½ poivron rouge,
30 ml (2 c. à soupe) de trempette de yogourt grec = **100 Calories**
+ 1 œuf à la coque = **150 Calories**
+ 2 craquelins rectangulaires = **200 Calories**

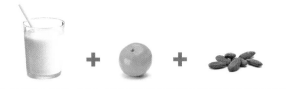

200 ml (format individuel) de boisson de soya vanille = **100 Calories**
+ 1 clémentine = **150 Calories**
+ 7 amandes = **200 Calories**

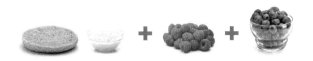

½ muffin anglais de blé entier,
60 ml (¼ tasse) de fromage cottage 1 % m.g. = **100 Calories**
+ 180 ml (¾ tasse) de framboises = **150 Calories**
+ 125 ml (½ tasse) de bleuets = **200 Calories**

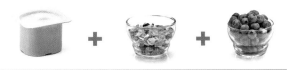

100 g (format individuel) de yogourt grec 0-2 % m.g. = **100 Calories**
+ 30 ml (2 c. à soupe) céréales muesli = **150 Calories**
+ 125 ml (½ tasse) de bleuets = **200 Calories**

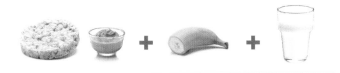

1 galette de riz nature,
10 ml (2 c. à thé) de beurre d'arachide = **100 Calories**
+ ½ banane = **150 Calories**
+ 125 ml (½ tasse) de lait 1 % = **200 Calories**

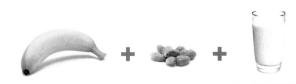

1 banane = **100 Calories**
+ 6 noix d'acajou = **150 Calories**
+ 250 ml (1 tasse) de boisson aux amandes nature = **200 Calories**

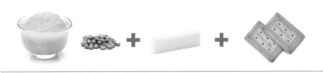

1 compote de fruits (111 g), 15 ml (1 c. à soupe)
de graines de soya = **100 Calories**
+ 20 g (portion individuelle) de fromage < 18 % m.g. = **150 Calories**
+ 2 biscuits secs = **200 Calories**

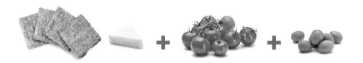

4 craquelins de grains entiers (20 g), 1 triangle de fromage léger
à tartiner (17 g) = **100 Calories**
+ 10 tomates cerises = **150 Calories**
+ 6 olives noires ou vertes = **200 Calories**

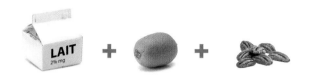

200 ml (1 berlingot) de lait 2 % m.g. = **100 Calories**
+ 1 kiwi = **150 Calories**
+ 15 ml (1 c. à soupe) de pacanes = **200 Calories**

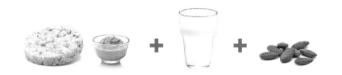

1 galette de riz nature, 10 ml (2 c. thé) de beurre d'arachide = **100 Calories**
+ 125 ml (½ tasse) de lait 1 % m.g. = **150 Calories**
+ 8 amandes = **200 Calories**

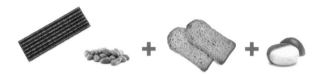

1 barre 100 % fruits (14 g),
15 ml (1 c. à soupe) d'arachides rôties = **100 Calories**
+ 2 craquelins rectangulaires = **150 Calories**
+ 20 g de fromage léger en rondelle = **200 Calories**

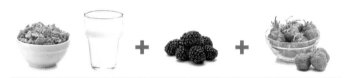

125 ml (½ tasse) de céréales de son,
125 ml (½ tasse) de lait 1 % m.g. = **100 Calories**
+ 125 ml (½ tasse) de mûres = **150 Calories**
+ 180 ml (¾ tasse) de fraises = **200 Calories**

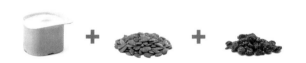

100 g (format individuel) de yogourt grec 0-2 % m.g. = **100 Calories**
+ 20 ml (4 c. à thé) de graines de citrouille = **150 Calories**
+ 30 ml (2 c. à soupe) de canneberges séchées = **200 Calories**

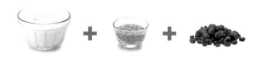

100 g de yogourt à la vanille 0-2 % m.g. = **100 Calories**
+ 15 ml (1 c. à soupe) de graines de chia = **150 Calories**
+ 30 ml (2 c. à soupe) de raisins secs = **200 Calories**

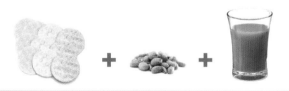

10 craquelins de riz (20 g) = **100 Calories**
+ 15 ml (1 c. à soupe) d'arachides = **150 Calories**
+ 250 ml (1 tasse) de jus de légumes = **200 Calories**

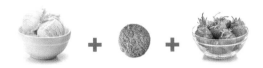

125 ml (½ tasse) de yogourt grec glacé = **100 Calories**
+ 1 petit biscuit à l'avoine = **150 Calories**
+ 125 ml (½ tasse) de fraises = **200 Calories**

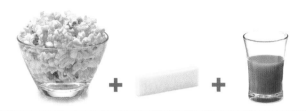

750 ml (3 tasses) de pop corn léger ou 1 minisac (30 g) = **100 Calories**
+ 20 g (portion individuelle) de fromage < 18 % m.g. = **150 Calories**
+ 162 ml (1 contenant individuel) de jus de légumes
réduit en sodium = **200 Calories**

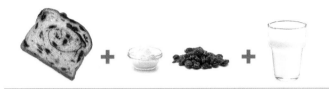

1 tranche de pain aux raisins = **100 Calories**
+ 15 ml (1 c. à soupe) de fromage à la crème léger, 15 ml (1 c. à soupe)
de canneberges séchées = **150 Calories**
+ 125 ml (½ tasse) de lait 1 % m.g. = **200 Calories**

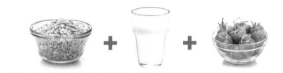

180 ml (¾ tasse) de gruau nature = **100 Calories**
+ 125 ml (½ tasse) de lait 1 % m.g. = **150 Calories**
+ 125 ml (½ tasse) de fraises = **200 Calories**

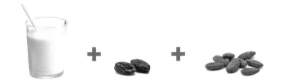

200 ml (format individuel) de boisson de soya vanille = **100 Calories**
+ 2 dattes = **150 Calories**
+ 8 amandes = **200 Calories**

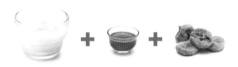

180 ml (¾ tasse) de yogourt grec nature 0 % m.g. = **100 Calories**
+ 10 ml (2 c. thé) de miel = **150 Calories**
+ 4 figues séchées = **200 Calories**

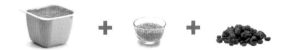

125 g (format individuel) de pouding de soya = **100 Calories**
+ 15 ml (1 c. soupe) de graines de chia = **150 Calories**
+ 30 ml (2 c. soupe) de raisins secs = **200 Calories**

113 g (format individuel) de pouding au tapioca léger = **100 Calories**
+ 45 ml (3 c. soupe) de raisins secs = **150 Calories**
+ 15 ml (1 c. soupe) d'amandes effilées = **200 Calories**

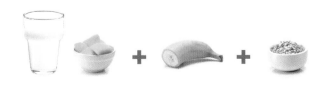

Smoothie : 180 ml (¾ tasse) de lait 1 % de m.g., 60 ml (¼ tasse)
de mangues surgelées = **100 Calories**
+ ½ banane = **150 Calories**
+ 45 ml (3 c. soupe) de flocons d'avoine sec = **200 Calories**

179

ÉQUIVALENCE CALORIQUE DES RECETTES KILO CARDIO 3

	< 200 calories	200-249 calories	250-299 calories	300-349 calories	350-400 calories
SANDWICHS	Croque-monsieur au pesto	Croqu'au thon	Le Simpliste	Sandwich au poulet et au poivron	
	Pita au tofu	Muffin anglais au poulet	Pita au poulet	Sandwich au saumon	
		Le pita marin	Sandwich au thon et aux tomates séchées	Sandwich aux œufs	
			Sandwich pomme et suisse	Sandwich de hummus aux légumes grillés	
			Sandwich tomate-bocconcini		
			Tortilla aux œufs		
SALADES		La salade de Lise	Salade de tofu	Salade de pâtes à la méditerranéenne	La salade de Kasia
			Salade d'épinards au saumon	Salade de riz aux lentilles	La salade de Mélissa
			Salade de betterave		Salade de pâtes au thon
			Salade de fenouil, d'orange et de poulet		Salade de poulet aux figues
			Salade de légumineuses		Salade de quinoa au poulet
			Salade de pomme de terre, thon et de haricots verts		Salade de quinoa crémeux
			Salade d'orzo de Cindy		
			Salade piémontaise légère		
			Taboulé à l'orge		
SOUPES-REPAS		Potage Saint-Germain		Soupe indienne	
REPAS	Endives au jambon	Croquette de thon	Brochette d'agneau à la menthe	Burger de dinde	Bœuf provençal
	Escalope de dinde à l'orange	Cari de crevettes	Dahl de lentilles aux épinards	Crêpe complète	La pizza de Jean-François
	Escalope de veau aux champignons	Foie de veau à la moutarde à l'ancienne	Fajita bœuf et avocat	Fusilli forestier	Lasagne aux aubergines
	Le tartare de Clarisse	Le poulet d'Élaine	Filet de porc à la normande	Pâtes à la ricotta	Linguine aux crevettes
	Minipizzas	Poulet au citron	Filet de porc aux pruneaux	Risotto aux crevettes	Nouilles au poulet
	Morue aux olives noires	Poulet à la basquaise	Flan au brocoli	Rouleaux de printemps bœuf et mangue	Omelette à la ratatouille
	Papillote de pétoncle au gingembre et au citron	Roulé de poulet au chèvre	Le poulet au cari de Stéphanie		Parmentier revisité
	Sauté de poulet au gingembre	Saumon exotique	Mijoté de bœuf à la bière		Poulet sauce ratatouille
	Le tilapia roulé d'Amélie	Saumon moutarde et érable	Papillote de turbot et fenouil à l'orange		
			Poulet miel et abricots		
			Truite grillée sur haricots edamames		

ÉQUIVALENCE DES FRUITS ET DES LÉGUMES

Liste des fruits selon leur teneur calorique :
(par portion de 125 ml [½ tasse] ou un fruit moyen)

< 25 KCAL	Melon d'eau		
25-50 KCAL	Abricots Ananas Bleuets Cantaloup Cerises Cerises de terre Fraises	Framboises Fruits de la passion Groseilles Kiwi Mandarine Melon miel Mûres	Pamplemousse Papaye Pêche Raisins Tamarillo
50-75 KCAL	Clémentines (2) Compote de fruit Figues fraîches (2) Goyave	Grenade Litchis Mangue Nectarine	Orange Pomme Prunes (2) Salade de fruits
> 75 KCAL	Banane Dattes (2)	Fruits séchés* *(60 ml - ¼ tasse)	Poire

Liste des légumes selon leur teneur calorique :
(par portion de 125 ml [½ tasse])

< 25 KCAL	Asperges Aubergine Bette à carde Bokchoy Brocoli Céleri Chou Champignons Chou-fleur	Cœurs de palmier Concombre Courge spaghetti Courgette Endives Épinards Haricots Laitue Navet	Poivron Poireau Radicchio Radis Rapini Roquette Tomate
25-50 KCAL	Cœurs d'artichaut Betterave Carotte Céleri-rave	Choux de Bruxelles Courge musquée Fèves germées Oignon	Pois mange-tout Rutabaga
50-75 KCAL	Châtaigne d'eau	Courge poivrée	Panais
> 75 KCAL	Igname Maïs en grains	Manioc Patate douce	Pomme de terre

ÉQUIVALENCE DES BOISSONS

Les calories liquides ne soutiennent pas autant que les calories solides. Dans le cadre d'un programme de perte de poids, il faut prendre conscience de toutes les calories consommées, incluant celles provenant des boissons. Liste des boissons populaires avec leur valeur énergétique.

Boisson	Portion	Énergie (kcal)
Eau	250 ml	0
Eau gazéifiée	250 ml	0
Eau avec jus de fruits	250 ml (eau) +30 ml (jus)	14
Jus de fruits	125 ml	56
Jus de fruits (format individuel)	200 ml	90
Jus d'orange	125 ml	55
Boisson gazeuse (petite canette)	237 ml	100
Boisson gazeuse (format régulier canette)	355 ml	150
Jus de tomates	125 ml	26
Jus de tomates (format canette)	284 ml	60
Jus de légumes	125 ml	30
Jus de légumes (format individuel)	200 ml	50
Jus de légumes (format individuel)	300 ml	70
Lait écrémé	250 ml	80
Lait 1 % m.g.	250 ml	100
Lait 2 % m.g.	250 ml	130
Lait 3,25 % m.g.	250 ml	160
Lait au chocolat 1 % m.g.	250 ml	160
Boisson de soya non sucrée enrichie	250 ml	80
Boisson de soya originale enrichie	250 ml	100
Boisson de soya à la vanille enrichie	250 ml	130
Boisson de soya au chocolat enrichie	250 ml	160
Boisson de soya originale enrichie (format individuel)	200 ml	80
Boisson de soya à la vanille enrichie (format individuel)	200 ml	100
Café instantané	250 ml	5
Café (un lait, un sucre)	250 ml	29
Café (une crème, un sucre)	250 ml	39
Thé infusé	250 ml	3
Vin blanc	125 ml ou 4 oz	83
	150 ml ou 5 oz	100
Vin rosé	125 ml ou 4 oz	88
	150 ml ou 5 oz	105
Vin rouge	125 ml ou 4 oz	92
	150 ml ou 5 oz	110
Champagne	150 ml ou 5 oz	120
Bière régulière	341 ml	145
Bière légère	341 ml	109
Bière réduite en glucides	341 ml	90

INDEX DES RECETTES

REMERCIEMENTS

Je tiens à remercier :

Toute l'équipe des Éditions de l'Homme pour son soutien indéfectible envers tous mes projets, sa rigueur et son professionnalisme. Merci plus particulièrement à Pierre Bourdon, Élizabeth Paré, Diane Denoncourt, Christine Hébert, Sylvie Tremblay et Fabienne Boucher pour leur collaboration enthousiaste.

Michel Paquet, notre super photographe, Pierre, son assistant, et Sylvie, notre maquilleuse, pour les belles journées partagées et la qualité de leur travail. Merci également à Éric Régimbald, styliste culinaire de grande compétence qui a travaillé de pair avec Michel pour un visuel alléchant !

Énergie Cardio pour l'initiative du programme Kilo Cardio original ainsi que pour sa mission honorable de contribuer à la santé des gens.

Toute l'équipe d'experts de Kilo Solution que vous retrouverez au fil des pages avec ses recettes coup de cœur. Merci à Amélie Robert, Stéphanie St-Laurent, Christina Ferreira, Élaine Caponi, Mélissa Larivière, Clarisse Boudreau, Kasia Krupa, Jean-François Grégoire et Lise Dufour.

Julie Marchand, technicienne en diététique, dont je salue le talent de marier l'art culinaire à la santé, pour ses idées aussi goûteuses que nutritives !

Cindy Gilbert, pour avoir créé une page Facebook de motivation pour tous ceux et celles qui suivent la méthode Kilo Cardio/Kilo Solution, pour son dynamisme, sa passion et... sa super salade d'orzo ! Enfin, mes amis et collègues, Josée et Guy, c'est un pur bonheur de travailler avec vous.

ISABELLE HUOT

Un tel projet de livre ne peut être monté, ni même imaginé, sans la précieuse considération d'une maison d'édition. Merci à toute la bande des Éditions de l'Homme... si patiente et efficace !

Ce livre, avec l'ajout d'un DVD, constituait un tout nouveau projet, et je tiens à remercier l'équipe de Musicor pour sa magnifique et indispensable collaboration.

De la même façon, Isa et Guy, sans votre amitié et sans vos grandes compétences, ce projet n'aurait pas décollé ! Merci à vous deux.

Chez Énergie Cardio, il y a tant de monde que je voudrais saluer et remercier qu'il m'est impossible d'en faire la liste complète. La confiance que vous me témoignez, année après année, me touchera toujours. Nous changeons réellement le monde, comme le dit si bien notre slogan, et j'en suis tellement fière ! Merci à Judith Fleurant, Caroline Pitre et Alain Beaudry. Vous savez que je vous aime d'amour ! Jean-Denis Thompson, tu es la référence, merci pour tes lumières. Tous les entraîneurs de plateaux devraient suivre ta route. Les instructeurs de cours en groupe qui m'accompagnent sur le DVD sont aussi des amis que je veux remercier chaleureusement. Quel talent et quel professionnalisme ! Richard Chalifour, Jean Hébert, Julie Le Gruiec et Jennifer Pelletier, à très bientôt et mille fois merci.

Richard Marquis, ta musique nous fait vibrer ! Merci de partager ton talent.

Et puis il y a ma famille, toujours première en tête de liste, même si elle se retrouve ici à la fin... Je vous aime. Vous êtes le point de départ de tout ce que j'accomplis... et VOUS êtes mon plus bel accomplissement.

JOSÉE LAVIGUEUR

La rédaction d'un livre est toujours quelque chose d'assez ardu. Mais avec les *Kilo Cardio*, c'est tout le contraire : on a du plaisir du début à la fin !

Je tiens donc à remercier toute l'équipe des Éditions de l'Homme : Pierre, Élizabeth, Diane et tous les autres qui travaillent dans l'ombre afin que le livre voie le jour.

Sincères remerciements aussi à Judith Fleurant et à Énergie Cardio pour leur totale implication dans la réalisation de ce livre. Évidemment, GROS, GROS MERCI à mes deux collègues, Josée et Isabelle, pour leur bonne humeur et leur joie de vivre tout au long des séances photo, et plus encore...

Positivement,

GUY BOURGEOIS

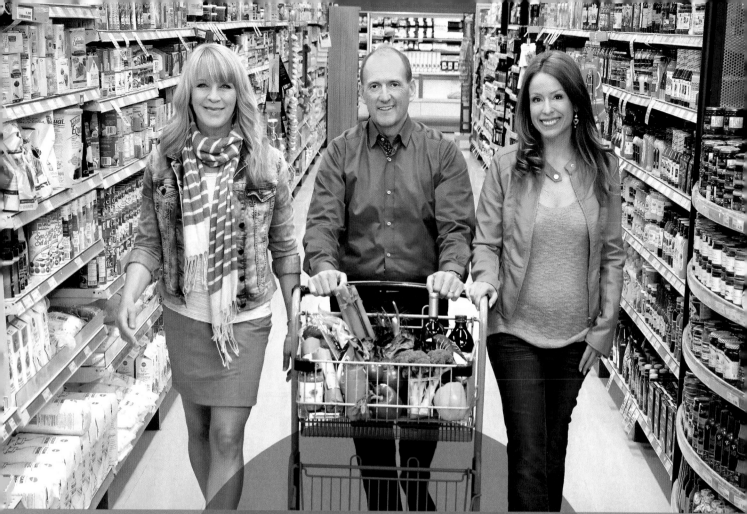

LISTES D'ÉPICERIE
DÉTACHABLES

Les listes d'épicerie sont disponibles sur le site des Éditions de l'Homme à l'adresse suivante:

https://secure.messageries-adp.com/editeurs/medias/2/2/articles/art_8484.pdf

SEMAINE 1

LÉGUMES

	1 PORTION	2 PORTIONS
Aubergine, moyenne	2	4
Brocoli	1	1
Carotte, moyenne	4	8
Céleri	1	1
Concentré de tomate	5 ml (1 c. à thé)	10 ml (2 c. à thé)
Concombre anglais	1	1
Laitue frisée	500 ml (2 t.) / 750 ml (3 t.)	1 L (4 t.) / 1,5 L (6 t.)
Oignon	1	2
Pois mange-tout	685 ml (2 ¾ t.)	1370 ml (5 ½ t.)
Poivron rouge	2	3
Pomme de terre	2	4
Roquette	180 ml (¾ t.)	360 ml (1 ½ t.)
Tomate	2	2
Tomates cerises	180 ml (¾ t.)	360 ml (1 ½ t.)
Tomate en dés, en conserve	2 boîtes/ 1080 ml (36 oz)	3 boîtes/ 1620 ml (55 oz)

FRUITS

	1 PORTION	2 PORTIONS
Bleuets	250 ml (1 t.) / 375 ml (1 ½ t.)	500 ml (2 t.) / 750 ml (3 t.)
Citron	2	4
Clémentine	4 / 5 / 8	8 / 10 / 16
Framboises	405 ml (1 ⅔ t.) / 530 ml (2 1/8 t.)	810 ml (3 ⅓ t.) / 1,060 L (4 ¼ t.)
Jus d'orange	125 ml (½ t.)	250 ml (1 t.)
Lime	1	1
Mangue	1	1
Orange	4 / 5	8 / 10

FRUITS (SUITE)

	1 PORTION	2 PORTIONS
Pomme	4 / 5 / 7	6 / 8 / 12
Raisin	55 (500 ml) / 90 (750 ml)	110 (1 L) / 180 (1,5 L)

LAIT ET SUBSTITUTS

	1 PORTION	2 PORTIONS
Boisson de soya vanille format individuel (200 ml)	5	10
Fromage cottage 1% m.g.	125 ml (½ t.) / 250 ml (1 t.) / 375 ml (1 ½ t.)	250 ml (1 t.) / 500 ml (2 t.) / 750 ml (3 t.)
Fromage de chèvre < 20% m.g.	50 g / 80 g	100 g / 160 g
Fromage suisse léger < 18% m.g.	80 g / 110 g / 140 g	160 g / 220 g / 280 g
Fromage mozzarella léger < 18% m.g.	60 g / 90 g / 120 g	120 g / 180 g / 240 g
Lait 1% m.g.	2 L (8 t.) / 2 L (8 t.) / 3 L (12 t.)	3 L (12 t.) / 4 L (16 t.) / 5 L (20 t.)
Yogourt nature 0-2% m.g. format de 100 g	1	1
Yogourt grec 0-2% m.g. format de 100 g	8 / 9 / 13	16 / 18 / 26

PRODUITS CÉRÉALIERS

	1 PORTION	2 PORTIONS
Bagel mince de grains entiers (60 g)	1 / 2	2 / 4
Craquelins de type Melba (5 g)	4 / 6 / 14	8 / 12 / 28
Gruau (sachet de 30 g)	1	2
Tranche de pain de grains entiers	3 / 4	6 / 8

VIANDES ET SUBSTITUTS

	1 PORTION	2 PORTIONS
Amandes	7 / 26 / 33	14 / 52 / 66
Bœuf à bourguignon	90 g	180 g
Bœuf haché extra-maigre	250 g	500 g
Crevettes tigrées	75 g	150 g
Escalope de poulet	1 X 100 g	2 X 100 g
Morue (filet)	90 g	180 g
Noix de Grenoble	15 ml (1 c. à s.) / 30 ml (2 c. à s.) / 80 ml (⅓ t.)	30 ml (2 c. à s.) / 60 ml (¼ t.) / 160 ml (⅔ t.)
Œuf	5	10
Poulet, poitrine désossée, sans la peau	225 g	450 g
Tofu ferme	225 g	450 g

S'ASSURER D'AVOIR AU FRIGO, AU GARDE-MANGER OU AU JARDIN...

Basilic frais	Gingembre frais	Orge perlé
Biscuits secs/arrowroot	Grosses olives noires	Persil frais
Coriandre fraîche	Lasagne (pâtes)	Relish sucrée
Cornichons salés	Légumineuses mélangées, en conserve	Thon en conserve
Fromage à la crème léger	Linguine de blé entier	Thym séché
Germe de blé	Menthe fraîche	Vin rouge

SEMAINE 2

LÉGUMES

	✓ 1 PORTION	✓ 2 PORTIONS
Avocat	1	1
Brocoli	1	2
Carotte, moyenne	3	5
Céleri	1 branche	2 branches
Champignon de Paris	125 ml (½ t.)	250 ml (1 t.)
Concombre anglais	1	2
Échalote française	1	2
Épinards (jeunes)	810 ml (4 ¼ t.)	1620 ml (6 ½ t.)
Laitue au choix	750 ml (3 t.)	1,5 L (6 t.)
Oignon	2	3
Poireau	30 ml (2 c. à s.)	60 ml (¼ t.)
Poivron rouge	3	5
Pomme de terre grelot	3 / 5	6 / 10
Tomate cerise	375 ml (1 ½ t.)	750 ml (3 t.)
Tomate en dés, petite conserve	1	1

FRUITS

	✓ 1 PORTION	✓ 2 PORTIONS
Banane	2	4
Citron	1	1
Fraise	310 ml (1 ¼ t.) / 560 ml (2 ¼ t.)	612 ml (2 ½ t.) / 1120 ml (4 ½ t.)
Framboise	185 ml (¾ t.)	370 ml (1 ½ t.)
Fruits en coupe format individuel	250 ml (1 t.) / 375 ml (1 ½ t.)	500 ml (2 t.) / 750 ml (3 t.)
Kiwi	2 / 6	4 / 12
Lime	1	1
Mangue	1	1
Orange	1	1

FRUITS (SUITE)

	✓ 1 PORTION	✓ 2 PORTIONS
Pamplemousse	1	2
Poire	1 / 2 / 4	2 / 4 / 8
Pomme	6	9
Raisin	5	10

LAIT ET SUBSTITUTS

	✓ 1 PORTION	✓ 2 PORTIONS
Boisson de soya vanille format de 200 ml	1	2
Fromage cottage 1 % m.g.	125 ml (½ t.)	250 ml (1 t.)
Fromage léger < 18 % m.g.	7,5 g	15 g
Fromage léger < 18 % m.g. emballage de 20 g	5 / 6	10 / 12
Fromage suisse léger, en tranches de 20 g	6 tranches / 8 tranches	12 tranches / 16 tranches
Ricotta légère < 5 % m.g.	20 ml (4 c. à thé)	40 ml (8 c. à thé)
Lait 1 % m.g.	1 L (4 t.) / 2 L (8 t.) / 2 L (8 t.)	2 L (8 t.) / 3 L (12 t.) / 4 L (16 t.)
Yogourt nature 0-2 % m.g. format de 100 g	2	3
Yogourt grec aux fruits 0-2 % m.g. format de 100 g	3 / 4 / 6	6 / 8 / 12
Yogourt grec vanille 0-2 % m.g. format de 100 g	4 / 6 / 8	8 / 12 / 16

PRODUITS CÉRÉALIERS

	✓ 1 PORTION	✓ 2 PORTIONS
Bagel mince de grains entiers (60 g)	1 / 1	1 / 2
Craquelins de seigle (10 g)	4 / 6	8 / 12
Feuilles de riz	4	8
Gruau (sachet de 30 g)	1	2
Muffin anglais de blé entier	2	4
Pain pita de grains entiers	4	5
Tortilla de grains entiers	1	2
Tranche de pain de grains entiers	4 / 6	8 / 12

VIANDES ET SUBSTITUTS

	✓ 1 PORTION	✓ 2 PORTIONS
Amande effilée	30 ml (2 c. à s.)	60 ml (¼ t.)
Bœuf (haut de surlonge)	150 g	300 g
Jambon, en tranches	100 g	200 g
Noix d'acajou	21 / 35 / 49	42 / 70 / 98
Noix de Grenoble	30 ml (2 c. à s.)	60 ml (¼ t.)
Œuf	3	6
Petit œuf	1	2
Pétoncles	60 g	120 g
Porc (filet)	100 g	200 g
Poulet, poitrine désossée, sans peau	165 g	330 g
Saumon (filet)	90 g	180 g
Thon en conserve (petite boîte – 85 g)	1	2
Veau (escalope)	90 g	180 g

S'ASSURER D'AVOIR AU FRIGO, AU GARDE-MANGER OU AU JARDIN...

Abricots séchés	Gingembre frais	Menthe fraîche
Cidre de pomme	Lait de coco léger	Pois verts fendus (cassés)
Fromage à la crème léger	Lentilles corail	

SEMAINE 3

Ingrédients du menu de base à 1300 Calories / Ingrédients spécifiques au menu à 1500 Calories /
Ingrédients spécifiques au menu à 1800 Calories
ATTENTION : Ne pas additionner les ingrédients d'une même case. Si la couleur de votre menu
n'apparaît pas dans la liste, utilisez les quantités du menu dont l'apport calorique est inférieur au vôtre.

LÉGUMES

	✓	1 PORTION	✓	2 PORTIONS
Aubergine	○	1	○	2
Asperge	○	11	○	22
Brocoli	○	1	○	1
Céleri	○	1	○	1
Céleri-rave	○	1	○	2
Champignon de Paris	○	125 ml (½ t.)	○	250 ml (1 t.)
Chou-fleur	○ / ○	- / 1	○ / ○	- / 1
Chou frisé (kale)	○	1	○	1
Concombre	○	125 ml (½ t.)	○	125 ml (½ t.)
Courgette	○	2	○	3
Échalote française	○	1	○	2
Fenouil, gros	○	1	○	2
Jus de légumes réduit en sodium format individuel (162 ml)	○	2	○	4
Laitue au choix	○	500 ml (2 t.)	○	1 L (4 t.)
Oignon	○	3	○	6
Tomate	○	3	○	6
Tomate cerise	○	125 ml (½ t.)	○	250 ml (1 t.)

FRUITS

	✓	1 PORTION	✓	2 PORTIONS
Banane	○	1	○	2
Bleuet	○ / ○ / ○	315 ml (1 ¼ t.) / 440 ml (1 ¾ t.) / 690 ml (2 ¾ t.)	○ / ○ / ○	630 ml (2 ½ t.) / 880 ml (3 ½ t.) / 1,380 L (5 ½ t.)
Citron	○	1	○	2
Clémentine	○ / ○	1 / 7	○ / ○	2 / 14
Compote de fruits sans sucre ajouté format de 113 g	○ / ○ / ○	1 / 2 / 3	○ / ○ / ○	2 / 4 / 6
Fraise	○	160 ml (⅔ t.)	○	320 ml (1 ⅓ t.)
Framboise	○ / ○	315 ml (1 ¼ t.) / 440 ml (1 ¾ t.)	○ / ○	630 ml (2 ½ t.) / 880 ml (3 ½ t.)
Jus d'orange	○ / ○	10 ml (2 c. à thé) / 135 ml (4 ½ oz)	○ / ○	20 ml (4 c. à thé) / 270 ml (9 oz)

FRUITS (SUITE)

	✓	1 PORTION	✓	2 PORTIONS
Orange	○ / ○	2 / 3	○ / ○	3 / 5
Pomme	○	2	○	4
Raisin	○ / ○	45 (375 ml) / 90 (750 ml)	○ / ○	90 (750 ml) / 180 (1,5 L)

LAIT ET SUBSTITUTS

	✓	1 PORTION	✓	2 PORTIONS
Boisson de soya vanille format de 200 ml	○	3	○	6
Fromage cottage 1 % m.g.	○	345 ml (1 ⅓ t.)	○	690 ml (2 ⅔ t.)
Fromage féta léger	○	40 g	○	80 g
Fromage mozzarella léger < 18 % m.g.	○	7,5 g	○	15 g
Fromage léger < 18 % m.g.	○	30 g	○	60 g
Fromage léger < 18 % m.g. format de (20 g)	○ / ○	1 / 2	○ / ○	2 / 4
Fromage suisse léger, en tranches de 20 g	○ / ○ / ○	2 / 3 / 5	○ / ○ / ○	4 / 6 / 10
Fromage parmesan	○	30 ml (2 c. à s.)	○	60 ml (¼ t.)
Lait 1 % m.g.	○ / ○	1 L (4 t.) / 2 L (8 t.)	○ / ○	2 L (8 t.) / 3 L (12 t.)
Yogourt grec aux fruits 0-2 % m.g. format de 100 g	○ / ○	3 / 4	○ / ○	4 / 8
Yogourt grec vanille 0-2 % m.g. format de 100 g	○ / ○	5 / 7	○ / ○	9 / 14

PRODUITS CÉRÉALIERS

	✓	1 PORTION	✓	2 PORTIONS
Craquelin de type Melba (5 g)	○ / ○ / ○	7 / 11 / 23	○ / ○ / ○	14 / 22 / 46
Demi-baguette multigrains	○	1	○	2
Muffin anglais de blé entier	○	2	○	4
Tranche de pain de grains entiers	○ / ○	4 / 7	○ / ○	8 / 14

VIANDES ET SUBSTITUTS

	✓	1 PORTION	✓	2 PORTIONS
Amandes	○	7	○	14
Crevette crue	○	60 g	○	120 g
Œuf	○ / ○	6 / 7	○ / ○	12 / 14
Pétoncle	○	100 g	○	200 g
Pistache	○ / ○ / ○	60 ml (¼ t.) / 80 ml (⅓ t.) / 125 ml (½ t.)	○ / ○ / ○	125 ml (½ t.) / 160 ml (⅔ t.) / 250 ml (1 t.)
Poulet, poitrine désossée sans peau	○	150 g	○	300 g
Poulet, haut de cuisse	○	100 g	○	200 g
Saumon en conserve (106 g)	○	1 boîte	○	2 boîtes
Turbot (filet)	○	90 g	○	180 g
Tofu	○	75 g	○	150 g
Veau	○	90 g	○	180 g

S'ASSURER D'AVOIR AU FRIGO, AU GARDE-MANGER OU AU JARDIN...

Biscuits secs/Arrowroot	Haricots rouges en conserve	Riz arborio
Céréales granola ou muesli	Maïs soufflé nature (sacs 30 g)	Thé Earl Grey
Chocolat noir 70 % cacao	Menthe fraîche	Vin blanc
Coriandre fraîche	Persil frais	
Fromage à la crème léger	Pois chiches en conserve	
Fusilli de blé entier	Pouding au tapioca format individuel (113 g)	

SEMAINE 4

Ingrédients du menu de base à 1300 Calories / Ingrédients spécifiques au menu à 1500 Calories /
Ingrédients spécifiques au menu à 1800 Calories
ATTENTION : Ne pas additionner les ingrédients d'une même case. Si la couleur de votre menu
n'apparaît pas dans la liste, utilisez les quantités du menu dont l'apport calorique est inférieur au vôtre.

LÉGUMES

	✓	1 PORTION	✓	2 PORTIONS
Banane	○	3	○	6
	○	4	○	8
Carotte	○	250 ml (1 t.)	○	500 ml (2 t.)
Citron, gros	○	1	○	2
Chou-fleur	○	1	○	1
Concombre	○	2	○	4
Courgette	○	2	○	4
Crudités	○	250 ml (1 t.)	○	500 ml (2 t.)
Échalote française	○	1	○	2
Endive	○	3	○	4
Épinards (jeunes)	○	625 ml (2 ½ t.)	○	1,25 L (5 t.)
Jus de légumes réduit en sodium (162 ml)	○	2	○	4
	○	3	○	6
Laitue au choix	○	250 ml (1 t.)	○	500 ml (2 t.)
Oignon	○	1	○	2
Patate douce	○	1	○	2
Poivron rouge	○	2	○	4
Pomme de terre	○	4	○	8
	○	5	○	10
Roquette	○	250 ml (1 t.)	○	500 ml (2 t.)
Tomate	○	2	○	4
Tomate cerise	○	250 ml (1 t.)	○	500 ml (2 t.)
Tomate en dés, en conserve	○	125 ml (½ t.)	○	250 ml (1 t.)

FRUITS

	✓	1 PORTION	✓	2 PORTIONS
Banane	○	3	○	6
	○	4	○	8
Citron, gros	○	1	○	2
Clémentine	○	4	○	8
	○	6	○	12
	○	8	○	16
Compote de fruits sans sucre ajouté format de 113 g	○	1	○	2
	○	2	○	4
Fraise	○	375 ml (1 ½ t.)	○	750 ml (3 t.)
	○	750 ml (3 t.)	○	1,5 L (6 t.)
Framboise	○	250 ml (135 g)	○	500 ml (270 g)
	○	375 ml (205 g)	○	750 ml (405 g)

FRUITS (SUITE)

	✓	1 PORTION	✓	2 PORTIONS
Jus d'orange	○	135 ml	○	270 ml
Kiwi	○	2	○	4
Orange	○	1	○	2
Pomme	○	1	○	2
	○	2	○	4
Pruneau	○	3	○	6
Raisin	○	15 (125 ml)	○	30 (250 ml)
	○	60 (500 ml)	○	120 (1 L)

LAIT ET SUBSTITUTS

	✓	1 PORTION	✓	2 PORTIONS
Boisson de soya vanille format de 200 ml	○	2	○	4
	○	3	○	6
	○	5	○	10
Fromage cottage 1 % m.g.	○	345 ml (1 ⅓ t.)	○	690 ml (2 ⅔ t.)
Fromage féta léger	○	30 g	○	60 g
Fromage léger < 18 % m.g.	○	60 g	○	120 g
Fromage léger format de 20 g	○	1	○	2
Fromage parmesan	○	15 ml (1 c. à s.)	○	30 ml (2 c. à s.)
Fromage ricotta < 5 % m.g.	○	30 ml (2 c. à s.)	○	60 ml (¼ t.)
Fromage suisse léger, en tranches de 20 g	○	3	○	6
Lait 1 % m. g	○	2 L (8 t.)	○	3 L (12 t.)
	○	3 L (12 t.)	○	5 L (20 t.)
Yogourt nature 1 % m.g. format de 100 g	○	1	○	2
Yogourt grec aux fruits 0-2 % m.g. format de 100 g	○	1	○	2
	○	2	○	4
Yogourt grec vanille 0-2 % m.g. format de 100 g	○	4	○	8
	○	7	○	14

PRODUITS CÉRÉALIERS

	✓	1 PORTION	✓	2 PORTIONS
Craquelin de type Melba (5 g)	○	4	○	8
	○	8	○	16
Craquelin de seigle (10 g)	○	2	○	4
	○	4	○	8
Gruau (sachet de 30 g)	○	1	○	2
Pain mince	○	3	○	5
	○	3	○	6
	○	4	○	8
Pain pita de grains entiers	○	1	○	1
	○	1	○	2
Tortilla de blé entier	○	1	○	2
Tranches de pain de blé entier	○	7	○	14
	○	8	○	16
	○	9	○	18

VIANDES ET SUBSTITUTS

	✓	1 PORTION	✓	2 PORTIONS
Amande effilée	○	10 ml (2 c. à thé)	○	20 ml (4 c. à thé)
Bœuf haché extra-maigre	○	75 g	○	150 g
Dinde hachée	○	100 g	○	200 g
Hummus	○	120 g	○	240 g
Jambon en tranches de 20 g	○	160 g	○	320 g
Noix d'acajou	○	7	○	14
	○	14	○	28
	○	21	○	42
Noix de Grenoble	○	60 ml (¼ t.)	○	125 ml (½ t.)
	○	125 ml (½ t.)	○	250 ml (1 t.)
Œuf	○	4	○	8
Porc (filet)	○	100 g	○	200 g
Poulet, haut de cuisse	○	100 g	○	200 g
Saumon	○	165 g	○	330 g
Thon en conserve (boîte de 85 g)	○	2	○	4

S'ASSURER D'AVOIR AU FRIGO, AU GARDE-MANGER OU AU JARDIN...

Basilic frais	Cornichons, vinaigre	Pépites de chocolat
Beurre de pomme	Fromage à la crème léger	Pouding au tapioca
Biscuits secs/arrowroot	Gruau à cuisson rapide	Sirop d'érable
Carrés de chocolat noir 70 % cacao	Olives noires	Vin rouge
Céréales granola ou muesli	Penne de blé entier	

Ingrédients du menu de base à 1300 Calories / Ingrédients spécifiques au menu à 1500 Calories /
Ingrédients spécifiques au menu à 1800 Calories
ATTENTION : Ne pas additionner les ingrédients d'une même case. Si la couleur de votre menu
n'apparaît pas dans la liste, utilisez les quantités du menu dont l'apport calorique est inférieur au vôtre.

SEMAINE 5

LÉGUMES

	✓ 1 PORTION	✓ 2 PORTIONS
Asperge	○ 9	○ 18
Brocoli	○ 1	○ 1
Carotte, moyenne	○ 5	○ 10
Céleri	○ 2 branches ○ 3 branches	○ 4 branches ○ 6 branches
Chou-fleur, gros	○ 1	○ 1
Jus de légumes réduit en sodium (162 ml)	○ 1 ○ 2 ○ 4	○ 2 ○ 4 ○ 8
Laitue au choix	○ 750 ml (3 t.)	○ 1,5 L (6 t.)
Laitue romaine	○ 375 ml (1 ½ t.)	○ 750 ml (3 t.)
Mini bokchoy	○ 175 ml (env. ⅔ t.)	○ 350 ml (env. 1 ⅓ t.)
Oignon	○ 2	○ 4
Panais, petit	○ 1	○ 2
Poivron rouge	○ 2 ○ 3 ○ 4	○ 4 ○ 6 ○ 8
Poivron jaune	○ 2	○ 4
Pomme de terre, moyenne	○ 2	○ 3
Tomate cerise	○ 185 ml (¾ t.) ○ 490 ml (2 t.)	○ 370 ml (1 ½ t.) ○ 980 ml (4 t.)

FRUITS

	✓ 1 PORTION	✓ 2 PORTIONS
Bleuet	○ 435 ml (1 ¾ t.) ○ 625 ml (2 ½ t.)	○ 870 ml (3 ½ t.) ○ 1,25 L (5 t.)
Citron	○ 1	○ 1
Clémentine	○ 3 ○ 6	○ 6 ○ 12
Figue séchée	○ 8	○ 16
Fraise	○ 625 ml (2 ½ t.) ○ 685 ml (2 ¾ t.) ○ 750 ml (3 t.)	○ 1,25 L (5 t.) ○ 1,37 L (5 ½ t.) ○ 1,5 L (6 t.)
Fruits surgelés	○ 125 ml (½ t.)	○ 250 ml (1 t.)
Jus d'orange	○ 225 ml (env. 1 t.) ○ 350 ml (env. 1 ⅓ t.)	○ 450 ml (1 ¾ t.) ○ 700 ml (env. 2 ⅔ t.)
Lime	○ 1	○ 1

FRUITS (SUITE)

	✓ 1 PORTION	✓ 2 PORTIONS
Orange	○ 3	○ 3
Poire	○ 2 ○ 3	○ 4 ○ 6
Pomme	○ 2	○ 3
Raisins secs	○ 30 ml (2 c. à s.) ○ 45 ml (3 c. à s.)	○ 60 ml (¼ t.) ○ 90 ml (6 c. à s.)

LAIT ET SUBSTITUTS

	✓ 1 PORTION	✓ 2 PORTIONS
Boisson de soya vanille format 200 ml	○ 1 ○ 2 ○ 4	○ 2 ○ 4 ○ 8
Fromage, chèvre mou < 21 % m.g.	○ 50 g	○ 100 g
Fromage cottage 1 % m.g.	○ 185 ml (¾ t.) ○ 310 ml (1 ¼ t.) ○ 375 ml (1 ½ t.)	○ 375 ml (1 ½ t.) ○ 625 ml (2 ½ t.) ○ 625 ml (2 ½ t.)
Fromage léger < 18 % m.g.	○ 30 g ○ 60 g ○ 90 g	○ 60 g ○ 120 g ○ 180 g
Fromage ricotta < 5 % m.g.	○ 15 ml (1 c. à s.)	○ 30 ml (2 c. à s.)
Fromage suisse léger en tranches de 20 g	○ 7 ○ 8	○ 14 ○ 16
Lait 1 % m.g	○ 2 L (8 t.)	○ 4 L (16 t.)
Yogourt nature 1 % m.g. format de 100 g	○ 2	○ 3
Yogourt grec aux fruits 0-2 % m.g. format de 100 g	○ 5 ○ 7 ○ 9	○ 10 ○ 14 ○ 18

PRODUITS CÉRÉALIERS

	✓ 1 PORTION	✓ 2 PORTIONS
Craquelin de seigle (10 g)	○ 2 ○ 4 ○ 6	○ 4 ○ 8 ○ 12
Craquelin de type Melba (5 g)	○ 2 ○ 4 ○ 8	○ 4 ○ 8 ○ 16

PRODUITS CÉRÉALIERS (SUITE)

	✓ 1 PORTION	✓ 2 PORTIONS
Gruau (sachet de 30 g)	○ 1	○ 2
Minipita	○ 3	○ 6
Pain pita de grains entiers	○ 2	○ 4
Tortilla de blé entier	○ 1	○ 2
Tranche de pain de blé entier	○ 9 ○ 11	○ 18 ○ 22

VIANDES ET SUBSTITUTS

	✓ 1 PORTION	✓ 2 PORTIONS
Amande effilée	○ 10 ml (2 c. à thé)	○ 20 ml (4 c. à thé)
Bœuf à braiser (type bourguignon)	○ 200 g	○ 400 g
Crabe, en conserve	○ 60 g	○ 120 g
Crevette tigrée	○ 100 g	○ 200 g
Escalope de dinde	○ 100 g	○ 200 g
Haricots edamame (fève de soya)	○ 50 g	○ 100 g
Lentille brune en conserve	○ 125 ml (½ t.)	○ 250 ml (1 t.)
Noisette	○ 60 ml (¼ t.) ○ 80 ml (⅓ t.)	○ 125 ml (½ t.) ○ 160 ml (⅔ t.)
Noix d'acajou	○ 18 ○ 25 ○ 39	○ 36 ○ 50 ○ 78
Noix de Grenoble	○ 30 ml (2 c. à s.) ○ 45 ml (3 c. à s.)	○ 60 ml (¼ t.) ○ 90 ml (6 c. à s.)
Œuf	○ 3	○ 6
Pois chiche conserve	○ 375 ml (1 ½ t.)	○ 750 ml (3 t.)
Poulet, poitrine	○ 175 g	○ 350 g
Thon en conserve (boîte de 85 g)	○ 1	○ 2
Tilapia	○ 120 g	○ 240 g
Tofu ferme	○ 125 g	○ 250 g

S'ASSURER D'AVOIR AU FRIGO, AU GARDE-MANGER OU AU JARDIN...

Aneth frais	Ciboulette fraîche	Lait de coco léger
Basilic frais	Coriandre fraîche	Olives noires
Beurre de pomme	Fromage à la crème léger	Orzo
Bière rousse	Germe de blé grillé	Pâte de cari rouge
Biscuits secs/arrowroot	Gingembre frais	Salsa (prête à consommer)
Carrés de chocolat noir 70 % cacao	Grains de blé pré-cuit	Tomates séchées

Découpez ici.

SEMAINE 6

Ingrédients du menu de base à 1300 Calories / Ingrédients spécifiques au menu à 1500 Calories
Ingrédients spécifiques au menu à 1800 Calories

ATTENTION : Ne pas additionner les ingrédients d'une même case. Si la couleur de votre menu
n'apparaît pas dans la liste, utilisez les quantités du menu dont l'apport calorique est inférieur au vôtre.

LÉGUMES

	✓ 1 PORTION	✓ 2 PORTIONS
Betterave	○ 2	○ 4
Carotte	○ 2	○ 3
Carotte nantaise	○ 2	○ 4
Céleri	○ 1 branche	○ 2 branches
Champignon	○ 375 ml (1 ½ t.)	○ 750 ml (3 t.)
Chou-fleur	○ 1	○ 1
Échalote française	○ 3	○ 5
Haricots verts	○ 375 ml (1 ½ t.)	○ 750 ml (3 t.)
Jus de légumes réduit en sodium (162 ml)	○ 1 / ○ 2	○ 2 / ○ 4
Laitue au choix	○ 500 ml (2 t.) / ○ 750 ml (3 t.)	○ 1 L (4 t.) / ○ 1,5 L (6 t.)
Oignon	○ 1 petit	○ 1 petit
Oignon vert	○ 2	○ 3
Panais	○ 1	○ 2
Petits pois	○ 60 ml (¼ t.)	○ 125 ml (½ t.)
Poivron jaune	○ 1	○ 2
Poivron rouge	○ 2	○ 4
Pomme de terre	○ 2	○ 3
Pomme de terre grelots	○ 3 / ○ 5	○ 6 / ○ 10
Tomate	○ 1	○ 2
Tomate cerise	○ 250 ml (1 t.)	○ 500 ml (2 t.)

FRUITS

	✓ 1 PORTION	✓ 2 PORTIONS
Abricot sec	○ 9	○ 18
Banane	○ 1 / ○ 2 / ○ 3	○ 2 / ○ 4 / ○ 6
Citron	○ 1	○ 1
Compote fruits sans sucres ajoutés (113 g)	○ 2 / ○ 125 ml	○ 4 / ○ 250 ml
Fraise fraîche	○ 125 ml (½ t.) / ○ 250 ml (1 t.)	○ 250 ml (1 t.) / ○ 500 ml (2 t.)
Fraise surgelée	○ 500 ml (2 t.)	○ 1 L (4 t.)

FRUITS (SUITE)

	✓ 1 PORTION	✓ 2 PORTIONS
Framboise	○ 375 ml (1 ½ t.)	○ 750 ml (3 t.)
Jus d'orange	○ 125 ml (½ t.)	○ 250 ml (1 t.)
Mangue	○ 1	○ 2
Pêche	○ 2 / ○ 3	○ 4 / ○ 6
Pomme verte Granny Smith	○ 3 / ○ 6	○ 5 / ○ 7
Raisin rouge	○ 63 / ○ 83	○ 126 / ○ 166

LAIT ET SUBSTITUTS

	✓ 1 PORTION	✓ 2 PORTIONS
Boisson de soya vanille format de 200 ml	○ 2 / ○ 3	○ 4 / ○ 6
Fromage, bocconcini < 13 % m. g	○ 100 g	○ 200 g
Fromage cottage 1 % m.g.	○ 125 ml (½ t.)	○ 250 ml (1 t.)
Fromage léger < 18 % m.g.	○ 75 g / ○ 105 g	○ 150 g / ○ 210 g
Fromage léger format de 20 g	○ 2	○ 4
Fromage suisse léger en tranches de 20 g	○ 1	○ 2
Lait 1 % m.g.	○ 2 L (8 t.) / ○ 3 L (12 t.)	○ 4 L (16 t.) / ○ 5 L (20 t.)
Yogourt nature 1 % m.g. format de 100 g	○ 1	○ 2
Yogourt grec aux fruits 0-2 % m.g. format de 100 g	○ 2 / ○ 4	○ 4 / ○ 8
Yogourt grec vanille 0-2 % m.g. format de 100 g	○ 2 / ○ 3	○ 4 / ○ 6

PRODUITS CÉRÉALIERS

	✓ 1 PORTION	✓ 2 PORTIONS
Bagel mince au blé entier	○ 1	○ 2
Craquelin de seigle	○ 2 / ○ 4	○ 4 / ○ 8
Craquelin de type Melba (5 g)	○ 4 / ○ 8	○ 8 / ○ 16
Gruau (sachet de 30 g)	○ 1	○ 2
Muffin anglais de blé entier	○ 2	○ 4
Pain pita de grains entiers	○ 3	○ 6
Tortilla de blé entier	○ 1	○ 2
Tranche de pain de blé entier	○ 2 / ○ 5	○ 4 / ○ 10

VIANDES ET SUBSTITUTS

	✓ 1 PORTION	✓ 2 PORTIONS
Agneau, tranche de gigot	○ 100 g	○ 200 g
Amande	○ 21 / ○ 28 / ○ 45	○ 42 / ○ 56 / ○ 90
Amande effilée	○ 5 ml (1 c. à thé)	○ 10 ml (2 c. à thé)
Bœuf haché extra-maigre	○ 100 g	○ 200 g
Filet de truite	○ 100 g	○ 200 g
Foie de veau	○ 100 g	○ 200 g
Haricots edamames	○ 60 ml (¼ t.)	○ 125 ml (½ t.)
Jambon en tranches	○ 30 g	○ 60 g
Noix de Grenoble	○ 45 ml (3 c. à s.) / ○ 60 ml (¼ t.) / ○ 80 ml (⅓ t.)	○ 90 ml (6 c. à s.) / ○ 125 ml (½ t.) / ○ 160 ml (⅔ t.)
Œuf	○ 3	○ 6
Pistache	○ 45 ml (3 c. à s.) / ○ 60 ml (¼ t.)	○ 90 ml (6 c. à s.) / ○ 125 ml (½ t.)
Pois chiches en conserve	○ 80 ml (⅓ t.)	○ 160 ml (⅔ t.)
Poulet, poitrine	○ 175 g	○ 350 g
Poulet, haut de cuisse	○ 120 g	○ 240 g
Saumon fumé en tranches	○ 20 g	○ 40 g
Tofu mou Mori-Nu	○ 340 g (¾ lb)	○ 680 g (1 ½ lb)
Thon en conserve (boîte de 85 g)	○ 1 boîte	○ 2 boîtes

S'ASSURER D'AVOIR AU FRIGO, AU GARDE-MANGER OU AU JARDIN...

Basilic frais	Menthe fraîche
Biscuits secs/arrowroot	Moutarde à l'ancienne
Céréales granola ou muesli	Pépites de chocolat noir
Carré de chocolat noir 70 % cacao	Salsa (prête à consommer)
Ciboulette fraîche	Tomates séchées
Fromage à la crème léger	Vin blanc
Maïs soufflé nature (sacs de 30 g)	

SEMAINE 7

Ingrédients du menu de base à 1300 Calories / Ingrédients spécifiques au menu à 1500 Calories /
Ingrédients spécifiques au menu à 1800 Calories
ATTENTION : Ne pas additionner les ingrédients d'une même case. Si la couleur de votre menu
n'apparaît pas dans la liste, utilisez les quantités du menu dont l'apport calorique est inférieur au vôtre.

LÉGUMES

	✓ 1 PORTION	✓ 2 PORTIONS
Asperge	23	46
	29	58
Champignon	375 ml (1 ½ t.)	750 ml (3 t.)
Concombre	375 ml (1 ½ t.)	750 ml (3 t.)
	500 ml (2 t.)	1 L (4 t.)
Échalote française	1	2
Figue séchée	4	8
Jus de légumes réduit en sodium (162 ml)	3	6
	6	12
Laitue au choix	500 ml (2 t.)	1 L (4 t.)
	1 L (4 t.)	2 L
Oignon	1	2
Oignon vert	1	2
Pois mange-tout	375 ml (1 ½ t.)	750 ml (3 t.)
	500 ml (2 t.)	1 L (4 t.)
Poivron jaune	1	2
	2	3
Poivron rouge	2	3
Pomme de terre grelot	3	6
	5	10
Tomate cerise	250 ml (1 t.)	500 ml (2 t.)

FRUITS

	✓ 1 PORTION	✓ 2 PORTIONS
Banane	2	4
Bleuet	310 ml (1 ¼ t.)	625 ml (2 ½ t.)
	565 ml (2 ¼ t.)	1,125 L (4 ½ t.)
Citron	1	2
Clémentine	5	10
	6	12
Figue séchée	4	8
Fraise	375 ml (1 ½ t.)	750 ml (3 t.)

FRUITS (SUITE)

	✓ 1 PORTION	✓ 2 PORTIONS
Framboise	185 ml (¾ t.)	375 ml (1 ½ t.)
	375 ml (1 ½ t.)	750 ml (3 t.)
Jus d'orange	15 ml (1 c. à s.)	30 ml (2 c. à s.)
Pomme	4	8
	5	10
Raisin	30	60
	40	80
	65	130

LAIT ET SUBSTITUTS

	✓ 1 PORTION	✓ 2 PORTIONS
Boisson de soya vanille format de 200 ml	1	2
	3	6
Fromage, chèvre mou < 20 % m.g.	80 g	160 g
Fromage cottage 1 % m.g.	310 ml (1 ¼ t.)	620 ml (2 ½ t.)
	375 ml (1 ½ t.)	750 ml (3 t.)
Fromage léger < 18 % m.g.	90 g	180 g
Fromage suisse léger en tranches de 20 g	6	12
Lait 1 % m.g.	2 L (8 t.)	4 L (16 t.)
	3 L (12 t.)	5 L (20 t.)
Parmesan râpé	15 ml (1 c. à s.)	30 ml (2 c. à s.)
Yogourt nature 0-2 % m.g. format de 100 g	1	2
Yogourt grec aux fruits 0-2 % m.g. format de 100 g	2	4
	5	10
Yogourt grec vanille 0-2 % m.g. format de 100 g	4	7

PRODUITS CÉRÉALIERS

	✓ 1 PORTION	✓ 2 PORTIONS
Craquelin de seigle (10 g)	4	8
Gruau (sachet de 30 g)	1	2
Minipita	7	14
	8	16
Muffin de blé entier	1	2
	2	3
Tranche de pain de blé entier	5	10
	6	12
	7	14

VIANDES ET SUBSTITUTS

	✓ 1 PORTION	✓ 2 PORTIONS
Amande	17	34
	24	48
	38	76
Crabe en conserve	60 g	120 g
Crevette non cuite	60 g	120 g
Escalope de veau	90 g	180 g
Filet de tilapia	120 g	240 g
Jambon en tranche	30 g	60 g
Noisette	45 ml (3 c. à s.)	90 ml (6 c. à s.)
	60 ml (¼ t.)	125 ml (½ t.)
Noix de Grenoble	30 ml (1 c. à s.)	60 ml (¼ t.)
	45 ml (3 c. à s.)	90 ml (6 c. à s.)
	60 ml (¼ t.)	125 ml (½ t.)
Œuf	1	2
Poulet, poitrine	325 g (11 oz)	650 g (1 ½ lb)
Saumon en conserve (boîte de 106 g)	1	2
Veau haché maigre	90 g	180 g

S'ASSURER D'AVOIR AU FRIGO, AU GARDE-MANGER OU AU JARDIN...

Amande effilée	Fromage à la crème léger	Persil frais
Aneth frais	Fusilli	Riz arborio
Basilic frais	Gingembre frais	Salsa (prête à consommer)
Biscuits secs/arrowroot	Linguine de blé entier	Vin blanc
Céréales type granola ou muesli	Maïs soufflé nature	Vin rouge
Carré de chocolat noir 70 % cacao	Menthe fraîche	
Ciboulette fraîche	Olives noires	

Découpez ici.

SEMAINE 8

Ingrédients du menu de base à 1300 Calories / Ingrédients spécifiques au menu à 1500 Calories /
Ingrédients spécifiques au menu à 1800 Calories
ATTENTION : Ne pas additionner les ingrédients d'une même case. Si la couleur de votre menu
n'apparaît pas dans la liste, utilisez les quantités du menu dont l'apport calorique est inférieur au vôtre.

LÉGUMES

	✓ 1 PORTION	✓ 2 PORTIONS
Carotte	4	7
Céleri	2 branches	3 branches
Concombre	1	2
Échalote française	1	2
Épinard	685 ml (2 ¾ t.)	1,37 L (5 ½ t.)
	810 ml (3 ¼ t.)	1,62 L (6 ½ t.)
Jus de légumes réduit en sodium (162 ml)	1	2
	2	4
	3	6
Laitue frisée	500 ml (2 t.)	1 L (4 t.)
Laitue mixte	250 ml (1 t.)	500 ml (2 t.)
	500 ml (2 t.)	1 L (4 t.)
Oignon	1	1
Poivron rouge	1	1
Pomme de terre	2	3
Pomme de terre grelot	3	6
	5	10
Roquette	250 ml (1 t.)	500 ml (2 t.)
Tomate	1	1
Tomate cerise	250 ml (1 t.)	500 ml (2 t.)
	375 ml (1 ½ t.)	750 ml (3 t.)

FRUITS

	✓ 1 PORTION	✓ 2 PORTIONS
Abricot séché	6	12
	8	16
Citron	1	1
Clémentine	5	10
	6	12
	8	16
Compote sans sucre ajouté	1	2
	3	6
Fraise	250 ml (1 t.)	500 ml (2 t.)
	375 ml (1 ½ t.)	750 ml (3 t.)
	500 ml (2 t.)	1 L (4 t.)
Framboise	250 ml (1 t.)	500 ml (2 t.)
	500 ml (2 t.)	1 L (4 t.)

FRUITS (SUITE)

	✓ 1 PORTION	✓ 2 PORTIONS
Jus d'orange	90 ml (6 c. à s.)	180 ml (¾ t.)
Kiwi	3	6
	5	10
	7	14
Orange	2	4
Pruneau dénoyauté	3	6
Raisin	30 (250 ml)	60 (500 ml)
	45 (375 ml)	90 (750 ml)
Raisin sec	5 ml (1 c. à thé)	10 ml (2 c. à thé)

LAIT ET SUBSTITUTS

	✓ 1 PORTION	✓ 2 PORTIONS
Boisson de soya vanille format de 200 ml	4	8
Féta légère (13 % m. g.)	60 g (2 oz)	120 g (4 oz)
Fromage cottage 1 % m.g.	435 ml (1 ¾ t.)	870 ml (3 ½ t.)
	500 ml (2 t.)	1 L (4 tasses)
	560 ml (2 ¼ t.)	1,12 L (4 ½ t.)
Fromage léger < 18 % m.g.	20 g	40 g
	50 g	100 g
Fromage suisse léger	25 g	45 g
Fromage suisse léger, en tranches de 20 g	3	6
	4	8
	5	10
Lait 1 % m.g.	1 L (4 t.)	2 L (8 t.)
	2 L (8 t.)	3 L (12 t.)
	2 L (8 t.)	4 L (16 t.)
Yogourt grec aux fruits 0-2 % m.g. format de 100 g	2	4
	3	6
	4	8
Yogourt grec vanille 0-2 % m.g. format de 100 g	4	8
	6	12
	7	14

PRODUITS CÉRÉALIERS

	✓ 1 PORTION	✓ 2 PORTIONS
Bagel de grains entiers	1	2
Craquelin de type Melba (5 g)	3	6
Craquelin de seigle (10 g)	4	8
Gruau (sachet de 30 g)	1	2
Muffins de blé entier	2	4
	3	5
Pain mince	2	3
	3	6
Tortilla de blé entier	1	2
Tranche de pain de blé entier	5	10
	6	12

VIANDES ET SUBSTITUTS

	✓ 1 PORTION	✓ 2 PORTIONS
Amande	21	44
	31	62
	45	90
Dinde hachée	100 g	200 g
Escalope de dinde	100 g	200 g
Filet de porc	100 g	200 g
Noix de Grenoble	20 ml	40 ml
	35 ml	70 ml
	35 ml	70 ml
Œuf	7	13
Poulet, poitrine	155 g	310 g
Saumon, filet	180 g	360 g
Thon en conserve (boîte de 85 g)	1	2
Tofu ferme	75 g	150 g

S'ASSURER D'AVOIR AU FRIGO, AU GARDE-MANGER OU AU JARDIN...

Amande effilée	Carré de chocolat noir 70 % cacao	Penne ou pennine
Beurre de pommes	Fromage à la crème léger	Relish
Biscuits secs/arrowroot	Germe de blé grillé	Tomates séchées
Céréales type granola ou muesli	Maïs soufflé nature	Vin rouge